Medizinische Informatik und Statistik

Medizinische Informatik und Statistik

Herausgeber: K. Überla, O. Rienhoff und N. Victor

70

P. Bauer G. Hommel
E. Sonnemann (Hrsg.)

Multiple Hypothesenprüfung
Multiple Hypotheses Testing

Symposium, 6. und 7. November 1987

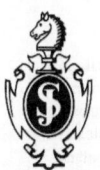

Springer-Verlag
Berlin Heidelberg New York London Paris Tokyo

Reihenherausgeber
K. Überla O. Rienhoff N. Victor

Mitherausgeber
P. Bauer W. van Eimeren P. Epstein E. Greiser S. Koller J. Michaelis
J. R. Möhr A. Neiß G. Wagner J. Wahrendorf E. Wilde

Herausgeber
Prof. Dr. P. Bauer
Institut für Medizinische Dokumentation und Statistik
der Universität zu Köln
Joseph-Stelzmann-Straße 9, 5000 Köln 41, FRG

Prof. Dr. G. Hommel
Institut für Medizinische Statistik und Dokumentation
der Universität Mainz
Langenbeckstraße 1, 6500 Mainz, FRG

Prof. Dr. E. Sonnemann
FB IV - Abteilung Mathematik, Universität Trier
Postfach 3825, 5500 Trier, FRG

ISBN 978-3-540-50559-4   ISBN 978-3-642-52307-6 (eBook)
DOI 10.1007/978-3-642-52307-6

CIP-Titelaufnahme der Deutschen Bibliothek
Multiple Hypothesenprüfung: Symposium, 6. u. 7. November 1987 = Multiple hypotheses testing /
P. Bauer ... (Hrsg.). – Berlin; Heidelberg; New York; Tokyo: Springer, 1988
   (Medizinische Informatik und Statistik; 70)
   ISBN 978-3-540-50559-4

NE: Bauer, Peter [Hrsg.]; PT; GT

2127/3140 – 543210

Vorwort

Der vorliegende Band faßt die Ergebnisse eines zweitägigen Symposions "Multiple Hypothesenprüfung" am 6. und 7. November 1987 in Gerolstein/ Eifel zusammen.

Das Problem der multiplen Hypothesenprüfung stellt sich immer dann, wenn aufgrund eines statistischen Experimentes mehrere Fragestellungen beantwortet werden sollen. Insbesondere innerhalb biologisch-medizinischer Studien sind häufig mehrere Behandlungen, mehrere Zielgrößen oder Messungen zu mehreren Zeitpunkten zu beurteilen.

In der Vergangenheit wurde dem Problem der Multiplizität der Fragestellungen nicht genügend Beachtung geschenkt. Im deutschsprachigen Raum erschien dieses Thema etwa ab Ende der 70er Jahre vermehrt auf Kongressen sowie in Veröffentlichungen, ausgelöst durch die Arbeiten von MARCUS, PERITZ und GABRIEL (1976) und HOLM (1979). Besonders durch das Schwerpunktthema "Simultane Hypothesenprüfung" und die gemeinsame Publikation der Referate im Rahmen des Biometrischen Seminars im Jahre 1981 in Bad Ischl, Österreich, wurde die Aufmerksamkeit vieler Biometriker auf neuere Entwicklungen in diesem für die Anwendung so wichtigen Bereich gelenkt. In der Folge kam es zu einer intensiven Forschungstätigkeit an den verschiedensten Stellen, vorwiegend von Biometrikern und von Statistikern mit engem Verhältnis zur Biometrie.

Es war daher naheliegend zu versuchen, die in diesem Bereich methodisch tätigen Biometriker und Statistiker zu einem intensiven Meinungsaustausch zusammenzubringen. Dabei sollte eine Bestandsaufnahme vorgenommen und über die Richtung weiterer Entwicklungen diskutiert werden.

Schon während des Symposions wurde von einigen Teilnehmern der Vorschlag gemacht, den Tagungsband in englischer Sprache abzufassen, um den Ergebnissen international eine größere Verbreitung zu ermöglichen. Unter den Referenten und auch den Herausgebern konnte zu dieser Frage keine einheitliche Meinung erzielt werden, so daß als Kompromiß die Lösung eines zweisprachigen Tagungsbandes gewählt wurde.

Als Herausgeber sind wir über die große Zahl der Beiträge erfreut. Die Manuskripte wurden von den Teilnehmern gegenseitig referiert, die Referenten zu schriftlichen Diskussionsbeiträgen ermuntert. Um eine möglichst vollständige Bestandsaufnahme zu erreichen, war eine Selektion der Beiträge nicht vorgesehen.

Das Spektrum der Arbeiten spannt sich von theoretisch-methodischen bis hin zu anwendungsorientierten Beiträgen. Dabei werden die allgemeinen Grundlagen des multiplen Testens und auch die verwandten Gebiete der Modellfindung und der Selektionsverfahren angesprochen. Die Anwendungsprobleme umfassen sowohl parametrische als auch nichtparametrische Modelle. Wir sind überzeugt, daß die Arbeiten dem Statistiker und Biometriker wertvolle Hinweise für die Praxis liefern.

Wir danken allen Autoren und Referenten für ihre Kooperationsbereitschaft und die geleistete Arbeit. Den am Ende des Bandes aufgeführten Firmen sind wir für die finanzielle Unterstützung zu Dank verpflichtet. Herrn Dr. E. Rehse vom Institut für Medizinische Dokumentation und Statistik der Universität zu Köln danken wir für seine effiziente und umsichtige Arbeit als lokaler Organisator. Frau A. Müller sei dafür gedankt, daß sie die erforderliche Korrespondenz stets sicher im Griff hatte.

P. Bauer   August 1988
G. Hommel
E. Sonnemann

Preface

This volume contains the results of the two day symposium on "MULTIPLE HYPOTHESES TESTING" held on November 6th and 7th 1987 in Gerolstein/ Eifel (Federal Republic of Germany).

The problem of multiple hypotheses testing arises when several questions are to be answered on the basis of a single statistical experiment. Particularly in biomedical studies quite commonly several treatments, several target variables or measurements at different points in time have to be evaluated.

The problem of multiplicity did not receive much attention in the past. In the German speaking community the topic appeared at meetings and in publications increasingly since the late seventies, mostly stimulated by the work of MARCUS, PERITZ and GABRIEL (1976) and HOLM (1979). Especially the session on "Simultaneous hypotheses testing" and the joint publication of the papers at the Biometric Seminar in Bad Ischl, Austria (1981), drew attention of many biometricians on some recent developments in this field of great practical importance. Thereafter intensive research activities started at a number of different institutions involved in or close to biometrical work. Consequently the attempt to join biometricians and statisticians working methodologically in this field evolved quite naturally. An open exchange of ideas was intended. A record on the state of the art should be compiled and the direction of further research should be discussed.

Already during the symposium some participants proposed to publish the results in English in order to facilitate a more widespread distribution in the scientific community. Amongst the authors and the editors no final agreement could be reached on this issue. As a compromise, the proceedings are now published as a bilingual volume.

The editors are pleased with the large number of contributions. The manuscripts were refereed in exchange between participants. The referees were stimulated to add - where appropriate - a written discussion. In order to obtain a most complete record of the meeting a selection of contributions was not intended.

The spectrum of topics spans from purely theoretical-methodological work to the practical application of methods. In the papers the general foundations of multiple testing as well as the related topics of model finding and selection procedures are addressed. The application problems comprise both parametric and nonparametric models. We are convinced the papers will provide the statistician and biometrician with valuable hints for practical work.

We gratefully acknowledge the fruitful cooperation of authors and referees. For financial support we are indepted to the sponsors listed at the end of the volume. Many thanks go to Dr. E. Rehse, Institut für Medizinische Dokumentation und Statistik der Universität zu Köln, for his efficient and thoughtful work as a local organisor. Mrs. A. Müller deserves our thanks for keeping us all well organized with her secretarial proficiency.

P. Bauer   August 1988
G. Hommel
E. Sonnemann

Inhaltsverzeichnis

Contents

Selektionsverfahren
Selection Methods

Teilnehmerliste

Sponsoren

BETRACHTUNGEN ÜBER MULTIPLES TESTEN BEI GEORDNETEN ALTERNATIVEN IN KLINISCHEN DOSISFINDUNGSSTUDIEN

Michael Budde
Klinische Forschung / Biometrie
F. Hoffmann-La Roche & Co. AG

Grenzacherstr. 124, CH-4002 Basel, Schweiz

ZUSAMMENFASSUNG: In klinischen Dosisfindungsstudien kann man voraussetzen, daß erhöhte Dosisgaben auch eine höhere oder zumindest gleiche Wirksamkeit zur Folge haben. Da immer eine Reihe von Dosisvergleichen interessieren, hat man das statistische Problem des multiplen Testens bei geordneten Alternativen. In einer Simulationsstudie werden einige wichtige multiple Prozeduren wie die Holm-Prozedur und einige multiple Abschlußtestprozeduren miteinander verglichen. In den meisten praktischen Situationen kann eine auf Nachbarschaftsvergleiche basierende multiple Abschlußtestprozedur empfohlen werden. Für diese Prozedur können auch Hinweise zur Berechnung von Stichprobenumfängen und Ablehnungswahrscheinlichkeiten zugehöriger Tests gegeben werden.

SCHLÜSSELWORTE: multiples Testen, geordnete Alternativen, Holm-Prozedur, multiple Abschlußtestprozedur

Considerations on multiple testing with ordered alternatives in clinical dose finding studies

SUMMARY: In clinical dose finding studies it can be assumed that increasing doses lead to increasing or at least equal efficacy. Since always many comparisons are of interest, we have statistically the problem of multiple testing against ordered alternatives. Important multiple procedures like the Holm-procedure or several closed test procedures are compared in a simulation study. A closed test procedure based on neighboring comparisons turned out to be a good choice in most practical situations. Hints for the calculation of sample sizes and rejection probabilities of the involved tests can be given for this procedure.

Key words: multiple testing, ordered alternatives, Holm-procedure, closed test procedure

1. EINLEITUNG

In klinischen Dosisfindungsstudien wird untersucht, ob erhöhte Dosisgaben auch zu einer größeren Wirksamkeit führen. Das Problem der möglicherweise größeren Toxizität oder der erhöhten Anzahl von Nebenwirkungen sei hier ausgeklammert. Letztlich ist jeder Vergleich der Wirkung von unterschiedlichen Dosen von Interesse, so daß formal das Problem des multiplen Testens bei geordneten Alternativen gegeben ist. Ein statistisches Verfahren sollte diesem Rechnung tragen. Daher werden verschiedene multiple Testprozeduren vorgestellt und in einer Simulationsstudie näher beleuchtet. Abschließend werden noch einige Anmerkungen zu exakten Berechnungen gemacht.

2. MULTIPLE TESTPROZEDUREN

In Dosisfindungsstudien beziehungsweise dem zugehörigen multiplen Testproblem haben wir nicht nur eine Nullhypothese, sondern eine Menge von Hypothesen. Daher sollte eine multiple Testprozedur das multiple Signifikanzniveau α einhalten. Dies erfolgt, wenn die Wahrscheinlichkeit, mindestens eine wahre Nullhypothese abzulehnen, nicht größer als α ist, und zwar unabhängig davon, welche Nullhypothesen gerade wahr sind. Die hier vorgestellten multiplen Prozeduren erfüllen diese Bedingung. Eine Menge von Nullhypothesen bedeutet aber auch, daß eine Menge von Mächtigkeiten beim Vergleich von multiplen Prozeduren zu betrachten sind. Ein sinnvolles einzelnes Optimalitätskriterium scheint es bisher noch nicht zu geben.

Da die hier untersuchten multiplen Prozeduren als weitgehend bekannt vorausgesetzt werden können, sollen diese nur kurz beschrieben werden. Hierbei beschränken wir uns der Einfachheit halber auf den Fall mit k=4 Dosisstufen, die mit 1,2,3,4 bezeichnet werden, was zugleich den möglichen Grad der Wirksamkeit widerspiegeln soll. Die Menge von interessierenden Problemen oder Nullhypothesen läßt sich dann wie folgt angeben: { (1,2,3,4), (1,2,3), (2,3,4), (1,2), (2,3), (3,4) } oder aber { (1,4), (1,3), (2,4), (1,2), (2,3), (3,4) }. Hierbei entspricht dem Problem (1,2,3) zum Beispiel die Nullhypothese $\mu_1 = \mu_2 = \mu_3$.

Bei der Bonferroni-Prozedur muß also jeder der 6 Tests zum Signifikanzniveau $\alpha/6$ durchgeführt werden. Die geordneten p-Werte der 6 Tests werden in der Holm-Prozedur (Holm 1979) mit $\alpha/6$, $\alpha/5,\ldots,\alpha/1$ verglichen. Da bei der multiplen Abschluß-Testprozedur (Marcus, Peritz, Gabriel 1976; Übersicht Sonnemann 1982) die Menge der zu testenden Nullhypothesen durchschnittsabgeschlossen sein muß, ist noch zusätzlich das Testproblem $(1,2)^{\wedge}(3,4)$ einzubeziehen. Jede Nullhypothese ist abzulehnen, falls sie in einem Niveau-α-Test abgelehnt wird und alle in ihr enthaltenen Durchschnittshypothesen ebenfalls zum Niveau α abgelehnt werden können. Ein Problem besteht in der geeigneten Festlegung der Tests für die einzelnen Schnitthypothesen, denn für das Testproblem (1,2,3) z.B. kommen verschiedenartige Tests in Frage.

2.1 TESTARTEN IN DER MULTIPLEN ABSCHLUSSTESTPROZEDUR

Wir wollen hier drei verschiedene Testarten näher untersuchen. Eine Möglichkeit ist, einen globalen Test beziehungsweise einen Trendtest wie z.B. den Jonckheere-Test (Jonckheere 1954) durchzuführen. Diese multiple Prozedur wollen wir kurz mit CTPG bezeichnen. Eine einfachere Möglichkeit ist, da die Alternativen geordnet sein sollen, jeweils nur die extremsten Dosisstufen miteinander zu vergleichen, z.B. (1,3) statt (1,2,3). CTPS sei die Abkürzung für diese (simple) multiple Abschlußtestprozedur. Eine weitere Möglichkeit besteht darin, nur die paarweisen Vergleiche benachbarter Dosisstufen durchzuführen und eine Bonferroni-Adjustierung vorzunehmen. Also zum Beispiel statt eines Trendtests zum Niveau α im Problem (1,2,3) werden zwei Tests zum Niveau $\alpha/2$ für die Probleme (1,2) und (2,3) ausgeführt, wobei die Ablehnung der Nullhypothese in mindestens einem Einzeltest zur Gesamtablehnung führt. Die Eigenschaften dieser Prozedur, kurz CTPB bezeichnet, werden noch eingehender betrachtet werden. Das Problem $(1,2)^{\wedge}(3,4)$ wird immer mittels einer Teststatistik bestehend aus der Summe der Teststatistiken für die unabhängigen Teile getestet. Da die unabhängigen Einzelteststatistiken asymptotisch χ^2-verteilt mit einem Freiheitsgrad sind, ist deren Summe χ^2-verteilt mit zwei Freiheitsgraden. Ähnliche Probleme lassen sich in analoger Weise lösen.

3. MONTE-CARLO STUDIE

Für die Simulationsstudie ist durchgehend der Jonckheere-Test benutzt worden, da dieser der bisher gebräuchlichste zu sein scheint. Dieser reduziert sich bei Paarvergleichen auf den einseitigen 2-Stichproben Wilcoxon-Test oder Mann-Whitney-Test. Allgemeine Trendtests nebst ihren Eigenschaften lassen sich in dem Buch von Lehmann und D'Abrera (1975) und insbesondere in der Dissertation von Berenson (1974) nachlesen. Dort finden sich auch umfangreiche Literaturlisten.

3.1 AUFBAU DER MONTE-CARLO STUDIE

Die Simulationsstudie ist mit Hilfe der Matrixsprache IML des Programmpakets SAS (Statistical Analysis System) auf IBM Computern durchgeführt worden. Die Zufallszahlen sind mit Hilfe des im SAS implementierten Generators für normal verteilte Zufallszahlen erzeugt worden. Startpunkt der Zufallszahlen ist jeweils die Computerzeit gewesen. Das Signifikanzniveau der multiplen Prozeduren ist willkürlich immer auf 5% festgelegt worden und der Stichprobenumfang pro Gruppe oder Dosisstufe auf 20. Für jedes Modell sind in der Regel 1000 Simulationsläufe erfolgt. Die Wahl der Mittelwerte (Varianz ist immer gleich 1) der Dosisgruppen ist natürlich modellabhängig festgelegt worden.

3.2 ERGEBNISSE BEI 4 DOSISSTUFEN

In Tabelle 1 werden die Holm-Prozedur, die gegenwärtig wohl gebräuchlichste multiple Prozedur, die CTPG und die CTPB miteinander verglichen. Das Schema der Hypothesen gibt teilweise die hierarchische Struktur innerhalb der multiplen Abschluß-testprozeduren wieder. Die Jonckheere-Teststatistik ist nur asymptotisch normal verteilt, aber eine Normalapproximation läßt sich offensichtlich schon bei relativ kleinen Stichprobenumfängen anwenden.

TABELLE 1: Ablehnhäufigkeit von Tests in multiplen Prozeduren für den Fall von 4 Dosisstufen (in %). Die Ergebnisse beziehen sich auf folgendes Schema von Hypothesen:

```
            |    (1,2,3,4)    |
(1,2,3)  |  (1,2)^(3,4)  |  (2,3,4)      für CTPG und CTPB,
(1,2)    |     (2,3)     |   (3,4)
```

```
(1,4) |
(1,3) |  (2,4)                       für die Holm-Prozedur.
(1,2) |  (2,3)  |  (3,4)
```

Mittel-werte	Gestalt	MULTIPLE PROZEDUREN		
		CTPG	CTPB	Holm
0.0,0.0, 0.0,0.0 (+)	* * * *	4.9 1.5 0.6 1.6 0.1 0.2 0.1	4.6 3.3 2.9 3.0 1.6 1.7 1.6	
0.0,0.7, 1.4,2.1	* * *	100 100 99 100 69 68 70	94 84 80 85 58 58 59	100 98 98 56 58 59
0.0,0.7, 1.4,1.4	* * * *	100 99 38 67 38 53 4	81 80 53 55 52 54 1	95 97 48 48 48 2
0.0,0.0, 0.7,0.7	* * * *	86 61 2 66 1 39 1	51 50 4 50 2 49 2	41 41 43 1 42 1
0.0,0.7, 0.7,0.7	* * * *	64 54 31 5 26 1 1	54 54 53 3 53 2 1	38 38 1 36 2 1

(+) 10000 Simulationsläufe

Wie zu erwarten ist die CTPG am besten, wenn ein streng monotoner
Trend vorliegt. Weichen die Alternativen jedoch immer mehr von einer
streng monotonen Wirkung ab, so wird bezüglich der Nachbarvergleiche
die CTPB überlegen. Bei diesen Nachbarvergleichen zeigt auch die Holm-
Prozedur gegenüber der CTPB eine geringere Mächtigkeit bei den
Einzeltests.

Die CTPS nutzt die Monotonie stark aus, besitzt aber wohl gegenüber
der CTPG nur in einigen speziellen Situationen eine größere
Mächtigkeit bei den Einzeltests. Dies zeigt sich durch den Vergleich

von entsprechenden Resultaten aus den Tabellen 1 und 2.

TABELLE 2: Ablehnhäufigkeit von Tests in der simplen multiplen Prozedur (CTPS) für den Fall von 4 Dosisstufen (in %).

Mittel-werte	Gestalt	CTPS		
0.0,0.7, 1.4,1.4	★ ★ ★ ★	99 56	100 57 52	66 3
0.0,0.0, 0.7,0.7	★ ★ ★ ★	53 2	69 5 36	55 3

3.3 ERGEBNISSE BEI NICHT GEORDNETEN ALTERNATIVEN

Auch in klinischen Dosisfindungsstudien können gelegentlich erhöhte Toxizität oder vermehrte Nebenwirkungen bei Gabe von höheren Dosen nicht ausgeschlossen werden, die dann zu einer Wirkungsreduktion führen. Die CTPS kann in solchen Situationen, also bei ungeordneten Alternativen, nicht sinnvoll angewandt werden. Tabelle 3 verdeutlicht die Auswirkungen solcher ungeordneten Alternativen auf die Mächtigkeit der Einzeltests in verschiedenen multiplen Prozeduren.

TABELLE 3: Ablehnhäufigkeit von Tests in multiplen Prozeduren für den Fall von 4 Dosisstufen (in %) bei Verletzung der Monotoniebedingung. (Das Schema ist wie in Tabelle 1.)

Mittel-werte	Gestalt	MULTIPLE PROZEDUREN								
		CTPG			CTPB			Holm		
0.0,0.7, 1.4,0.7	★ ★ ★ ★	83 34	83 34 3	3 0	81 53	81 53 50	50 0	43 97 42	1 43	0
0.0,0.7, 0.7,0.0	★ ★ ★ ★	4 2	4 2 0	0 0	52 51	52 51 1	1 0	1 38 38	0 1	0

Wirkungsreduktionen können natürlich nicht erkannt werden, aber die CTPB erfaßt den anfänglichen Trend mit relativ großer Mächtigkeit bei den Einzeltests wie ein Vergleich mit Resultaten aus Tabelle 1 zeigt. Hierzu ist die CTPG auf Grund ihrer Konstruktion kaum in der Lage.

3.4 ERGEBNISSE BEI 3 DOSISSTUFEN

Der Fall von k=3 Dosisstufen kann als Unterproblem des Falls von k=4 Dosisstufen aufgefaßt werden. Nur für die CTPG ist es ein echtes Subproblem, d.h. die Resultate für den Fall k=3 stimmen mit den entsprechenden Resultaten für den Fall k=4 (Tabelle 1) überein.

TABELLE 4: Ablehnhäufigkeit von Tests in multiplen Prozeduren für den Fall von 3 Dosisstufen (in %). Die Ergebnisse beziehen sich auf folgendes Schema von Hypothesen:

$$\frac{(1,2,3)}{(1,2)} \bigg| \quad (2,3) \qquad \text{für CTPG und CTPB ,}$$

$$\frac{(1,3)}{(1,2)} \bigg| \quad (2,3) \qquad \text{für die Holm-Prozedur.}$$

Mittel-werte	Gestalt	MULTIPLE PROZEDUREN			
		CTPG	CTPB	Holm	Bonferroni
0.0,0.7, 1.4	* / * / *	99 / 70 70	88 / 65 65	98 / 63 63	98 / 48 48
0.0,0.7, 0.7	* * / *	68 / 50 0	57 / 54 5	51 / 54 3	47 / 50 2
0.0,0.7, 0.0	* / * *	5 / 5 0	55 / 55 0	3 / 51 0	2 / 51 0

Die (allgemeine) Bonferroni-Prozedur ist schon für den Fall dreier Dosisstufen bei Vorliegen eines strengen Trends nicht sehr mächtig bei den Nachbarvergleichen.

4. SCHLUSSFOLGERUNGEN FÜR DIE PRAXIS

In klinischen Dosisfindungsstudien interessieren eigentliche alle Dosisvergleiche, insbesondere aber auch die Nachbarvergleiche. Desweiteren findet sich selten in der Praxis die Situation, daß ein streng monotoner Trend vorliegt, d.h. höhere Dosen automatisch zu höheren Wirkungen führen. Daher läßt sich die CTPB durchaus empfehlen.

Sie hat zudem die Vorteile, daß nur k-1 Tests (k Anzahl der unterschiedlichen Dosen) durchgeführt werden müssen und einseitige 2-Stichprobentests benützt werden können. Über 2-Stich probentests ist sehr viel bekannt. Sollen die Tests zum Vergleich von Nachbardosen eine große Mächtigkeit haben, so muß die Mächtigkeit von in ihnen enthaltenen Hypothesen nahezu eins sein. Dies bedeutet aber auch, daß zwecks Stichprobenumfangsbestimmungen die üblichen Berechnungen aus dem 2-Stichprobenfall benützt werden können. Die CTPB kann in allgemeinen Dosisfindungsstudien eingesetzt werden, wenn toxische Effekte nicht von Belang sind, d.h. in Situationen mit teilweise ungeordneten Alternativen.

Erwähnt werden soll aber auch noch die der Holm-Prozedur ähnliche Shaffer-Prozedur (Shaffer 1986). Da diese ungerichtet ist und für den Fall k=4 z.B. "Signifikanzadjustierungen" von $\alpha/6$, $\alpha/3$, $\alpha/3$, $\alpha/3$, $\alpha/2$ und α vorzunehmen sind, kann sie der CTPB, die erheblich weniger adjustiert werden muß, in der Regel nicht überlegen sein. Dies zeigt auch eine zu dieser Simulation analoge Simulationsstudie von Mellein (1988), in der lediglich t-Tests an Stelle von Jonckheere-Tests verwendet worden sind.

5. ANMERKUNG ZUR ABSCHLUSSTESTPROZEDUR CTPB

Unter Normalverteilungsannahmen und Homoskedastizität ist die gemeinsame Verteilung der k-1 Teststatistiken für die Nachbarvergleiche eine multivariate t-Verteilung (Johnson und Kotz 1972). Dies läßt sich zur Berechnung exakter Ablehnungswahrscheinlichkeiten nutzen (Budde und Bauer 1988). Desweiteren kann gezeigt werden, daß die Bonferroni-Adjustierung innerhalb der CTPB sogar ziemlich scharf ist (Budde und Bauer 1988). In praktischen Situationen ist also von exakten Berechnungen kein Informationsgewinn zu erwarten.

LITERATUR

Berenson, M.L. (1974). A Monte Carlo Study of the power of several k sample tests for ordered alternatives. Dissertation, City University of New York.

Budde, M., Bauer, P. (1988). Multiple test procedures in clinical dose finding studies. Zur Veröffentlichung eingereicht.

Johnson, N.L., Kotz, S. (1972). Distributions in Statistics, Continuous Multivariate Distributions. Wiley, New York.

Jonckheere, A.R. (1954). A distribution-free k-sample test against ordered alternatives. Biometrika 41 133-145.

Holm, S. (1979). A simple sequentially rejective multiple test procedure. Scandinavian Journal of Statistics 6 65-70.

Marcus, R., Peritz, E., Gabriel, K.R. (1976). On closed testing procedures with special reference to ordered analysis of variance. Biometrika 63 655-660.

Mellein, B. (1988). Persönliche Mitteilung.

Lehmann, E.L., D'Abrera, H.J.M. (1975). Nonparametrics. Holden-Day Inc..

Shaffer, J.P. (1986). Modified sequentially rejective multiple test procedures. Journal of the American Statistical Association 81 826-831.

Sonnemann, E. (1982). Allgemeine Lösungen multipler Testprobleme. EDV in Medizin und Biologie 13 120-128.

Abgeschlossene multiple Spannweitentests

Helmut Finner
FB IV – Mathematik/Statistik
Universität Trier
Postfach 38 25
D–5500 Trier

Zusammenfassung:

In dieser Arbeit wird ein abgeschlossener multipler Spannweitentest zum paarweisen Vergleich von k Lokationsparametern vorgestellt, der auf einer konsequenten Anwendung des Abschlußprinzips beruht. Im Gegensatz zu dem von Begun/Gabriel (1981) vorgestellten Abschluß des Newman–Keuls Tests im ANOVA–Modell werden für die Partitionshypothesen Maxima von Spannweitenstatistiken verwendet. Durch eine Reihe von theoretischen Ergebnissen wird die Zahl der zu prüfenden Hypothesen so reduziert, daß sich Probleme mit bis zu 20 Lokationsparametern bequem lösen lassen. Speziell für das ANOVA–Modell wurden umfangreiche Tafeln für die verwendeten Verteilungen und ein Programm zur Durchführung der Testprozedur erstellt.

Schlagwörter: Multiple Spannweitentests, multiples Niveau α, Abschlußprinzip, Abschlußtest, Paarhypothese, Partitionshypothese, durchschnittsabgeschlossene Hypothesenfamilie.

Closed Multiple Range Tests

Summary:

In this paper a closed multiple range test for comparing k location–parameters is proposed, which is a consequent employment of the closure principle. In contrast to the closed Newman–Keuls test for the ANOVA–model of Begun/Gabriel (1981), maxima of range statistics are used for the partition hypotheses. With a series of theoretical results it is possible to reduce the number of hypotheses to be tested, such that problems with up to 20 location parameters may be solved. In the special case of the ANOVA–model extensive tables for the used distributions and a program for carrying out the procedure are provided.

AMS 1980 subject classification: Primary 62J15, 62F99; secondary 62F05.

Key words: Multiple range tests, multiple level of significance, closure principle, closed test procedure, pair hypothesis, partition hypothesis.

1. Einführung

Ein in der Praxis häufig vorkommendes Mehrentscheidungsproblem ist der paarweise Vergleich von k Mittelwerten oder Lokationsparametern. Zu den meist betrachteten Modellen gehört sicherlich das k–Stichproben–ANOVA–Modell, für welches eine Vielzahl von Lösungen angeboten wird. Neben F–Tests und seinen Varianten gehören multiple Spannweitentests zu den bekanntesten Lösungsansätzen. Eine spezielle Klasse von Spannweitentests wurde unter Verzicht auf die Normalverteilungsannahme in den Arbeiten von Lehmann/Shaffer (1977) und Finner (1988) untersucht. Die dort betrachteten Testprozeduren, deren Vorteil in ihrer einfachen Anwendbarkeit liegt, lassen sich jedoch fast alle mit dem sogenannten "Abschlußprinzip" (Marcus et al. (1976), Sonnemann (1982)) verbessern. Eine Idee für eine solche Verbesserung findet man in Begun, Gabriel (1981), wo auf der Basis von adjustierten Signifikanzniveaus (Ryan (1960)) ein Abschluß des Newman–Keuls Tests erreicht wird. Ein Nachteil dieser Testprozedur ist, daß nicht alle Hypothesen der durchschnittsabgeschlossenen Hypothesenfamilie zum Niveau a geprüft werden. So wird z.B. für k = 5 die Hypothese $H_0 : \mu_1 = \mu_2, \mu_3 = \mu_4$ nur zum Niveau $1-(1-a)^{4/5} < a$ geprüft. In dieser Arbeit wird ein anderer Ansatz dargelegt, der auf klassischen Spannweitentests und einer konsequenten Anwendung des Abschlußprinzips beruht. Insbesondere wird, falls die Ausgangsverteilung stetig ist, jede Hypothese der durchschnittsabgeschlossenen Hypothesenfamilie zunächst zum exakten Niveau a geprüft. Ausgangspunkt aller weiteren Betrachtungen ist das folgende Modell:

(1.1)   Seien $X_1, \ldots, X_k$ stochastisch unabhängige reellwertige Zufallsvariable mit Verteilungsfunktionen

$F(x - \mu_i) = P(X_i \leq x)$, i=1,$\ldots$,k ,

bekanntem F und unbekanntem $\mu := (\mu_1, \ldots, \mu_k) \in \theta := \mathbb{R}^k$.

Für die Lageparameter sollen alle Paarvergleiche durchgeführt werden, d.h., es sind die Hypothesen

(1.2) $H_0^{ij} : \mu_i = \mu_j$ gegen $H_1^{ij} : \mu_i \neq \mu_j$, $1 \leq i < j \leq k$

zu prüfen.

Um mögliche Fehlentscheidungen unter Kontrolle zu halten, wird die Einhaltung des multiplen Niveaus a gefordert, d.h., die Wahrscheinlichkeit, auch nur irgendeine wahre Nullhypothese abzulehnen, soll durch ein vorgegebenes Niveau $a \in (0,1)$ beschränkt sein. Die Idee des Abschlußprinzips besteht darin, die Anzahl der Hypothesen durch Betrachtung aller möglichen Durchschnitte der H_0^{ij} zunächst aufzublähen, um anschließend für jede dieser Hypothesen einen Test zum Niveau a zu bestimmen. Durch geschicktes Verknüpfen (Abschließen) der einzelnen Testentscheidungen wird daraus ein Test zum multiplen Niveau a gewonnen. Zur Beschreibung aller möglichen

Durchschnitte der H_0^{ij}, also der "durchschnittsabgeschlossenen Hypothesenfamilie" (kurz: ∩–abg. Hypothesenfamilie), seien $I := \{1,\ldots,k\}$ und

$$\mathbb{II}_k := \bigcup_{l=1}^{k-1} \{(P_1,\ldots,P_l) : \emptyset \neq P_i \subseteq I , \; 1 \leq i \leq l ; \; \sum_{i=1}^{l} P_i = I ; \; \forall\, 1 \leq i < j \leq l: \min_{w \in P_i} w < \min_{w \in P_j} w\}$$

die Menge aller lexikographisch geordneten Partitionen von I ohne die Partition $(\{1\},\ldots,\{k\})$. Die Anzahl der Elemente von $P_i \subseteq I$ wird mit den entsprechenden Kleinbuchstaben bezeichnet, also $p_i := |P_i|$. Analog zu $\mathbb{II}_k$ definieren wir die Menge aller Partitionen von k mit Berücksichtigung der Reihenfolge und ohne die Partition $(1,\ldots,1)$ durch

$$N_k := \bigcup_{l=1}^{k-1} \{(p_1,\ldots,p_l) \in \mathbb{N}^l : \sum_{i=1}^{l} p_i = k\} .$$

Ist $P := \{i_1,\ldots,i_p\} \subseteq I$ mit $|P| \geq 2$, so heißt

$$H_0^P := \bigcap_{\substack{i,j \in P \\ i<j}} H_0^{ij} : \mu_{i_1} = \ldots = \mu_{i_p}$$

<u>Homogenitätshypothese</u> oder <u>reine Schnitthypothese</u>.

Setzt man zusätzlich $H_0^{\{i\}} : \mu \in \theta$, so heißt jede Hypothese

$$H_0^\tau := H_0^{(P_1,\ldots,P_l)} := \bigcap_{i=1}^{l} H_0^{P_i}$$

mit $\tau := (P_1,\ldots,P_l) \in \mathbb{II}_k$ <u>Partitionshypothese</u>.

Die durch (1.2) erzeugte ∩–abg. Hypothesenfamilie ist damit gegeben durch

$$\overline{\mathcal{X}} = \{H_0^\tau : \tau \in \mathbb{II}_k\} .$$

Dabei ist zu beachten, daß die durch H_0^{ij} bzw. H_0^P mit $|P| \geq 2$ beschriebenen Hypothesen spezielle Elemente von $\overline{\mathcal{X}}$ sind, die sich nur durch die Schreibweise unterscheiden. Die Hypothesen (1.2) nennt man <u>Paar–</u>, <u>Ziel–</u> oder auch <u>Elementarhypothesen</u>. Eine spezielle Homogenitätshypothese ist die <u>Globalhypothese</u>

$$H_0^I : \mu_1 = \ldots = \mu_k .$$

Die Anzahl aller Elemente von $\overline{\mathcal{X}}$ läßt sich mit Hilfe der Stirling Zahlen 2. Art (vgl. Abramowitz, Stegun (1968), pp. 824–5) berechnen. Für $k \geq 2$ erhält man die Formel (vgl. Shaffer (1984), p. 360):

$$(1.3) \quad |\overline{\mathcal{X}}| = \sum_{m=1}^{k-1} \frac{1}{m!} \sum_{r=1}^{m} (-1)^{m-r} \binom{m}{r} r^k \;=\; \sum_{r=1}^{k-1} \frac{r^k}{r!} \sum_{m=0}^{k-1-r} \frac{(-1)^m}{m!} .$$

Beispielsweise erhält man 115 974 für k = 10, 27 644 436 für k = 13 und für k = 20 mehr als $51 \cdot 10^{12}$ Hypothesen. Diese Zahlen machen deutlich, daß der Anwendung des Abschlußprinzips natürliche Grenzen gesetzt sind. Wir werden in dieser Arbeit jedoch Möglichkeiten aufzeigen, wie man trotz der utopischen Zahl von ungefähr $51 \cdot 10^{12}$ Hypothesen den Fall k = 20 lösen kann.

Zunächst wollen wir uns mit der Festlegung von Tests zum Niveau a für die einzelnen Hypothesen beschäftigen. Für die Elementarhypothesen seien schon Tests zum Niveau a der Form

$$(1.4) \qquad \varphi_{ij}(X) = \begin{cases} 1 \\ 0 \end{cases}, \; T_{ij}(X) := |X_i - X_j| \begin{array}{c} > \\ \leq \end{array} c$$

mit $X := (X_1, \ldots, X_k)$ gegeben. Zu beachten ist, daß die Verteilung der T_{ij} unabhängig von $\mu \in H_0^{ij}$ ist. Mit Hilfe des Vereinigungs–Durchschnittsprinzips von Roy (1953) lassen sich aus den Tests (1.4) problemlos Tests für die Partitionshypothesen konstruieren. Für $l \in \{1, \ldots, k-1\}$ und $H_0^{(P_1, \ldots, P_l)}$ erhält man die Teststatistiken

$$(1.5) \qquad T_{(P_1, \ldots, P_l)}(X) := \max_{1 \leq i \leq l} T_{P_i}(X)$$

mit $\qquad T_{P_i}(X) := \max_{r, s \in P_i} |X_r - X_s|$.

Wie oben ist die Verteilung von $T_{(P_1, \ldots, P_l)}$ unabhängig von $\mu \in H_0^{(P_1, \ldots, P_l)}$. Damit ergeben sich folgende Tests zum Niveau a für $H_0^{(P_1, \ldots, P_l)}$:

$$(1.6) \qquad \varphi_{(P_1, \ldots, P_l)}(X) := \begin{cases} 1 \\ 0 \end{cases}, \; T_{(P_1, \ldots, P_l)}(X) \begin{array}{c} > \\ \leq \end{array} c_a(P_1, \ldots, P_l)$$

mit $c_a(P_1, \ldots, P_l) := \inf \{c : P_\mu (T_{(P_1, \ldots, P_l)} (X) \leq c) \geq 1 - a\}$ mit $\mu \in H_0^{(P_1, \ldots, P_l)}$.

In konkreten Beispielen können bei der Angabe des Parametervektors $(p_1, \ldots, p_l)$ wegen $T_p \equiv 0$ für $|P| = 1$ alle p_i mit $p_i = 1$ weggelassen werden.

Durch Anwendung des Abschlußprinzips erhält man aus (1.6) den sogenannten Abschlußtest, der multipler Test zum multiplen Niveau a für die $\cap$–abg. Hypothesenfamilie $\bar{\imath}$ ist. Für jede Hypothese $H_0^\pi \in \bar{\imath}$ ist die entsprechende Komponente von $\bar{\varphi} := (\varphi_\pi : \pi \in \Pi_k)$ gegeben durch

$$(1.7) \qquad \bar{\varphi}_\pi(X) := \begin{cases} 1 \;, \; \forall \; \pi' \in \Pi_k \;, \; \text{mit } H_0^{\pi'} \subseteq H_0^\pi : \varphi_{\pi'}(X) = 1 \\ 0 \;, \; \text{sonst} \end{cases} .$$

Für das ursprüngliche Testproblem (1.2), also alle Paarvergleiche, ist der entsprechende Test

$$(1.8) \qquad \bar{\varphi} := (\bar{\varphi}_{ij} : 1 \leq i < j \geq k)$$

ebenfalls ein Test zum multiplen Niveau a.

Eine genaue Betrachtung von (1.5) und (1.6) zeigt, daß im Spezialfall der Homogenitätshypothesen H_0^P die Statistik T_p gerade die Spannweite von p der X_i ist. Im allgemeinen erhält man für die

Partitionshypothesen als Statistik ein Maximum von Spannweiten. Die zugehörige Verteilung bezeichnen wir als Maximum–Range–Verteilung mit Parametern $(p_1, \ldots, p_1)$. Die Verteilungsfunktion G_k der Spannweite von k stochastisch unabhängig identisch nach F verteilten Zufallsvariablen ist gegeben durch (vgl. Finner (1988))

(1.9) $\forall k \in \mathbb{N} : \forall z \geq 0 :$

$$G_k(z) = k \int_{\mathbb{R}\backslash D} [F(x+z) - F(x)]^{k-1} \, dF(x) + \sum_{x \in \mathbb{R}\backslash D} \{ [F(x+z) - F(x^-)]^k - [F(x+z) - F(x)]^k \}$$

mit $D :=$ Menge aller Unstetigkeitsstellen von F.

Mit Hilfe von (1.9) läßt sich leicht die Verteilungsfunktion $G_{(p_1, \ldots, p_1)}$ von $T_{(P_1, \ldots, P_1)}$ angeben. Dabei ist nur die Unabhängigkeit von $T_{P_1}, \ldots, T_{P_1}$ zu beachten:

(1.10) $\forall (P_1, \ldots, P_1) \in \Pi_k : \forall z \geq 0 : G_{(p_1, \ldots, p_1)}(z) := P(\max_{1 \leq i \leq 1} T_{P_i}(X) \leq z) = \prod_{i=1}^{1} G_{p_i}(z)$.

Die kritischen Werte der Maximum–Range–Verteilung stehen in gewissen Beziehungen zueinander, die wir festhalten wollen:

(1.11) $c_\alpha(p_1, \ldots, p_1)$ ist unabhängig von der Reihenfolge der p_i ,

(1.12) $\forall 1 \leq i < j \leq 1 :$
$$c_\alpha(p_1, \ldots, p_i, \ldots, p_j, \ldots, p_1) \leq c_\alpha(p_1, \ldots, p_i + p_j, \ldots, p_{j-1}, p_{j+1}, \ldots, p_1) ,$$

(1.13) $\forall H_0^{(P_1, \ldots, P_1)} \supseteq H_0^{(Q_1, \ldots, Q_m)} : c_\alpha(p_1, \ldots, p_1) \leq c_\alpha(q_1, \ldots, q_m)$.

Die Relationen (1.12) und (1.13) sagen im wesentlichen aus, daß sich durch Zusammenfassen von gewissen p_i bzw. P_i die entsprechenden kritischen Werte vergrößern. Diese Eigenschaften folgen unmittelbar aus der Beziehung

(1.14) $T_{(P_1, P_2)}(X) \leq T_{P_1 + P_2}(X)$ bzw. $\{ T_{(P_1, P_2)}(X) \leq c \} \supseteq \{ T_{P_1 + P_2}(X) \leq c \}$.

Eine weitere interessante Größe ist die Anzahl der verschiedenen kritischen Werte bei fest vorgegebenem k. Mit (1.11) folgt, daß diese Zahl gerade der Anzahl aller Dekompositionen von k in natürliche Zahlen ohne Berücksichtigung der Reihenfolge und ohne die Dekomposition $(1, \ldots, 1)$ entspricht. Diese Zahl läßt sich wie folgt rekursiv berechnen (vgl. Abramowitz/Stegun (1968), p. 825):

(1.15) $g(k) = h(k) - 1$, $k = 2, 3, \ldots$

mit $h(k) = \sum_{1 \leq \frac{3l^2 \pm l}{2} \leq k} (-1)^{l-1} h(k - \frac{3l^2 \pm l}{2})$, $k = 1, 2, \ldots$ und $h(0) = 1$.

Asymptotisch gilt: $p(k) \sim \dfrac{1}{4k\sqrt{3}} \exp\left\{\pi\sqrt{2k/3}\right\}$.

Mit (1.15) erhält man z.B. folgende Werte:

k	g(k)
3	2
4	4
5	6
6	10
10	41
13	100
20	626
50	204 225

Zusammenfassend können wir feststellen, daß die formale Definition der abgeschlossenen Spannweitentests keinerlei Schwierigkeiten bereitet. Die Struktur der einzelnen Tests ist nicht besonders kompliziert, die Verteilungsfunktionen der Teststatistiken sind bekannt, die Anzahl der Hypothesen und der kritischen Werte läßt sich berechnen und es gibt keinerlei Einschränkungen an die zugrundegelegte Verteilung F. Der Wermutstropfen liegt in der großen Anzahl der auftretenden Hypothesen sowie der benötigten Anzahl von kritischen Werten.

Im folgenden Abschnitt wird zunächst das Konzept der "strittigen" Hypothesen eingeführt. Anschließend wird in einer Reihe von Sätzen gezeigt, wie sich die Anzahl der zu prüfenden Hypothesen verringern läßt. Die nach Bemerkung 2.2 aufgeworfene Frage und deren negative Beantwortung durch das überraschende Beispiel 2.1 bewog unter anderem dazu, ein strenges Satz–Beweis-Schema einzuhalten. Durch dieses Beispiel und die nachfolgenden Sätze wird jedoch auch der Einfluß der nicht immer gültigen Log–Konkavität der Verteilungsfunktion der Spannweite in k auf die möglichen Entscheidungsmuster deutlich. In Kapitel 3 wird schließlich in groben Zügen ein Algorithmus zur Bestimmung von $\bar{\psi}$ dargestellt, der auf den Ergebnissen von Kapitel 2 beruht. Das für die Praxis wichtige ANOVA–Modell wird in Kapitel 4 behandelt. Dabei wirft der unbekannte Skalenparameter σ^2 keine wesentlich neuen Probleme auf, so daß alle Ergebnisse auf diese Situation übertragen werden können. An einem schon klassisch zu nennenden Beispiel von Keuls (1952) mit 13 Mittelwerten wird die Arbeitsweise der Testprozedur demonstriert. Erläuterungen zur Berechnung der kritischen Werte für die studentisierte Maximum–Range–Verteilung unter Normalverteilungsannahme findet man ebenfalls in Kapitel 4. Tabellen der kritischen Werte der studentisierten Maximum–Range–Verteilung für ANOVA–Modelle mit $k \leq 20$ Mittelwerten sowie ein FORTRAN–Programm zur Durchführung der Testprozedur sind auf Anfrage in Diskettenform vom Autor erhältlich.

2. Ordnungseigenschaften der lokalen Tests

Letztendlich sind wir nur an den $\binom{k}{2}$ Paarvergleichen und damit am Test $\bar{\psi} = (\bar{\varphi}_{ij} : 1 \leq i < j \leq k)$ interessiert. Einfache Überlegungen zeigen schon, daß nicht alle Hypothesen aus $\mathcal{X}$ überprüft werden müssen, um die Komponenten von $\bar{\psi}$ zu bestimmen. Es bietet sich folgende Vorgehensweise an, die schon von Begun, Gabriel (1981) zur Durchführung der von Peritz (1970) vorgeschlagenen Testprozedur im ANOVA—Modell verwendet wurde: Zunächst bestimmt man eine untere und obere Schranke für $\bar{\psi}$, d.h., man bestimmt Tests $\psi^u := (\psi^u_{ij} : 1 \leq i < j \leq k)$ und $\psi^0 := (\psi^0_{ij} : 1 \leq i < j \leq k)$ mit

(2.1) $\forall\, 1 \leq i < j \leq k \ : \ \psi^u_{ij} \leq \bar{\varphi}_{ij} \leq \psi^0_{ij}$.

Als untere Schranke verwenden wir das Analogon zum Tukey—Test (Tukey (1953)) und als obere Schranke das Analogon zum Newman—Keuls Test (Newman (1939), Keuls (1952)) der Varianzanalyse. Es wird sich im folgenden als hilfreich erweisen, alle Tests auf der Orderstatistik der X_i aufzubauen und die Hypothesen entsprechend zu indizieren. Unter Verwendung von Kleinbuchstaben für die entsprechenden Statistiken gilt folgende Ordnungseigenschaft der t_{ij}:

(2.2) $\forall\, r,s,i,j \in I$ mit $1 \leq r \leq i < j \leq s \leq k : t_{rs} \geq t_{ij}$.

Damit erhält man als Newman—Keuls—Analogon

(2.3) $\forall\, 1 \leq i < j \leq k : \psi^0_{ij} := \begin{cases} 1 & , \ \forall\, 1 \leq r \leq i < j \leq s \leq k : t_{rs} > c_a(s-r+1) \\ 0 & , \ \text{sonst} \end{cases}$

und als Tukey—Analogon

(2.4) $\forall\, 1 \leq i < j \leq k : \psi^u_{ij} := \begin{cases} 1 \\ 0 \end{cases} , \ t_{ij} \begin{array}{c} > \\ \leq \end{array} c_a(k)$.

Nach Konstruktion ist ψ^u in jedem Fall ein Test zum multiplen Niveau a, während ψ^0 für $k \geq 4$ im allgemeinen das multiple Niveau a nicht einhält. Für $k = 3$ entspricht das Newman—Keuls-Analogon (2.3) schon dem Abschlußtest $\bar{\psi}$, so daß man sich im folgenden auf $k \geq 4$ beschränken kann.

Eine Hypothese H_0^{uv} mit $\psi^u_{uv} = 0$ und $\psi^0_{uv} = 1$ wird als strittig bezeichnet (vgl. Begun, Gabriel (1981)). Das Problem besteht nun darin, alle strittigen Paarhypothesen auf Annahme oder Ablehnung zu prüfen. Dazu sind formal alle Hypothesen $H_0^{\pi} \in \mathcal{X}$ zu prüfen, für die eine strittige Hypothese H_0^{uv} mit $H_0^{\pi} \subseteq H_0^{uv}$ existiert. Diese Menge läßt sich unter Ausnutzung der Struktur der Spannweitentests leicht einschränken. Ist nämlich $H_0^{(P_1,\ldots,P_l)} \subseteq H_0^{uv}$ und $t_{uv} > c_a(p_1,\ldots,p_l)$, dann

gilt $\varphi_{(P_1,\ldots,P_l)} = 1$ und mit (1.13) für alle $(Q_1,\ldots,Q_m)$ mit $H_0^{uv} \supseteq H_0^{(Q_1,\ldots,Q_m)} \supseteq H_0^{(P_1,\ldots,P_l)}$

auch $\varphi_{(Q_1,\ldots,Q_m)} = 1$. Das heißt aber, daß nur noch Hypothesen $H_0^{(Q_1,\ldots,Q_m)} \subseteq H_0^{uv}$ mit $t_{uv} \leq$

$c_a(q_1,\ldots,q_m)$ zu prüfen sind. Für jede strittige Hypothese $H_0^{uv} \in \mathcal{T}$ mit $u < v$ definieren wir

$$\mathbb{Q}(u,v) : \{\tau = (P_1,\ldots,P_l) \in \Pi_k : H_0^{uv} \supseteq H_0^\tau \text{ und } t_{uv} \leq c_a(p_1,\ldots,p_l)\}.$$

Aus den obigen Überlegungen folgen unmittelbar die Aussagen

(2.5) $\forall \tau \in \mathbb{Q}(u,v) : \varphi_\tau = 1 \implies \bar{\varphi}_{uv} = 1$

und

(2.6) $\exists \tau \in \mathbb{Q}(u,v) : \varphi_\tau = 0 \implies \bar{\varphi}_{uv} = 0$.

Um $\bar{\varphi}_{uv}$ zu bestimmen, könnte man also alle H_0^τ mit $\tau \in \mathbb{Q}(u,v)$ abarbeiten, bis entweder alle Hypothesen abgelehnt worden sind oder aber ein $\tau \in \mathbb{Q}(u,v)$ mit $\varphi_\tau = 0$ gefunden wird. Dieses Verfahren wird für größere k allerdings am Umfang der Mengen $\mathbb{Q}(u,v)$ scheitern. Unter Ausnutzung der Implikationsstrukturen in $\mathcal{T}$ und der Ordnungseigenschaft (2.2) der t_{ij} läßt sich jedoch eine Menge $\mathbb{Q}^*(u,v) \subseteq \mathbb{Q}(u,v)$ konstruieren, so daß nur durch Überprüfung aller H_0^τ mit $\tau \in \mathbb{Q}^*(u,v)$ entweder $\bar{\varphi}_{uv} = 0$ oder $\bar{\varphi}_{uv} = 1$ folgt. Dabei hat die Menge $\mathbb{Q}^*(u,v)$ im allgemeinen wesentlich weniger Elemente als $\mathbb{Q}(u,v)$, so daß eine Durchführung des Abschlußtests auch für größere k möglich wird.

Für $u,v \in I$, $u < v$ sei $(P_1,\ldots,P_l) \in \mathbb{Q}(u,v)$ mit $\{u,v\} \subseteq P_r$ für ein $r \in \{1,\ldots,l\}$ und $P_r^* := P_r \setminus \{u,v\}$. Mit $\min P := \min_{w \in P} w$ und $\max P := \max_{w \in P} w$ sei $(P_1,\ldots,P_l)$ genau dann ein Element von $\mathbb{Q}^*(u,v)$, wenn folgende Bedingungen erfüllt sind:

(2.7) $\forall s,t \in \{1,\ldots,l\} \setminus \{r\}$, $s < t : \max P_s < \min P_t$,

(2.8)   Falls $P_r^* \neq \emptyset \implies \forall s \in \{1,\ldots,l\} \setminus \{r\} : (\max P_s < \min P_r^*) \vee (\max P_r^* < \min P_s)$,

(2.9) $\forall s \in \{1,\ldots,l\} \setminus \{r\} : (\min P_s < \min P_r) \vee (\max P_s > \max P_r)$,

(2.10)   Falls $u + 2 \leq v$ und $P_r^* \neq \emptyset \implies (\max P_r^* \geq u - 1) \wedge (\min P_r^* \leq v + 1)$,

(2.11)   Falls $u + 1 = v$ und $P_r^* \neq \emptyset \implies (\max P_r^* \geq u - 2) \wedge (\min P_r^* \leq v + 2)$.

Bemerkung 2.1. Da für die P_s generell $\min P_s < \min P_{s+1}$ vorausgesetzt war, bedeutet (2.7), daß sich die P_s (ausgenommen P_r) nicht überlappen und in aufsteigender Folge der Indizes geordnet sind. Nach (2.8) folgt dann, daß sich P_r^* in die Reihe der P_s, $s \neq r$, einordnet. Die Bedingung (2.9) schließlich bedeutet, daß keines der P_s ganz zwischen min P_r und max P_r liegt. Daraus folgt zusammen mit (2.7) und (2.8), daß P_r nur mit P_{r-1} und/oder P_{r+1} überlappt und daß P_r^* zwischen P_{r-1} und P_{r+1} liegt. Also können höchstens u und v in den Bereichen von P_{r-1} und P_{r+1} liegen. Liegen u und v beide rechts oder links von P_r^*, so gibt es wegen (2.10) im Fall $u + 2 \leq v$ kein Element, und wegen (2.11) im Fall $u + 1 = v$ höchstens ein Element zwischen $\{u,v\}$ und P_r^*. □

Satz 2.1. Seien $u,v \in I$, $u < v$ mit $\bar{\varphi}_{uv} = 0$.

Dann gilt: $\exists (P_1,\ldots,P_1) \in Q^*(u,v) : \varphi_{(P_1,\ldots,P_1)} = 0$.

Beweis: Ist $\bar{\varphi}_{uv} = 0$, so folgt aus der Konstruktion von $\bar{\varphi}$ die Existenz einer Partition $(M_1,\ldots,M_m)$ $\in Q(u,v)$ mit $\varphi_{(M_1,\ldots,M_m)} = 0$. Diese Partition läßt sich in eine neue Partition $(P_1,\ldots,P_1)$ $\in Q^*(u,v)$ überführen, so daß gilt

(2.12) $\qquad t_{(P_1,\ldots,P_1)} \leq t_{(M_1,\ldots,M_m)}$

und

(2.13) $\qquad c_a(P_1,\ldots,P_1) \geq c_a(m_1,\ldots,m_m)$.

Wegen $\varphi_{(M_1,\ldots,M_m)} = 0$ folgt damit unmittelbar $\varphi_{(P_1,\ldots,P_1)} = 0$.

Zur Konstruktion der Partition $(P_1,\ldots,P_1) \in Q^*(u,v)$ mit (2.12) und (2.13) definieren wir folgende Durchmesser für die Mengen P_i und die Partitionen $\tau \in \Pi_k$:

(2.14) $\qquad \forall \emptyset \neq P \subseteq I : d(P) := \max P - \min P + 1$.

und

(2.15) $\qquad \forall (P_1,\ldots,P_1) \in \Pi_k : d(P_1,\ldots,P_1) := \sum_{i=1}^{1} d(P_i)$.

Offensichtlich gilt

(2.16) $\qquad \forall (P_1,\ldots,P_1) \in \Pi_k : d(P_1,\ldots,P_1) \geq k$ mit "=" genau dann, wenn

$\qquad \forall s,t \in \{1,\ldots,1\}$, $s < t : \max P_s < \min P_t$.

Sei nun $(M_1,\ldots,M_m) \in Q(u,v)$ mit $\varphi_{(M_1,\ldots,M_m)} = 0$ und $(M_1,\ldots,M_m) \notin Q^*(u,v)$. Dann werden wir zeigen:

(2.17) $\exists\, (N_1,\dots,N_n) \in \mathcal{Q}(u,v)$ mit

    (a) $d(N_1,\dots,N_n) \leq d(M_1,\dots,M_m) - 1$

    (b) $t_{(N_1,\dots,N_n)} \leq t_{(M_1,\dots,M_m)}$

    (c) $c_a(n_1,\dots,n_n) \geq c_a(m_1,\dots,m_m)$.

Hieraus folgt induktiv die Existenz eines $(P_1,\dots,P_1) \in \mathcal{Q}^*(u,v)$ mit $\varphi_{(P_1,\dots,P_1)} = 0$, also die Behauptung des Satzes, da spätestens bei $d(N_1,\dots,N_n) = k$ wegen (2.16) diese Eigenschaft erreicht wird.

Um (2.17) zu zeigen, sind einige Fallunterscheidungen notwendig.
Ist $(M_1,\dots,M_m) \notin \mathcal{Q}^*(u,v)$, so ist mindestens eine der Bedingungen (2.7) − (2.10) bzw. (2.7) − (2.9) + (2.11) verletzt. Es genügt, die folgenden 4 Fälle zu betrachten:

(α) (2.7) ist verletzt,

(β) (2.8) ist verletzt,

(γ) (2.7) + (2.8) sind erfüllt, (2.9) ist verletzt,

(δ) (2.7) − (2.9) sind erfüllt, (2.10) bzw. (2.11) ist verletzt.

In allen Fällen lassen sich aus $(M_1,\dots,M_m)$ Mengen $N_1,\dots,N_n$ konstruieren, die nach eventueller Indextransformation von $1,\dots,n$ eine Partition $(N_1,\dots,N_n) \in \mathcal{Q}(u,v)$ mit (a), (b), (c) aus (2.17) ergeben. Dabei beschränken wir uns auf die Angabe der Mengen $N_1,\dots,N_n$ und überlassen den Nachweis von (2.17) dem Leser.
Im folgenden sei $\{u,v\} \subsetneq M_r$ und $M_r^* := M_r \setminus \{u,v\}$.

(α) Ist (2.7) verletzt, so existieren $s,t \in \{1,\dots,m\} \setminus \{r\}$, $s < t$: $\max M_s > \min M_t$. Seien $M_s = \{w_1,\dots,w_a\}$, $M_t = \{w_{a+1},\dots,w_{a+\beta}\}$ mit $w_1 < \cdots < w_a$ und $w_{a+1} < \cdots < w_{a+\beta}$. Dann ist $w_1 < w_{a+1}$ und nach Voraussetzung $w_{a+1} < w_a$. Ordnet man die Elemente von $M_s + M_t$ der Größe nach und bezeichnet diese mit $w_{(1)} < \cdots < w_{(a+\beta)}$, so setzt man

$$N_i := \begin{cases} \{w_{(1)},\dots,w_{(a)}\} & , i = s \\[4pt] \{w_{(a+1)},\dots,w_{(a+\beta)}\} & , i = t \\[4pt] M_i & , \text{sonst} . \end{cases}$$

(β) Ist (2.8) verletzt, so existiert ein $s \in \{1,\dots,m\} \setminus \{r\}$ mit $(\max M_s > \min M_r^*) \wedge (\max M_r^* > \min M_s)$. Aus Symmetriegründen kann man o.B.d.A. $s < r$ annehmen. Sei $M_s := \{w_1,\dots,w_a\}$ und $M_r^* = \{w_{a+1},\dots,w_{a+\beta}\}$ mit $w_1 < \cdots < w_a$ und $w_{a+1} < \cdots < w_{a+\beta}$. Dann ist $w_1 < w_{a+1}$ und nach Voraussetzung $w_{a+1} < w_a$. Man ordnet $M_s + M_r^*$ wie in (α) und setzt

$$N_i := \begin{cases} \{w_{(1)}, \ldots, w_{(a)}\} & , i = s \\ \{w_{(a+1)}, \ldots, w_{(a+\beta)}\} & , i = r \\ M_i & , \text{sonst} . \end{cases}$$

(γ) Ist (2.7) und (2.8) erfüllt und (2.9) verletzt, so existiert ein $t \geq 1$ so daß $\{r+1, \ldots, r+t\} = \{s \in \{1, \ldots, m\} \setminus \{r\} : (\min M_s > \min M_r) \wedge (\max M_s < \max M_r)\}$. Wähle

$$N_i := \begin{cases} M_i & , i < r \\ M_r + \sum_{j=1}^{t} M_{r+j} & , i = r \\ M_{t+i} & , r < i \leq l-t . \end{cases}$$

(δ) Seien (2.7) $-$ (2.9) erfüllt.

(i) Ist $u + 2 \leq v$ und (2.10) verletzt, so gilt: $(\max M_r^* \leq u-2) \vee (\min M_r^* \geq v + 2)$. Sei $M_r^* := \{w_1, \ldots, w_a\}$ mit $w_1 < \cdots < w_a$. Aus Symmetriegründen nehmen wir o.B.d.A. $\max M_r^* \leq u - 2$ an. Wegen (2.7) $-$ (2.9) existiert ein $s \in \{1, \cdots, m\}, s > r$, so daß $\{u-1, u+1, v+1\} \subseteq M_s := \{w_{a+1}, \ldots, w_{a+\beta}\}$. Setze

$$N_i := \begin{cases} M_r^* + \{w_{a+1}, w_{a+2}\} & , i = r \\ M_s \setminus \{w_{a+1}, w_{a+2}\} + \{u, v\} & , i = s \\ M_i & , \text{sonst} . \end{cases}$$

(ii) Ist $u+1 = v$ und (2.11) verletzt, so gilt $(\max M_r^* \leq u-3) \vee (\min M_r^* \geq v+3)$. Sei o.B.d.A. $\max M_r^* \leq u-3$, und M_r^* wie in (i). Wegen (2.7) $-$ (2.9) existiert ein $s \in \{1, \ldots, m\}$, $s > r$, so daß $\{u-2, u-1, v+1\} \subseteq M_s := \{w_{a+1}, \ldots, w_{a+\beta}\}$. Setze

$$N_i := \begin{cases} M_r^* + \{w_{a+1}, w_{a+2}\} & , i = r \\ M_s \setminus \{w_{a+1}, w_{a+2}\} + \{u, v\} & , i = s \\ M_i & , \text{sonst} . \end{cases}$$

Insgesamt folgt die Behauptung des Satzes. $\square$

Bemerkung 2.2. Hat man eine Partition $(P_1, \ldots, P_l) \in \mathcal{Q}^*(u,v)$ mit $\varphi(P_1, \ldots, P_l) = 0$ gefunden, so folgt natürlich sofort

(2.18) $\qquad \forall H_0^{ij} \supseteq H_0^{(P_1, \ldots, P_l)} : \bar\varphi_{ij} = 0 .$ $\square$

Die Ordnungseigenschaft (2.2) der t_{ij} legt die Frage nahe, ob man nicht aus $\bar\varphi_{uv} = 0$ sogar $\bar\varphi_{ij} = 0$ für alle $u \leq i < j \leq v$ folgern kann. Ein einfaches, wenn auch konstruiertes Beispiel widerlegt diese Annahme.

Beispiel 2.1. Sei $f(x) = \eta\, I_{(0,1)}(x) + (1-\eta)\, I_{(3,4)}(x)$, $\eta \in (0,1)$, Lebesgue–Dichte von P. Für $0 \leq z \leq 1$ erhält man mit Hilfe von (1.9) für die Verteilungsfunktion der Spannweite

$$G_k(z) = k\, z^{k-1} \left[\eta^k + (1-\eta)^k\right] \left[1 - (1 - \tfrac{1}{k})\, z\right] .$$

Wählt man $a = 0.05$ und η so, daß $G_4(0.98) = 0.95$, so erhält man $\eta \approx 0.9878$ und im Fall von 4 Mittelwerten die kritischen Werte $c_a(4) = 0,98$, $c_a(3) \approx 0,9288$, $c_a(2,2) = 0,9637$ und $c_a(2) = 0.8369$. Die Realisationen der Beobachtungen seien gegeben durch $x_1 = 0.005$, $x_2 = 0.04$, $x_3 = 0.96$ und $x_4 = 0.995$. Für $\bar{\psi}$ erhält man $\bar{\varphi}_{14} = \bar{\varphi}_{23} = 1$ und $\bar{\varphi}_{12} = \bar{\varphi}_{13} = \bar{\varphi}_{24} = \bar{\varphi}_{34} = 0$. Obwohl also $t_{13} = t_{24} > t_{23}$ ist, wird H_0^{23} abgelehnt, während H_0^{13} und H_0^{24} nicht abgelehnt werden können. Die Erklärung für dieses doch wohl überraschende Entscheidungsmuster liegt in der Eigenschaft, daß $c_a(3) < c_a(2,2)$ ist. $\square$

Im folgenden werden wir zeigen, daß Entscheidungen wie in Beispiel 2.1 nur für spezielle Indizes $i < j$ zwischen u und v möglich und bei einigen Verteilungen generell ausgeschlossen sind.

Satz 2.2. Seien $u, v \in I$, $u + 3 \leq v$ mit $\bar{\varphi}_{uv} = 0$. Dann gilt:

$$(2.19) \qquad \forall (i,j) \in K_{uv} := \{(r,s) : u \leq r < r+1 < s \leq v\} : \bar{\varphi}_{ij} = 0 .$$

Beweis: Wir zeigen zunächst, daß aus $\bar{\varphi}_{uv} = 0$ auch $\bar{\varphi}_{u,v-1} = 0$ folgt. Nach Satz 2.1 existiert ein $(P_1, \ldots, P_1) \in \mathbb{Q}^*(u,v)$ mit $\{u,v\} \subseteq P_r$, $r \in \{1, \ldots, 1\}$ und $\varphi_{(P_1, \ldots, P_1)} = 0$. Ist $v-1 \in P_r$, so folgt $\bar{\varphi}_{u,v-1} = 0$. Ist $v-1 \notin P_r$, so gilt wegen $(2.7) - (2.10)$ und $u+3 \leq v$ entweder $v-1 \in P_{r-1} \supseteq \{u-1, u+1, v-1\}$ mit $u+1 < v-1$ oder $v-1 \in P_{r+1} \supseteq \{v-1, v+1\}$. Im ersten Fall setzt man

$$P_i' := \begin{cases} P_{r-1} \setminus \{u+1\} + \{u\} & , i = r-1 \\ P_r \setminus \{u\} + \{u+1\} & , i = r \\ P_i & , \text{sonst}, \end{cases}$$

im zweiten Fall

$$P_i' := \begin{cases} P_{r+1} \setminus \{v-1\} + \{v\} & , i = r-1 \\ P_r \setminus \{v\} + \{v-1\} & , i = r \\ P_i & , \text{sonst} . \end{cases}$$

In beiden Fällen gilt $\varphi_{(P_1', \ldots, P_1')} = 0$ und damit $\bar{\varphi}_{u,v-1} = 0$. Ist $(i,j) \in K_{uv}$ und $j < v-1$, so erhält man induktiv $\bar{\varphi}_{u,v-2} = 0, \ldots, \bar{\varphi}_{uj} = 0$. Ist $i > u$, so folgt aus Symmetriegründen analog $\bar{\varphi}_{u+1,j} = 0, \ldots, \bar{\varphi}_{ij} = 0$. $\square$

Bemerkung 2.3. Ist $u, v \in I$, $u + 3 \leq v$ mit $\bar{\varphi}_{uv} = 0$, so ist $\bar{\varphi}_{ij} = 1$ für $u \leq i < j \leq v$ nach Satz 2.2 höchstens dann möglich, wenn $j = i + 1$, und daß dieser Fall vorkommt, haben wir in Beispiel 2.1 gezeigt. □

Falls die kritischen Werte gewisse Monotonieeigenschaften erfüllen, so daß Fälle wie in Beispiel 2.1 nicht auftreten, so werden wir zeigen, daß aus $\bar{\varphi}_{uv} = 0$ stets $\bar{\varphi}_{ij} = 0$ für alle $u \leq i < j \leq v$ folgt. Eine mögliche Bedingung an die kritischen Werte ist, daß zu gegebenem $a \in (0,1)$ gilt

$$(2.20) \qquad \forall \, (p_1, \ldots, p_i, \ldots, p_j, \ldots, p_l) \in N_k \,, \, 1 \geq 2, \, 2 \leq p_i \leq p_j :$$
$$c_a(p_1, \ldots, p_i, \ldots, p_j, \ldots, p_l) \leq c_a(p_1, \ldots, p_i - 1, \ldots, p_j + 1, \ldots, p_l).$$

Diese Bedingung läßt sich für alle $a \in (0,1)$ aus der logarithmischen Konkavität der Verteilungsfunktion der Spannweite $G_k(z)$ in k folgern:

Lemma 2.1. Ist $G_k(z)$ für alle $z \geq 0$ log–konkav in k, so folgt (2.20).

Beweis: Aus der logarithmischen Konkavität von G_k in k, also

$$(2.21) \qquad \forall \, r, s \in \mathbb{N} \,, \, 2 \leq r \leq s : \forall \, z \geq 0 : G_r(z) \, G_s(z) \geq G_{r-1}(z) \, G_{s+1}(z) \,,$$

folgt für die Verteilungsfunktion $G_{(p_1, \ldots, p_l)}(z) = \prod\limits_{i=1}^{l} G_{p_i}(z)$ der Maximum–Range–Verteilung

$$\forall \, (p_1, \ldots, p_i, \ldots, p_j, \ldots, p_l) \in N_k \,, \, 1 \geq 2, \, 2 \leq p_i \leq p_j :$$
$$G_{(p_1, \ldots, p_i, \ldots, p_j, \ldots, p_l)}(z) \geq G_{(p_1, \ldots, p_i - 1, \ldots, p_j + 1, \ldots, p_l)}(z) \,,$$

also auch (2.20). □

Die Ungleichung in (2.21) gilt nicht für jede Verteilung (vgl. Finner (1988)). Hayter (1986) zeigte (2.21) für die Normalverteilung und die studentisierte Maximum–Range–Verteilung (vgl. Kapitel 4). Andere Verteilungen, die (2.21) erfüllen, sind die Rechteckverteilung, die diskrete Gleichverteilung mit äquidistantem Träger sowie die Exponentialverteilung.

Fordert man in Satz 2.1 zusätzlich (2.20), so erhält man folgende verschärfte Version:

Satz 2.3. Sei (2.20) erfüllt, $u, v \in I$, $u < v$ mit $\bar{\varphi}_{uv} = 0$.

Dann gilt: $\exists \, (P_1, \ldots, P_l) \in \mathbb{Q}^*(u, v)$ mit $\varphi_{(P_1, \ldots, P_l)} = 0$ und

$$(2.22) \qquad \forall \, s \in \{1, \ldots, l\} \setminus \{r\} : (|P_r + P_s^*| < |P_s|) \vee (P_s^* = \emptyset)$$

$$\text{mit } \{u, v\} \subseteq P_r, \, P_s^* = \{w \in P_s : \min P_r < w < \max P_r\} \,.$$

Beweis: Nach Satz 2.1 existiert ein $(P_1,\ldots,P_1) \in \mathfrak{q}^*(u,v)$ mit $\varphi_{(P_1,\ldots,P_1)} = 0$. Ist (2.22) für

$(P_1,\ldots,P_1)$ nicht erfüllt, so existiert ein $s \in \{1,\ldots,1\} \setminus \{r\}$ mit $|P_r + P_s^*| \geq |P_s|$ und $P_s^* \neq \emptyset$.

Aus der Definition von $\mathfrak{q}^*(u,v)$ folgt $s \in \{r-1, r+1\}$. Sei o.B.d.A. $s = r-1$. Setze

$$P_i' := \begin{cases} P_{r-1} \setminus P_{r-1}^* & , i = r-1 \\ P_r + P_{r-1}^* & , i = r \\ P_i & , \text{sonst} . \end{cases}$$

Dann folgt wegen $\max\{p_{r-1},p_r\} \leq \max\{p_{r-1}',p_r'\}$ aus (2.20) $c_a(p_1,\ldots,p_1) \leq c_a(p_1',\ldots,p_1')$,

und wegen $t_{(P_1',\ldots,P_1')} \leq t_{(P_1,\ldots,P_1)}$ erhält man $\varphi_{(P_1',\ldots,P_1')} = 0$. Erfüllt $(P_1',\ldots,P_1')$ die

Bedingung (2.22), so folgt die Behauptung. Anderenfalls ist $P_{r+1}' \neq \emptyset$ und $|P_r' + P_{r+1}'^*| \geq |P_{r+1}'|$.
Setzt man

$$P_i'' := \begin{cases} P_r' + P_{r+1}'^* & , i = r \\ P_{r+1}' \setminus P_{r+1}'^* & , i = r+1 \\ P_i' & , \text{sonst} , \end{cases}$$

so folgt wie im ersten Schritt $\varphi_{(P_1'',\ldots,P_1'')} = 0$. Insbesondere erfüllt $(P_1'',\ldots,P_1'')$ die Bedingung
(2.22). $\square$

Satz 2.4. Sei (2.20) erfüllt, $u,v \in I$, $u + 2 \leq v$ mit $\overline{\varphi}_{uv} = 0$. Dann gilt:

(2.23) $\forall\, u \leq i < j \leq v : \overline{\varphi}_{ij} = 0$.

Beweis: Wegen Satz 2.2 genügt es, Satz 2.4 für $u+2 = v$ zu zeigen. Nach Satz 2.3 existiert ein
$(P_1,\ldots,P_1)$ mit (2.22) und $\varphi_{(P_1,\ldots,P_1)} = 0$. Sei wieder $\{u,v\} \subseteq P_r$ für ein $r \in \{1,\ldots,1\}$. Ist
$u+1 \in P_r$, so folgt die Behauptung. Ist $u+1 \notin P_r$, so existiert ein $s \in \{r-1, r+1\}$ mit $u+1 \in P_s$. Sei
o.B.d.A. $s = r-1$. Dann ist $P_{r-1} = \{w_1, w_1+1, \ldots, u-1, u+1\}$ mit $w_1 \leq u-1$ und $P_r = \{u, u+2, \ldots, u+w_2\}$ mit $w_2 \geq 2$. Wegen $P_{r-1}^* := \{w \in P_{r-1} : \min P_r < w < \max P_r\} = \{u+1\} \neq \emptyset$ folgt
aus (2.22) $|P_r + P_{r-1}^*| = |P_r| + 1 < |P_{r-1}|$. Setzt man

$$P_i' := \begin{cases} P_{r-1} \setminus \{u+1\} + \{u\} & , i = r-1 \\ P_r \setminus \{u\} + \{u+1\} & , i = r \\ P_i & , \text{sonst} , \end{cases}$$

so folgt wegen $t_{(P_1,\ldots,P_1)} \geq t_{(P_1',\ldots,P_1')}$ sofort $\varphi_{(P_1',\ldots,P_1')} = 0$, also auch $\overline{\varphi}_{u+1,v} = \overline{\varphi}_{u+1,u+2} = 0$.

Setzt man

$$P_i'' := \begin{cases} P_{r-1} + \{u\} & , \; i = r-1 \\ P_r \setminus \{u\} & , \; i = r \\ P_i & , \; \text{sonst}, \end{cases}$$

so erhält man wegen $|P_r| + 1 < |P_{r-1}|$ aus (2.20) und $t_{(P_1,\dots,P_l)} \geq t_{(P_1'',\dots,P_l'')}$, daß $\varphi_{(P_1'',\dots,P_l'')} = 0$, also auch $\overline{\varphi}_{u,u+1} = 0$. $\square$

Eine für die praktische Durchführung der Testprozedur wichtige Folgerung aus den bisherigen Resultaten halten wir im folgenden Korollar fest:

Korollar 2.1. Für $u,v \in I$, $u < v$ sei $J_{uv} := \{(r,s) : 1 \leq r \leq u < v \leq s \leq k\}$.

(a) Falls $u+2 \leq v$ und $\overline{\varphi}_{uv} = 1$, so folgt : $\forall \, (i,j) \in J_{uv} : \overline{\varphi}_{ij} = 1$.

(b) Falls $u+1 = v$, $\overline{\varphi}_{uv} = 1$ und (2.20) erfüllt ist, so folgt: $\forall \, (i,j) \in J_{uv} : \overline{\varphi}_{ij} = 1$.

Mit Hilfe von Korollar 2.1 und einer geschickten Testreihenfolge der strittigen Hypothesen läßt sich die Anzahl der zu überprüfenden Hypothesen noch einmal verringern. Sei $Q_1^{**}(u,v)$ die Menge aller $(P_1,\dots,P_l) \in Q^*(u,v)$, die zusätzlich die Bedingung

$$(2.24) \qquad \min P_r = u \; \wedge \; \max P_r = v$$

erfüllen, und $Q_2^{**}(u,v)$ die Menge aller $(P_1,\dots,P_l) \in Q_1^{**}(u,v)$, für die zusätzlich (2.22) gilt.

Korollar 2.2. Sei $u,v \in I$, $u < v$ und $\overline{\varphi}_{uv} = 0$.

(a) Falls $\forall \, (i,j) \in J_{uv} \setminus \{u,v\} : \overline{\varphi}_{ij} = 1$, so folgt:
$$\exists \, (P_1,\dots,P_l) \in Q_1^{**}(u,v) : \varphi_{(P_1,\dots,P_l)} = 0.$$

(b) Ist (2.20) erfüllt und gilt $\forall \, (i,j) \in J_{uv} \setminus \{u,v\} : \overline{\varphi}_{ij} = 1$, so folgt:
$$\exists \, (P_1,\dots,P_l) \in Q_2^{**}(u,v) : \varphi_{(P_1,\dots,P_l)} = 0.$$

Im folgenden Abschnitt wird gezeigt, wie sich die bisherigen Ergebnisse für einen praktischen Algorithmus ausnutzen lassen.

3. Ein Algorithmus.

Gilt für eine strittige Hypothese H_0^{uv} letztendlich doch $\bar{\varphi}_{uv} = 1$, so spielt die Reihenfolge der Überprüfung aller Partitionen aus $Q_1^{**}(u,v)$ bzw. $Q_2^{**}(u,v)$ praktisch keine Rolle, da alle Partitionen überprüft werden müssen. Ist jedoch $\bar{\varphi}_{uv} = 0$, so wäre es wünschenswert, möglichst schnell eine Partition $(P_1,\ldots,P_l)$ aus $Q_1^{**}(u,v)$ bzw. $Q_2^{**}(u,v)$ mit $\varphi_{(P_1,\ldots,P_l)} = 0$ zu finden, da in diesem Fall die verbleibenden Partitionen nicht weiter überprüft werden müssen. Es liegt daher nahe, vor der Totalüberprüfung aller strittigen Hypothesen eine heuristisch begründete Auswahl von möglichst einfach strukturierten Hypothesen zu treffen und diese auf Annahme zu prüfen. Es bieten sich zum Beispiel alle Hypothesen $H_0^{(P_1,\ldots,P_l)}$ mit $2 \leq l \leq 4$ und

(3.1) $\forall s,t \in \{1,\ldots,l\}$, $s < t$: $\max P_s < \min P_t$

an. Ist $\varphi_{(P_1,\ldots,P_l)} = 0$, so folgt : $\forall H_0^{ij} \supseteq H_0^{(P_1,\ldots,P_l)}$: $\bar{\varphi}_{ij} = 0$.

Praktische Erfahrungen zeigen, daß sich damit die in (2.22) angegebene obere Schranke φ^o häufig deutlich verbessern läßt. Gleichzeitig verringert sich natürlich auch die Zahl der strittigen Hypothesen. Bei der Wahl einer solchen Methode ist jedoch darauf zu achten, daß das Verhältnis von Rechenaufwand und Reduzierung der strittigen Hypothesen in einem für die Rechenzeit durchschnittlich günstigen Verhältnis bleibt.

Für die weitere Überprüfung der strittigen Hypothesen bietet sich folgende Vorgehensweise an. Zunächst wird die strittige Hypothese mit dem größten t–Wert überprüft. Gibt es mehrere strittige Hypothesen H_0^{uv} mit dem gleichen t–Wert, so wird die Hypothese ausgewählt, für die v–u maximal ist. Anschließend werden alle Hypothesen $H_0^{(P_1,\ldots,P_l)}$ mit $(P_1,\ldots,P_l) \in Q_1^{**}(u,v)$ bzw. $\in Q_2^{**}(u,v)$ gemäß der Reihenfolge der kritischen Werte abgearbeitet. Dabei seien die kritischen Werte der Größe nach in fallender Reihenfolge geordnet. Findet sich eine Partition $(P_1,\ldots,P_l)$ mit $\varphi_{(P_1,\ldots,P_l)} = 0$, so wird überprüft, ob durch Anwendung von Bemerkung 2.2 oder Satz 2.3 weitere strittige Hypothesen angenommen werden müssen. Ist entschieden, ob $\bar{\varphi}_{uv} = 0$ oder $\bar{\varphi}_{uv} = 1$ gilt, so wird wie oben aus den verbliebenen strittigen Hypothesen wieder diejenige mit dem größten t–Wert ausgewählt und wie oben überprüft. Dieses Verfahren wird so lange fortgesetzt, bis für alle strittigen Hypothesen entweder $\bar{\varphi}_{uv} = 0$ oder $\bar{\varphi}_{uv} = 1$ nachgewiesen ist.

Der gesamte Algorithmus läßt sich grob in 5 Punkte einteilen:

(I)   Bestimme mit (2.23) eine untere Schranke $\varphi^u := (\varphi_{12}^u,\ldots,\varphi_{k-1,k}^u)$ von $\bar{\varphi}$.

(II)   Bestimme mit (2.22) eine obere Schranke $\varphi^o := (\varphi_{12}^o,\ldots,\varphi_{k-1,k}^o)$ von $\bar{\varphi}$.

(III) Klassifiziere alle Hypothesen mit $\varphi_{uv}^u = 0$ und $\varphi_{uv}^o = 1$ als strittig.

(IV)   Versuche die obere Schranke $\hat{\varphi}^0$ von $\hat{\varphi}$ durch ein möglichst einfaches und wenig rechenaufwendiges heuristisches Verfahren zu verbessern, um die Zahl der strittigen Hypothesen zu verringern.

(V)   Überprüfe alle strittigen Hypothesen gemäß der Reihenfolge der t–Werte und der kritischen Werte durch Überprüfung der entsprechenden Mengen $\bar{q}_1^{**}(u,v)$ bzw. $\bar{q}_2^{**}(u,v)$. Verwende dabei insbesondere Bemerkung 2.2 und Satz 2.2 bzw. Satz 2.3.

Im nächsten Kapitel werden die bisherigen Ergebnisse auf das ANOVA–Modell übertragen. Anschließend wird die Arbeitsweise des hier vorgestellten Algorithmus an einem Beispiel mit 13 Mittelwerten illustriert.

4. Der abgeschlossene Newman–Keuls Spannweitentest im ANOVA–Modell mit gleichen Stichprobenumfängen.

Für das Problem der paarweisen Vergleiche im ANOVA–Modell mit gleichen Stichproben-umfängen kommt im Vergleich zu den bisher betrachteten Problemen als Erschwernis ein unbe-kannter Skalenparameter hinzu. Viele in der Praxis betrachteten Modelle lassen sich auf folgende Situation zurückführen:

(4.1) $X_i \sim N(\mu_i, \sigma^2)$, $i=1,\dots,k$ und $S^2 \sim \frac{\sigma^2}{\nu}\chi_\nu^2$ seien stochastisch unabhängige Zufallsvariable, wobei $\mu_i \in \mathbb{R}$, $i=1,\dots,k$ und $\sigma^2 > 0$ unbekannte Parameter seien.

Gesucht ist wiederum ein abgeschlossener multipler Spannweitentest für die Paarvergleiche. Stan-dardisiert man alle in Kapitel 1 benötigten Teststatistiken mit Hilfe von S, so gelangt man zu stu-dentisierten Maximum–Range Statistiken, in Spezialfällen zur aus dem Tukey–Test bekannten studentisierten Spannweitenstatistik oder auch zur einfachen t–Statistik. In jedem Fall bleiben alle in Kapitel 2 hergeleiteten Resultate auch in dieser Situation richtig (insbesondere erfüllen die ent-sprechenden kritischen Werte die Monotoniebedingung (2.20)) und der Algorithmus läßt sich wie in Kapitel 3 beschrieben durchführen. Die einzige Veränderung liegt in der etwas komplizierteren Verteilung der Statistiken und der Berechnung der kritischen Werte. Hervorzuheben ist, daß hier durch die Verwendung der exakten Verteilungen das multiple Niveau voll ausgeschöpft wird. In Analogie zu Kapitel 1 erhält man die Statistiken

(4.2) $\forall\, 1 \le i < j \le k \quad : T_{ij}(X) = |X_i - X_j|/S$

(4.3) $\forall\, \emptyset \ne P \subseteq I \qquad : T_P(X) := \max_{i,j \in P} T_{ij}(X)$

(4.4) $\forall\, (P_1,\dots,P_1) \in \Pi_k : T_{(P_1,\dots,P_1)}(X) := \max_{1 \le i \le 1} T_{P_i}(X)\,.$

Unter den entsprechenden Nullhypothesen genügen $(X_i - X_j)/(\sqrt{2}\,S)$ bzw. T_p einer t–Verteilung mit ν bzw. einer studentisierten Spannweitenverteilung mit $p := |P|$ und ν Freiheitsgraden. Die Verteilung von $T_{(P_1,\ldots,P_1)}$ entspricht im Spezialfall $|P_i| \leq 2$, $i=1,\ldots,1$ der bekannten Maximum–Modulus–Verteilung (vgl. z.B. Miller (1966)) mit entsprechenden Freiheitsgraden. Da die Verteilungen unabhängig von $\sigma^2 > 0$ sind, kann bei ihrer Berechnung o.B.d.A. $\sigma^2 = 1$ angenommen werden. Unter Ausnutzung der Unabhängigkeit von $X_1,\ldots,X_k$ und S^2 erhält man für beliebiges $(P_1,\ldots,P_1) \in \mathbb{I}_k$ unter $\mu \in \mathbb{H}_0^{(P_1,\ldots,P_1)}$

(4.5) $\quad P_\mu\,(T_{(P_1,\ldots,P_1)}(X) \leq z)$

$$= P_\mu\,(\bigcap_{i=1}^{1} \{\max_{r,s \in P_i} |X_r - X_s| \leq z \cdot S\})$$

$$= \int_{(0,\infty)} P_\mu\,(\bigcap_{i=1}^{1} \{\max_{r,s \in P_i} |X_r - X_s| \leq zs\})\, dP^S(s)$$

$$= \int_{(0,\infty)} \prod_{i=1}^{1} P_\mu\,(\{\max_{r,s \in P_i} |X_r - X_s| \leq zs\})\, dP^S(s)$$

$$= \int_{(0,\infty)} \prod_{i=1}^{1} G_{p_i}(zs)\, dP^S(s)$$

$$= \int_0^\infty \prod_{i=1}^{1} G_{p_i}(zs)\, f_\nu(s)\, ds$$

$$=: G_{(p_1,\ldots,p_1;\nu)}(z)$$

mit

(4.6) $\quad \forall\, p \in \mathbb{N} : \forall\, z \geq 0 : G_p(z) = p \int_{-\infty}^{\infty} \varphi(x)\, [\Phi(x) - \Phi(x-z)]^{p-1}\, dx$

(4.7) $\quad \varphi(x) = (2\pi)^{-1/2} \exp\{-\dfrac{x^2}{2}\}$

(4.8) $\quad \Phi(x) = \int_{-\infty}^{x} \varphi(x)\, dx$

(4.9) $\quad f_\nu(s) = \dfrac{\nu^{\nu/2}}{\Gamma(\frac{\nu}{2})\, 2^{\nu/2-1}}\, s^{\nu-1} \exp\{-\nu\dfrac{s^2}{2}\} \cdot I_{(0,\infty)}(s)$.

$G_{(p_1,\ldots,p_1;\nu)}$ ist offensichtlich unabhängig von $\mu \in \mathbb{H}_0^{(P_1,\ldots,P_1)}$.

Die Berechnung und Tabellierung von kritischen Werten für die studentisierte Maximum–Range–Verteilung ist recht aufwendig und wurde vom Autor dieser Arbeit für $a = 0.1$, 0.05 und 0.01 , $k = 2(1)20$ und $\nu = 1(1)20(2)40(5)120$ und $\nu = \infty$ durchgeführt. Da die entsprechenden

Tabellen ein ganzes Buch füllen würden, sind diese Werte nur in Diskettenform vom Autor erhält-lich. Eine Tabelle für $a = 0.05$, $k = 2(1)10$ und ausgewählte Freiheitsgrade von ν findet man in Royen (1987), wo auf der Basis der studentisierten Maximum–Range–Verteilung eine Verbes-serung der von Shaffer (1986) vorgestellten modifizierten Bonferroni–Holm Prozedur vorgestellt wird, die jedoch dem hier vorgestellten Abschlußtest gleichmäßig unterlegen ist. Ein stichproben-artiger Vergleich mit den von Royen tabellierten Werten ergab in wenigen Fällen Unterschiede von ± 0.001. Mit den von Harter (1960) tabellierten kritischen Werten der studentisierten Spannweite ergaben sich ebenfalls in einigen Fällen Unterschiede von ± 0.001.

Die Berechnung wurde wie folgt durchgeführt. Um $G_{(p_1,\ldots,p_l;\nu)}(z)$ zu berechnen, wurden zu-nächst die inneren Integrale (4.5) für festes zs ausgewertet. Diese Integrale findet man in Pearson & Hartley (1976) tabelliert, und zwar für die Werte $zs = 0.0\,(0.05)\,7.50$, $p = 2(1)20$. Nach Hartley (1942) läßt sich die Verteilungsfunktion der Spannweite in (4.6) berechnen durch

(4.10) $\forall\, p \geq 2 : \forall\, z \geq 0$:

$$G_p(z) = [\Phi(z/2) - \Phi(-z/2)]^p + 2p \int_{z/2}^{\infty} \varphi(x)\, [\Phi(x) - \Phi(x-z)]^{p-1}\, dx \; .$$

Der erste Summand wurde mit Hilfe der Formeln von Kerridge & Cook (1976) für Φ berechnet. Entsprechendes gilt für den Integranden im zweiten Summanden. Das Integral wurde anschließend mit der Simpson Formel ($h = 0.01$) ausgewertet. Die obere Integrationsgrenze wurde auf 7.5 fest-gelegt. Zur Berechnung von (4.5) wurde $G_p(z)$ für $z = 0(0.01)7.5$, $p = 2,\ldots,20$ tabelliert. Für $z > 7.5$ ist $G_p(z)$ für $p \leq 20$ annähernd gleich 1 (vgl. Pearson, Hartley (1976)).

In (4.5) läßt sich nun $I(zs) := \prod\limits_{i=1}^{l} G_{p_i}(zs)$ durch Multiplikation der entsprechenden Tabellen für $G_{p_i}(zs)$ für $zs = 0.01\,(0.01)\,7.50$ tabellieren.

Mit der Substitution $z = (\nu s)^2$ und $I(zs) \approx 1$ für $zs \geq 7.5$ erhält man

$$G_{(p_1,\ldots,p_l;\nu)}(z) \approx \int_{0}^{7.5/z} I(zs)\, f_\nu(s)\, ds \; + \; P(\chi^2_\nu > \nu\, (\tfrac{7.5}{z})^2) \; .$$

Der erste Summand wurde mit der Simpson–Formel ($h = 0.01$) ausgewertet, während $P(\chi^2_\nu > \nu(\tfrac{7.5}{z})^2)$ ohne Probleme mit Hilfe der Formeln von Lackritz (1984) berechnet wurde. Zur Berechnung der kritischen Werte der studentisierten Maximum–Range–Verteilung, die mit $q_{(p_1,\ldots,p_l;\nu),a}$ bezeichnet werden, wurde der Aitken–Neville–Algorithmus verwendet. Da die Verteilungsfunktion der Spannweite bei der Normalverteilung log–konkav in k ist (Hayter (1986)), erfüllen auch die krititschen Werte der studentisierten Maximum–Range–Verteilung die Monoto-nieeigenschaft (2.20).

Zu beachten ist allerdings, daß sich für unterschiedliche ν unterschiedliche Ordnungen der kriti-schen Werte ergeben können. So ist zum Beispiel für $\nu = 1$

$q_{(7,3,2;1),0.05} = 46.18 < q_{(5,4,4;1),0.05} = 46.521$, aber für $\nu = \infty$

$q_{(7,3,2;\infty),0.05} = 4.269 > q_{(5,4,4;\infty),0.05} = 4.247$.

Für die praktische Durchführung der Testprozedur im ANOVA–Modell wurde ein FORTRAN-Programm entwickelt, welches Probleme mit bis zu 20 Mittelwerten löst und vom Autor erhältlich ist. Die Rechenzeit auf einem PC liegt im Minutenbereich. Die Durchführung ohne Rechnerhilfe ist für große k sicher problematisch. Ein Beispiel mit 13 Mittelwerten zeigt jedoch eindrucksvoll, wie stark sich die Anzahl der tatsächlich zu prüfenden Hypothesen unter Ausnutzung aller in Abschnitt 4.2 erzielten Resultate verringern läßt. Die folgende vorbereitende Bemerkung dient der Vereinfachung der Schreibweise.

Bemerkung 4.1. Die Struktur der Elemente $(P_1, \ldots, P_l) \in \mathfrak{Q}_2^{**}(u,v)$ erlaubt es, die Mengen P_i durch das Minimum und Maximum der Elemente von P_i zu beschreiben und damit die gesamte Partition $(P_1, \ldots, P_l)$ eindeutig festzulegen. Wir verzichten auf eine formale Definition und geben dafür ein sich selbst erklärendes Beispiel. Sei $k = 13$, $u = 5$, $v = 9$ und $P_1 = \{1,2,3\}$, $P_2 = \{4,6,7\}$, $P_3 = \{5,9\}$, $P_4 = \{8,10,11,12,13\}$. Dann schreiben wir für $(P_1, \ldots, P_4)$: $(1,3)(4,7)(5,9)^*(8,13)$. Dabei wird die Menge, die u und v enthält, durch einen * markiert.

Beispiel 4.1. Wir wählen das Beispiel von Keuls (1952) mit 13 Mittelwerten:

Sorte	1	2	3	4	5	6	7	8	9	10	11	12	13
$\bar{x}_{i.}$	97.7	100.7	111.3	120.7	124.3	128.7	129.0	131.0	132.0	141.7	150.7	152.7	176.0

Die Mittelwerte wurden aus 3 Beobachtungen gebildet, die Varianz mit $s^2 = 124.29$ geschätzt ($\nu = 24$). Die t–Prüfgrößen sowie die Testergebnisse des Tukey–Tests und des Newman–Keuls Tests sind der Tabelle 4.1 zu entnehmen. Tabelle 4.2 gibt die 26 größten der insgesamt 100 benötigten kritischen Werte für $a = 0.05$ wieder.

Nach Durchführung des Tukey–Tests und des Newman–Keuls Test bleiben 11 Hypothesen als strittig übrig. Indem wir den Newman–Keuls Test (die obere Schranke) wie beschrieben in einfacher Weise verbessern, können wir diese Anzahl wie folgt verringern.

Wählt man $(P_1,P_2,P_3) = (1,2)(3,10)(11,13)$, so ist $t_{(P_1,P_2,P_3)} = 4.723 < q_{(8,3,2;24),0.05} = 4,791$ und damit $\bar{\varphi}_{11,13} = \bar{\varphi}_{12,13} = \bar{\varphi}_{3,10} = 0$.

Für $(P_1,P_2,P_3,P_4) = (1)(2,8)(9,12)(13)$ erhält man $t_{(P_1, \ldots, P_4)} = 4.707 < q_{(7,4;24),0.05} = 4,718$, also $\bar{\varphi}_{2,6} = \bar{\varphi}_{2,7} = \bar{\varphi}_{2,8} = 0$.

Damit bleiben noch 5 strittige Hypothesen zu prüfen, die in der Reihenfolge $(1,8)$, $(4,12)$, $(2,9)$, $(1,7)$, $(1,6)$ abgearbeitet werden. Auf das Problem der Bestimmung der Mengen $\mathfrak{Q}_2^{**}(u,v)$ soll hier nicht weiter eingegangen werden. Zunächst erhält man $\mathfrak{Q}_2^{**}(1,8) = \mathfrak{Q}_2^{**}(4,12) = \emptyset$, und damit $\bar{\varphi}_{1,8} = \bar{\varphi}_{4,12} = 1$. $\mathfrak{Q}_2^{**}(2,9)$ hat lediglich ein Element, nämlich $(1)(2,9)^*(3,13)$.

Tabelle 4.1:

j \ i	1	2	3	4	5	6	7	8	9	10	11	12
2	0.466											
3	2.112	1.647										
4	3.573	3.107	1.460									
5	4.133	3.667	2.020	0.560								
6	4.816	4.350	2.703	1.243	0.684							
7	4.863	4.397	3.750	1.290	0.730	0.047						
8	5.174	4.707	3.061	1.600	1.041	0.357	0.311					
9	5.329	4.863	3.216	1.756	1.196	0.513	0.466	0.155				
10	6.836	6.370	4.723	3.263	2.703	2.020	1.973	1.662	1.507			
11	8.234	7.768	6.121	4.661	4.102	3.418	3.371	3.061	2.905	1.398		
12	8.545	8.079	8.432	4.972	4.412	3.729	3.682	3.371	3.216	1.706	0.311	
13	12.165	11.699	10.052	8.591	8.032	7.349	7.302	6.991	6.836	5.329	3.931	3.620

t–Statistiken für das Keuls–Beispiel

—— Tukey lehnt ab.

- - - - Newman–Keuls lehnt zusätzlich ab (strittige Hypothesen)

Tabelle 4.2:

$p_1,\ldots,p_l$	$q_{(p_1,\ldots,p_l;24),0.05}$	$p_1,\ldots,p_l$	$q_{(p_1,\ldots,p_l;24),0.05}$
13	5.179	8,4	4.825
12	5.099	9	4.807
11,2	5.029	7,5	4.796
11	5.012	8,3,2	4.791
10,3	4.969	6,6	4.786
10,2	4.935	8,3	4.765
9,4	4.923	7,4,2	4.746
10	4.915	8,2,2	4.746
8,5	4.891	7,3,3	4.729
7,6	4.875	6,5,2	4.723
9,3	4.872	7.4	4.718
9,2,2	4.855	8,2	4.715
9,2	4.832	6,5	4.694

Wegen $\bar{\varphi}_{3,13} = 1$ folgt sofort $\varphi_{(1)(2,9)}^{*}(3,13) = 1$, also $\bar{\varphi}_{2,9} = 1$. $Q_2^{**}(1,7)$ besteht aus den Partitionen $\varphi_{(1)(2,9)}^{*}(3,13) = 1$, also $\bar{\varphi}_{2,9} = 1$. $Q_2^{**}(1,7)$ besteht aus den Partitionen $(1,7)^{*}(2,13)$, $(1,7)^{*}(3,13)$, $(1,7)^{*}(2,12)(13)$, $(1,7)^{*}(4,13)$, $(1,7)^{*}(5,13)$, $(1,7)^{*}(6,13)$ und $(1,7)^{*}(3,12)(13)$. Da diese Partitionen alle Elementarhypothesen enthalten, die schon abgelehnt worden sind, folgt sofort $\bar{\varphi}_{1,7} = 1$. Die gleiche Argumentation gilt für $Q_2^{**}(1,6)$, die aus den Partitionen $(1,6)^{*}(3,13)$, $(1,6)^{*}(4,13)$, $(1,6)^{*}(3,12)(13)$, $(1,6)^{*}(4,13)$, $(1,6)^{*}(5,13)$, $(1,6)^{*}(7,13)$, $(1,6)^{*}(3,12)(13)$, $(1,6)^{*}(2,11)(12,13)$, $(1,6)^{*}(2,11)(12)(13)$ und $(1,6)^{*}(4,12)(13)$ besteht. Damit ist auch $\bar{\varphi}_{1,6} = 1$.

Insgesamt werden im Verhältnis zum Tukey–Test 5 weitere Paarhypothesen abgelehnt. Der kleinste t–Wert der zusätzlich abgelehnten Hypothesen ist $t_{1,6} = 4.816$. Aus $G_{13}(4.816) = 0.914$ ergibt sich, daß man den Tukey–Test zum Niveau $a = 0.086$ hätte durchführen müssen, um die beim Abschlußtest zusätzlich abgelehnten Hypothesen auch mit einem Tukey–Test ablehnen zu können. Durch den Abschluß–Test wird also in diesem Beispiel ein Niveaugewinn von ca. 70 % erzielt. □

Bemerkung: Diese Arbeit ist Teil der Dissertation des Autors.

Literaturverzeichnis:

ABRAMOWITZ, M., STEGUN, I.A. (1968). Handbook of Mathematical Functions. Dover Publications, Inc., New York.

BEGUN, J.M., GABRIEL, K.R. (1981). Closure of the Newman–Keuls multiple comparisons procedure. J. Am. Statist. Assoc. 76, 241–245.

FINNER, H. (1988). Multiple Spannweitentests. Dissertation. Universität Trier, FB IV, Mathematik.

HARTER, H.L. (1960). Tables of range and studentized range. Ann. Math. Statist. 31, 1122–1147.

HARTLEY, H.O. (1942). The range in random samples. Biometrika 32, 334–348.

HAYTER, A.J. (1986). The maximum familywise error rate of Fisher's least significance difference test. J. Am. Statist. Assoc. 81, 1000–1004.

KERRIDGE, D.F., COOK, G.W. (1976). Yet another series for the normal integral. Biometrika 63, 401–403.

KEULS, M. (1952). The use of the studentized range in connection with an analysis of variance. Euphytica 1, 112–122.

LACKRITZ, J.R. (1984). Exact p–values for F and t–tests. Am. Statistician 38, 312–314.

LEHMANN, E.L., SHAFFER, J.P. (1977). On a fundamental theorem in multiple comparisons. J. Am. Statist. Assoc. 72, 576–578.

MARCUS, R., PERITZ, E., GABRIEL, K.R. (1976). On closed testing procedures with special reference to ordered analysis of variance. Biometrika 63, 655–660.

MILLER, R.G. (1966). Simultaneous Statistical Inference. New York: Mc Graw–Hill.

NEWMAN, D. (1939). The distribution of range in samples from a normal population, expressed in terms of an independent estimate of standard deviation. Biometrika 31, 20–30.

PEARSON, E.S., HARTLEY, H.O. (1976). Biometrika Tables for Statisticians. Biometrika Trust.

PERITZ, E. (1970). A note on multiple comparisons. Unpublished Paper. Hebrew University.

ROY, S.N. (1953). On a heuristic method of test construction and its use in a multivariate ana–lysis. Ann. Math. Statist. 24, 220–238.

ROYEN, T. (1987). Eine verschärfte Holm–Prozedur zum Vergleich aller Mittelwertpaare. EDV in Med. u. Biologie 18, 45–49.

RYAN, T.A. (1960). Significance tests for multiple comparison of proportions, variances, and other statistics. Psychological Bulletin 57, 318–328.

SHAFFER, J.P. (1984). Issues arising in multiple comparisons among population. Proceedings of the Seventh Conference on Probability Theory, 353–362. Ed. M. Josifescu, Bucharest, Romania: Editoria Acadimiei Republicii Socialiste Romania.

SHAFFER, J.P. (1986). Modified sequentially rejective multiple test procedures. J. Am. Statist. Assoc. 81, 826–831.

SONNEMANN, E. (1982). Allgemeine Lösungen multipler Testprobleme. EDV in Med. und Bio–logie 13, 120–128.

TUKEY, J.W. (1953). The problem of multiple comparisons. Unpublished manuscript.

Analyse von K Stichproben von Verlaufskurven

W. Lehmacher

Institut für Medizinische Informatik und Systemforschung (Medis) der
Gesellschaft für Strahlen- und Umweltforschung (GSF)
Neuherberg bei München

Zusammenfassung

Es werden Testprozeduren für die Analyse von K Stichproben von Verlaufskurven angegeben, die das multiple Niveau einhalten. Die Multiplizität wird dabei bzgl. der K Stichproben und der T Zeitpunkte
berücksichtigt. Auch hierbei sind wieder Varianten der HOLM-Prozedur
vorteilhaft, die nach einem multivariaten Test der Global-Hypothese
als Folgeanalyse schrittweise die Elementar-Hypothesen mit modifizierten BONFERRONI-HOLM-Schranken prüfen.

*Schlüsselwörter: Verlaufskurven, K Stichproben, multiple Testproze-
                  duren*

Analysis of K Samples of Repeated Measures

Summary

Test procedures for the analysis of K samples of repeated measures are
given which control the multiple level. The multiplicity is considered
concerning the K samples as well as the T time points. Also in this
case, variations of the HOLM procedure are useful, which first test
the global hypothesis with a multivariate test followed by stepwise
analysis of the elementary hypotheses with modified BONFERRONI-HOLM
levels.

Keywords: Repeated measures, K samples, multiple test procedures

1. Einleitung

Eine Verlaufskurve $\underline{X} = (X_1, \ldots, X_t, \ldots, X_T)$ ist eine wiederholte Messung eines Merkmals X zu den Zeitpunkten $z_1 < \ldots < z_t < \ldots < z_T$ am gleichen Individuum. Eine Stichprobe vom Umfang N von Verlaufskurven $\underline{X}_n = (X_{n1}, \ldots, X_{nt}, \ldots, X_{nT})$, $n = 1, \ldots, N$, erhält man, wenn man an N (unabhängigen) Individuen jeweils eine solche Verlaufskurve $\underline{X}$ mißt. Dabei wird vorausgesetzt, daß die allen N Kurven zugrunde liegenden Zeitmuster identisch (oder mindestens von der jeweiligen Fragestellung her äquivalent) sind.

Beim parametrischen Vergleich von K Stichproben von Verlaufskurven interessiert den Anwender, ob sich die K Mittelwertsverläufe unterscheiden bzw. wie sie sich unterscheiden; vgl. dazu etwa LEHMACHER (1981, 1987). Bei dieser Fragestellung tritt die Multiplizität zweifach auf:

- Zum einen liegen <u>mehrere</u> Stichproben vor, und man will wissen, zwischen welchen Stichproben-Paaren Unterschiede bestehen;

- zum anderen handelt es sich um <u>multivariate</u> Stichproben mit T Zeitpunkten, und man will wissen, bei welchen Zeitpunkten Unterschiede bestehen.

Im folgenden Abschnitt werden hierzu relevante Hypothesen und Tests vorgestellt; dann werden entsprechende Ansätze vorschlagen, die diese (bzw. einige dieser) Tests zu multiplen Prozeduren zusammenfassen. Während FOUTZ et al. (1985) nur das globale Niveau kontrollieren und ZERBE und MURPHY (1986) das multiple Niveau auch "nicht vollständig" einhalten, da sie auf das Testen gewisser Schnitt-Hypothesen verzichten, werden hier Verfahren diskutiert, die das multiple (experimentweise) Niveau einhalten, d.h. die Wahrscheinlichkeit α kontrollieren, irgendeine der wahren Nullhypothesen fälschlicherweise abzulehnen, gleichgültig, welche der zu prüfenden Nullhypothesen tatsächlich wahr sind.

2. Hypothesen und Tests

Es werden K unabhängige Stichproben von Verlaufskurven $\underline{X}_{ki} = (X_{ki1}, \ldots, X_{kit}, \ldots, X_{kiT})$, $k = 1, \ldots, K$, $i = 1, \ldots, n_k$, $t = 1, \ldots, T$, zugrunde gelegt. Die $\underline{X}_{ki}$ sollen unabhängig identisch $N_T(\underline{\mu}_k, \Sigma)$ verteilt sein mit beliebiger (nicht-singulärer) Kovarianzmatrix Σ.

Abb. 2.1.: Schema der Beobachtungen im Versuchsplan von K Stichproben von Verlaufskurven mit T Zeitpunkten

Stichprobe	Probanden	Zeitpunkte		
		1 . . t . . T		

1	1	X_{111}	X_{11t}	X_{11T}
	.			
	.			
	i	X_{1i1}	X_{1it}	X_{1iT}
	.			
	.			
	n_1	X_{1n_11}	X_{1n_1t}	X_{1n_1T}

.
.
k
.
.

K	1	X_{K11}	X_{K1t}	X_{K1T}
	.			
	.			
	i	X_{Ki1}	X_{Kit}	X_{KiT}
	.			
	.			
	n_K	X_{Kn_K1}	X_{Kn_Kt}	X_{Kn_KT}

Bei vielen Fragestellungen ist die Analyse der Veränderungen (Zuwächse zur Ausgangslage) $\underline{Y}_{ki} := (Y_{ki1}, \ldots, Y_{kit}, \ldots, Y_{ki,T-1})$, die gemäß $Y_{kit} := X_{ki,t+1} - X_{ki1}$, $t = 1, \ldots, T-1$, definiert sind, effizienter als die Analyse der Ursprungskurven $\underline{X}_{ki}$; da die Analyse der Veränderungen aber völlig analog über $(T-1)$-dimensionale statt über T-dimensionale Tests bzw. über $(T-1)$ statt T simultane t-Tests geschieht, soll im weiteren nur die Analyse der Ursprungskurven diskutiert werden.

Folgende Hypothesen sind bei dieser Fragestellung von Interesse:

a) Global-Hypothese

$$H_o : \mu_1 = \ldots = \mu_k = \ldots = \mu_K$$

H_o kann mit einem der üblichen Tests der 1-Weg-MANOVA überprüft werden.

b) Paar-Hypothesen

$$H_{kl} : \mu_k = \mu_l$$

Sonderfall der Global-Hypothese für K = 2 : Jede der K(K-1)/2 Paar-Hypothesen H_{kl} , k, l=1 ,..., K , kann mit einem 2-Stichproben-T^2-Test überprüft werden.

c) Zeitpunkt-Hypothesen

$$H^t : \mu_{1t} = \ldots = \mu_{kt} = \ldots = \mu_{Kt}$$

Sonderfall der Global-Hypothese für T = 1 : Jede der T Zeitpunkt-Hypothesen H^t kann mit einem F-Test der 1-Weg-Varianzanalyse überprüft werden.

d) Elementar-Hypothesen

$$H_{kl}^t : \mu_{kt} = \mu_{lt}$$

Sonderfall der Global-Hypothese für K = 2 , T = 1 : Jede der TK(K-1)/2 Elementar-Hypothesen H_{kl}^t kann mit einem 2-Stichproben-t-Test überprüft werden.

Alternativ können auch nichtparametrische Tests eingesetzt werden.

Offensichtlich gelten die Beziehungen:

$$H^t = \bigcap_{k,l=1}^{K} H_{kl}^t \ , \ H_{kl} = \bigcap_{t=1}^{T} H_{kl}^t \ ,$$

$$H_o = \bigcap_{k,l=1}^{K} H_{kl} = \bigcap_{t=1}^{T} H^t = \bigcap_{k,l=1}^{K} \bigcap_{t=1}^{T} H_{kl}^t \ .$$

3. Multiple Testprozeduren

Bei vielen multiplen Testproblemen haben sich Varianten der HOLM-
Prozedur als praktisch brauchbare Verfahren erwiesen: Dabei werden
nach einem (signifikanten) Test der multivariaten Global-Hypothese im
Rahmen einer "Folgeanalyse" schrittweise die univariaten Elementar-
Hypothesen geprüft mit dem jeweiligen Problem entsprechend modifizier-
ten (variierten oder adaptierten) BONFERRONI-HOLM-Schranken; vgl. dazu
etwa PERLI et al. (1985), HOMMEL et al. (1985), SHAFFER (1986),
HOCHBERG und TAMHANE (1987) und LEHMACHER (1987, 1988).

Für die Sonderfälle K = 2 und T = 1 der hier diskutierten Probleme
sind bereits solche Ansätze bekannt:

3.1. T = 1 (1-dimensionales K-Stichproben-Problem)

Für diese Fragestellung des Vergleichs K unabhängiger Stichproben
ergibt sich diese Folgeanalyse:

3.1.1. Schema der Variante der HOLM-Prozedur ─────────────────────────

1. Test von $H_0 = H^1$ mit einem F-Test zum Niveau α .

2. Wenn signifikant, dann schrittweise Folgeanalyse der K(K-1)/2
   Elementar-Hypothesen H_{kl}^1 mit t-Tests mit modifizierten
   Schranken α_1 ,..., $\alpha_{K(K-1)/2}$.

SHAFFER (1986) schlug diese Verfahren in den Abschnitten 4.1. und 4.2.
vor. Statt wie bei der <u>allgemeinen</u> HOLM-Prozedur, wo nach der Ablehnung von n Hypothesen die Schranke $\alpha_{n+1} = \alpha/(N-n)$ verwandt wird, wird
bei der <u>modifizierten</u> Prozedur die Schranke $\alpha_{n+1} = \alpha/r_{n+1}$ gewählt,
wobei r_{n+1} die maximale Anzahl von den N-n verbleibenden Hypothesen
ist, die noch richtig sein können, wenn n Hypothesen falsch sind. Bei
der <u>variierten</u> Prozedur (s.o.) wird zunächst ein spezifischer Global-
Test durchgeführt und dann mit der Schranke $\alpha_1 := \alpha_2$ der modifizierten
Prozedur begonnen und dann schrittweise analog der modifizierten Prozedur fortgesetzt. Sie zeigte, daß hier folgende <u>variierten</u> HOLM-
Schranken verwendet werden können:

K	Mögliche Anzahl wahrer Hypothesen	Schranken (nach Ablehnung der Global-Hypothese)
3	0,1,3	$\alpha_{1-3} = \alpha$.
4	0-3,6	$\alpha_{1-4} = \alpha/3$, $\alpha_5 = \alpha/2$, $\alpha_6 = \alpha$.
5	0-4,6,10	$\alpha_{1-5} = \alpha/6$, $\alpha_{6-7} = \alpha/4$, $\alpha_8 = \alpha/3$, $\alpha_9 = \alpha/2$, $\alpha_{10} = \alpha$.

Weiter wies SHAFFER darauf hin, daß nach Ablehnung von n bestimmten Elementar-Hypothesen und unter der Annahme, daß diese falsch sind, in konkreten Fällen nur noch r'_{n+1} (in Abhängigkeit dieser n als falsch angesehenen Hypothesen) statt allgemein r_{n+1} richtig sein können, und daß dann mit den größeren adaptierten Schranken $\alpha_{n+1} = \alpha/r'_{n+1}$ getestet werden darf (adaptierte Variante der Holm-Prozedur).

3.2. K = 2 (T-dimensionales 2-Stichproben-Problem)

Für diese Fragestellung des Vergleichs zweier Stichproben von Verlaufskurven ergibt sich diese Folgeanalyse:

3.2.1. Schema einer Variante der HOLM-Prozedur

1. Test von $H_o = H_{12}$ mit 2-Stichproben-T^2-Test zum Niveau α .

2. Wenn signifikant, dann schrittweise Folgeanalyse der T Elementar-Hypothesen H_{12}^t mit t-Tests mit variierten Schranken $\alpha/(T-1)$, $\alpha/(T-1)$, $\alpha/(T-2)$,..., $\alpha/2$, α .

Dies wurde in LEHMACHER (1987, 1988) vorgeschlagen; wegen der fehlenden Redundanz des Hypothesen-Systems kann nur die erste Schranke $\alpha_1 = \alpha/(T-1)$ gegenüber der allgemeinen HOLM-Schranke $\alpha_1 = \alpha/T$ abgeschwächt (variiert) werden, und weitere Verbesserungen über adaptierte Schranken sind hier nicht herleitbar.

3.3. K ≥ 3 , T ≥ 2 (Allgemeiner Fall)

Im allgemeinen Fall mit $K \geq 3$ und $T \geq 2$ tritt die Multiplizität bzgl. der K Stichproben und der T Zeitpunkte auf; dann hat man allgemein $TK(K-1)/2$ Elementar-Hypothesen H_{kl}^t .

Kann man aus inhaltlichen Gründen auf die Analyse dieser univariaten
Elementar-Hypothesen verzichten, etwa wenn man nur bestimmte Stichproben-Paare identifizieren will, die sich (irgendwie) unterscheiden,
oder wenn man nur bestimmte Zeitpunkte identifizieren will, an denen
(irgendwelche) Effekte existieren, so kann man die oben beschriebenen
Prozeduren 3.1. und 3.2. analog auf die (multivariaten) Elementar-
Hypothesen H_{kl} und H^t anwenden:

- 3.3.1.: In der 2. Stufe führt man schrittweise 2-Stichproben-T^2-Tests
  durch (anstelle der t-Tests in 3.1.).

- 3.3.2.: In der 2. Stufe führt man schrittweise K-Stichproben-F-Tests
  durch (anstelle der t-Tests in 3.2.).

Legt man hingegen Wert auf eine mögliche Identifikation bzw. Verwer-
fung der eindimensionalen Elementar-Hypothesen H_{kl}^t , so kann man
folgendermaßen vorgehen:

3.3.3. Schema einer Variante der HOLM-Prozedur

1. Test von H_o mit einem 1-Weg-MANOVA-Test zum Niveau α .

2. Wenn signifikant, dann schrittweise Folgeanalyse der TK(K-1)/2
   Elementar-Hypothesen H_{kl}^t mit t-Tests mit modifizierten
   Schranken $\alpha_1 , \dots, \alpha_{TK(K-1)/2}$.

Die Bestimmung der modifizierten Schranken erfolgt analog den Überlegungen von SHAFFER (1986), da in jeder der T Dimensionen nur eine
bestimmte Anzahl der K(K-1)/2 Elementar-Hypothesen richtig sein können; vgl. 3.1. Beispielsweise erhält man folgende möglichen Anzahlen
richtiger Elementar-Hypothesen bzw. Schranken für die Variante der
HOLM-Prozedur:

$\underline{K = 3 , T = 2}$
  4, 3, 2, 1, 0 bzw.
  $\alpha_{1-3} = \alpha/4$, $\alpha_4 = \alpha/3$, $\alpha_5 = \alpha/2$, $\alpha_6 = \alpha$.

K = 3 , T = 3

  7, 6, 5, 4, 3, 2, 1, 0 bzw.

  $\alpha_{1-3} = \alpha/7$, $\alpha_4 = \alpha/6$, $\alpha_5 = \alpha/5$, $\alpha_6 = \alpha/4$, $\alpha_7 = \alpha/3$, $\alpha_8 = \alpha/2$,

  $\alpha_9 = \alpha$.

Diese Schranken können in Abhängigkeit der n tatsächlich bereits abgelehnten Elementar-Hypothesen adaptiert werden, indem man überlegt,
wieviele Elementar-Hypothesen noch wahr sein können, wenn die n abgelehnten falsch sind. Es können sich beispielsweise folgende verbesserte Schranken für die adaptierte Variante ergeben:

K = 3 , T = 2

  Werden als erste Elementar-Hypothesen etwa H_{12}^1 und H_{12}^2 abgelehnt, so
können (bei deren Nichtwahrheit) nur noch maximal 2 weitere wahr
sein (nämlich maximal eine von H_{13}^1 oder H_{23}^1 plus maximal eine von
H_{13}^2 oder H_{23}^2) und man wählt als adaptierte Schranke $\alpha_3 = \alpha/2$ statt
(der variierten) $\alpha/4$.

K = 3 , T = 3

  Werden als erste Elementar-Hypothesen etwa H_{12}^1 und H_{13}^2 abgelehnt, so
können nur noch maximal 5 weitere wahr sein und man wählt als (adaptierte) Schranken $\alpha_3 = \alpha/5$ statt $\alpha/6$.

Diese adaptierte Variante der HOLM-Prozedur hat den Nachteil, daß es
schon bei kleinen T und K nach dem Test der Global-Hypothese gleich
mit einer relativ kleinen Schranke α_1 beginnt.

Man kann deshalb versuchen, einen Abschluß-Test zu konstruieren, der
jede Schnitt-Hypothese zum Niveau α testet. Für die meisten dieser
Schnitt-Hypothesen existieren jedoch keine vernünftigen finiten Tests,
sodaß man auch hierbei für jede Schnitt-Hypothese eine (eindeutige)
Partitionierung festlegen muß, deren Teile man dann gemäß der
BONFERRONI-Methode kombinieren muß. Jede der Schnitt-Hypothesen läßt
sich beispielsweise darstellen als ein Schnitt von maximal K(K-1)/2
Paar-Hypothesen, von denen jede maximal T Dimensionen hat; jede dieser
Paar-Hypothesen kann dann mit T^2-Tests unter Beachtung der BONFERRONI-
Schranke getestet werden.

Ein solcher Abschluß-Test ist jedoch sehr aufwendig, da er unter Umständen alle (tatsächlich verschiedenen) Schnitt-Hypothesen testen
muß.

Ein Kompromiß zwischen der adaptiven Variante der HOLM-Prozedur und
dem Abschluß-Test liegt in einer Aufteilung der zu prüfenden Hypothesen in wichtige und weniger wichtige und einer daraus resultierenden zweistufigen Folgeanalyse: Dabei sollen nach Ablehnung der Global-
Hypothese in einer ersten Stufe die Paar-Hypothesen H_{kl} und dann in
einer zweiten Stufe die Elementar-Hypothesen H_{kl}^t geprüft werden. Es
ergibt sich:

3.3.4. Schema einer zweistufigen HOLM-Prozedur

Globaltest: Test von H_o mit einem 1-Weg-MANOVA-Test zum Niveau α .

1. Stufe:
Wenn signifikant, dann schrittweise Folgeanalyse der K(K-1)/2
Paar-Hypothesen H_{kl} mit T^2-Tests mit modifizierten Schranken
$\alpha_1 , \ldots , \alpha_{K(K-1)/2}$.

2. Stufe:
Wenn von diesen Paar-Hypothesen <u>alle</u> abgelehnt werden, werden die
TK(K-1)/2 Elementar-Hypothesen H_{kl}^t schrittweise getestet; bei der
Festlegung der modifizierten Schranken darf dann unterstellt wer-
den, daß alle Paar-Hypothesen falsch sind.

Die Begründung folgt nach MAURER (1987). Bei der Festlegung der mo-
difizierten Schranken können wieder analoge Überlegungen wie bei
SHAFFER (1986) angestellt werden. In der ersten Stufe werden die
Schranken von Schema 3.1.1. verwandt; in der 2. Stufe beginnt man mit
$\alpha_1 = \alpha/((T-1)K(K-1)/2)$. Beispielsweise ergibt sich:

<u>K = 3 , T = 2</u>

   (Variierte) Schranken der 1. Stufe: $\alpha_{1-3} = \alpha$.

   (Variierte) Schranken der 2. Stufe: $\alpha_{1-4} = \alpha/3$, $\alpha_5 = \alpha/2$, $\alpha_6 = \alpha$.

<u>K = 3 , T = 3</u>

   (Variierte) Schranken der 2. Stufe:

   $\alpha_{1-4} = \alpha/6$, $\alpha_5 = \alpha/5$, $\alpha_6 = \alpha/4$, $\alpha_7 = \alpha/3$, $\alpha_8 = \alpha/2$, $\alpha_9 = \alpha$.

Auch diese (variierten) Schranken beider Stufen können in Abhängigkeit der tatsächlich bereits abgelehnten Paar- oder Elementar-Hypothesen in der <u>adaptierten</u> Prozedur weiter verbessert werden. Wird beispielsweise bei K = 3 , T = 2 in der 2. Stufe zuerst H_{12}^1 und H_{12}^2 abgelehnt, können nur noch maximal 2 weitere Elementar-Hypothesen wahr sein und es kann $\alpha_3 = \alpha/2$ gewählt werden.

<u>Bemerkung:</u> Diese zweistufige Prozedur hat den Vorteil, daß sie zunächst die K(K-1)/2 Paar-Hypothesen zu wesentlich größeren Schranken testet als die obige Prozedur 3.3.3., die direkt die TK(K-1)/2 Elementar-Hypothesen testet. Ihr Nachteil ist, daß sie die Elementarhypothesen nur testet, wenn <u>alle</u> Paar-Hypothesen verworfen werden konnten. Diese zweistufige Prozedur sollte deshalb nur angewandt werden, wenn entweder deutliche Unterschiede in der 1. Stufe zu erwarten sind oder wenn von der Fragestellung her die Identifikation von Paar-Unterschieden wichtiger ist als die Identifikation von Elementar-Hypothesen.

3.4. Many-One-Problem

Oft interessieren nicht alle K(K-1)/2 Paar-Vergleiche, sondern nur die K-1 Vergleiche der Behandlungsgruppen k = 2 ,..., K mit der Kontrollgruppe k = 1 (Many-One-Problem). Das Verfahren der zweistufigen Folgeanalyse kann für das Many-One-Problem geeignet modifiziert werden:

3.4.1. Schema einer zweistufigen HOLM-Prozedur

Globaltest: Test von H_0 mit einem 1-Weg MANOVA-Test zum Niveau α .

1. Stufe:
Wenn signifikant, dann schrittweise Folgeanalysen der Many-One-Hypothesen H_{1k} mit T^2-Tests mit modifizierten Schranken $\alpha_1 = \underline{\alpha/(K-2)}$, $\alpha/(K-2)$, $\alpha/(K-3)$, $\ldots$, $\alpha_{K-1} = \alpha$.

2. Stufe:
Wenn von diesen Paar-Hypothesen <u>alle</u> abgelehnt werden, werden die verbleibenden Elementar-Hypothesen H_{1k}^t schrittweise getestet; bei der Festlegung der modifizierten Schranken darf dann unterstellt werden, daß alle Many-One-Hypothesen falsch sind.

In der 2. Stufe werden in den ersten K Schritten als entsprechende (variierte) Schranken $\alpha_1 = \ldots = \alpha_K = \alpha/((T-1)(K-1))$ verwandt.

3.5. Bevorzugte Identifikation von Zeitpunkten

Wenn die <u>Identifikation von Zeitpunkten</u> wichtiger erscheint als die Identifikation unterschiedlicher Stichprobenpaare, kann das zweistufige Verfahren folgendermaßen abgewandelt werden, indem die Zeitpunkt-Hypothesen in der 1. Stufe getestet werden:

3.5.1. Schema einer zweistufigen HOLM-Prozedur

Globaltest: Test von H_O mit einem 1-Weg MANOVA-Test zum Niveau α .

1. Stufe:
Wenn signifikant, dann schrittweise Folgeanalyse der T Zeitpunkt-Hypothesen H_t mit F-Tests mit modifizierten Schranken
<u>$\alpha/(T-1)$</u> , $\alpha/(T-1)$, $\alpha/(T-2)$,..., $\alpha/2$, α .

2. Stufe:
Wenn von diesen Zeitpunkt-Hypothesen <u>alle</u> abgelehnt werden, werden die $TK(K-1)/2$ Elementar-Hypothesen H_{kl}^t schrittweise getestet; bei der Festlegung der modifizierten Schranken darf dann unterstellt werden, daß alle Zeitpunkt-Hypothesen falsch sind.

4. Beispiel

An dem Beispiel aus MILLIKEN und JOHNSON (1984) sollen die oben beschriebenen zweistufigen Folgeanalysen demonstriert werden.

Abb. 4.1.: Daten nach MILLIKEN und JOHNSON mit 3 Stichproben von Verlaufskurven mit 4 Zeitpunkten

```
Stichprobe    Probanden   1   2   3   4

1:  AX23          1      | 72  86  81  77
                  2      | 78  83  88  81
                  3      | 71  82  81  75
                  4      | 72  83  83  69
                  5      | 66  79  77  66
                  6      | 74  83  84  77
                  7      | 62  73  78  70
                  8      | 69  75  76  70

2:  BWW9          1      | 85  86  83  80
                  2      | 82  86  80  84
                  3      | 71  78  70  75
                  4      | 83  88  79  81
                  5      | 86  85  76  76
                  6      | 85  82  83  80
                  7      | 79  83  80  81
                  8      | 83  84  78  81

3:  Kontrolle     1      | 69  73  72  74
                  2      | 66  62  67  73
                  3      | 84  90  88  87
                  4      | 80  81  77  72
                  5      | 72  72  69  70
                  6      | 65  62  65  61
                  7      | 75  69  69  68
                  8      | 71  70  65  65
```

Folgende P-Werte ergeben sich (unter Verwendung der Programme BMDP-3D, -7D, -4V) zu den einzelnen Tests:

H_0 : $\leq 0,0001$

H_{12} : 0,0001 H^1 : 0,0013
H_{13} : 0,0002 H^2 : 0,0040
H_{23} : 0,0353 H^3 : 0,0074
                     H^4 : 0,0157

H_{12}^1 : 0,0004 H_{13}^1 : 0,45 H_{23}^1 : 0,0079

H_{12}^2 : 0,089 H_{13}^2 : 0,044 H_{23}^2 : 0,0050

H_{12}^3 : 0,26 H_{13}^3 : 0,0081 H_{23}^3 : 0,0383

H_{12}^4 : 0,0066 H_{13}^4 : 0,57 H_{23}^4 : 0,0112

Die Auswertungen sollen mit dem multiplen Niveau $\alpha = 0,05$ durchgeführt werden.

<u>Auswertung mit bevorzugter Identifikation von Paar-Unterschieden</u>:

Die Global-Hypothese kann zum Niveau α verworfen werden.

In der 1. Stufe lassen sich zu den Schranken $\alpha_1 = \alpha_2 = \alpha_3 = 0,05$ alle
3 Paar-Hypothesen verwerfen. Dann darf man in die 2. Stufe gehen:

$\alpha_1 = \alpha/9 = 0,0056 > 0,0004$: Ablehnung von H_{12}^1

$\alpha_2 = \alpha/9 > 0,0050$:   Ablehnung von H_{23}^2

$\alpha_3 = \alpha/9 < 0,0066$:   stop.

<u>Auswertung mit bevorzugter Identifikation von Zeitpunkten</u>:

In der 1. Stufe der Folgeanalyse lassen sich zu den Schranken $\alpha_1 = \alpha_2$
$= \alpha/3$, $\alpha_3 = \alpha/2$, $\alpha_4 = \alpha$ alle Zeitpunkt-Hypothesen verwerfen. Dann
darf man in die 2. Stufe gehen:

$\alpha_1 = \alpha/4 = 0,0125 > 0,0004$: Ablehnung von H_{12}^1

$\alpha_2 = \alpha/4 > 0,0050$:   Ablehnung von H_{23}^2

$\alpha_3 = \alpha/4 > 0,0066$:   Ablehnung von H_{12}^4

$\alpha_4 = \alpha/4 > 0,0079$:   Ablehnung von H_{23}^1

$\alpha_5 = \alpha/4 > 0,0081$:   Ablehnung von H_{13}^3

$\alpha_6 = \alpha/4 > 0,0112$:   Ablehnung von H_{23}^4

$\alpha_7 < 0,0383$:   stop.

5. Diskussion

Wie oben gezeigt wird, ist es zwar grundsächlich möglich, mit
Standard-Verfahren des multiplen Testens für nahezu alle relevanten
Fragestellungen multiple Test-Prozeduren herzuleiten. In praxi stoßen
diese Ansätze jedoch schnell auf ihre Grenzen, da mit wachsenden K und
T die multivariaten Tests bald ihre Trennschärfe verlieren und die
HOLM-Schranken sehr klein werden. Somit ist man (auch hier) zu einer
vernünftigen Versuchs- bzw. Auswertungsplanung gezwungen, die durch
Verbesserungen der Methoden des multiplen Testens alleine nicht umge-
gangen werden kann; dabei ist anzustreben:

- Reduktion der Zeitpunkte bzw. Reduktion der Verlaufskurven auf möglichst wenige Parameter; vgl. LEHMACHER (1987),

- Reduktion der Stichproben bzw. der Paarvergleiche (beispielsweise
  interessieren oft nur Vergleiche der K-1 Behandlungsgruppen mit
  einer Kontrollgruppe),

- Beschränkung der zu testenden Elementar-Hypothesen,

- Einteilung in wichtige und weniger wichtige Fragestellungen (Hypothesen) und Anwendung von zweistufigen Folgeanalysen.

Bei den meisten praktischen Problemen wird die Identifikation der
verschiedenen Stichproben-Paare wichtiger sein als die Identifikation
von Zeitpunkten.

Bei vielen Anwendungen stellt eine variierte HOLM-Prozedur, bei der
nach einem multivariaten Test der Global-Hypothese in einer Folgeanalyse schrittweise die eindimensionalen Elementar-Hypothesen geprüft
werden, einen praktikablen Kompromiß dar zwischen einem aufwendigen
vollständigen Abschlußtest und einem reinen BONFERRONI-HOLM-Verfahren
dar. Gegenüber der Durchführung eines multivariaten Tests allein hat
eine solche Folgeanalyse keinen Schärfeverlust, sie kann aber darüber
hinaus unter Umständen Zusatzinformation durch Ablehnung von Elementar-Hypothesen gewinnen. Bei solchen Problemen mit hoher Multiplizität
scheint eine zweistufige Folgeanalyse, die die zu testenden Einzel-
Hypothesen in wichtige und weniger wichtige unterteilt, eine sinnvolle
Abwandlung des variierten HOLM-Verfahrens zu sein.

Literatur

Foutz, R. V., Jensen, D. R., Anderson, G. W. (1985). Multiple
    Comparisons in the Randomization Analysis of Designed Experiments
    with Growth Curve Responses. *Biometrics* 41, 29-37.

Hochberg, Y., Tamhane, A. C. (1987). Multiple Comparison Procedures.
    Wiley, New York.

Hommel, G., Lehmacher, W., Perli, H.-G. (1985). Residuenanalysen des
    Unabhängigkeitsmodells zweier kategorialer Variablen. In:
    Jesdinski, H. J., Trampisch, H. J. (Hrsg.): Prognose- und
    Entscheidungsfindung in der Medizin. 30. Jahrestagung der GMDS,
    Düsseldorf, 1985. *Springer*, Heidelberg.

Lehmacher, W. (1981).Nichtparametrischer Vergleich zweier Scharen von
    Verlaufskurven. In: Horbach, L., Duhme, C. (Hrsg.): Nachsorge und
    Krankheitsverlaufsanalyse. 25. GMDS-Jahrestagung, Erlangen, 1980.
    Springer, Heidelberg.

Lehmacher, W. (1987). Verlaufskurven und Crossover. *Springer*, Heidelberg.

Lehmacher, W. (1988). Multiples Testen bei Verlaufskurven-T^2-Tests und Folgeanalysen mit t-Tests. In: Selbmann, H. K. (Hrsg.): Proceedings der GMDS-Tagung 1987 in Tübingen. *Springer*, Heidelberg.

Maurer, W. (1987). Statistische Besonderheiten bei klinischen Studien. Seminar der Internationalen Biometrischen Gesellschaft, Region Österreich-Schweiz, Locarno, 21.9.-25.9.1987.

Milliken, G., Johnson, D. (1984). Analysis of Messy Data. Band I.: Designed Experiments. *Lifetime Learning*, Belmont.

Perli, H.-G., Hommel, G., Lehmacher, W. (1985). Sequentially Rejective Test Procedures for Detecting Outlying Cells in One- and Two-Sample Multinomial Experiments. *Biom. J.* 27, 885-893.

Shaffer, J. P. (1986). Modified Sequentially Rejective Multiple Test Procedures. *Journ. Amer. Statist. Assoc.* 81, 826-831.

Zerbe, G. O., Murphy, J. R. (1986). On Multiple Comparisons in the Randomization Analysis of Growth and Response Curves. *Biometrics* 42, 795-804.

Priv.-Doz. Dr. W. Lehmacher
GSF-Medis
Ingolstädter Landstraße 1
8042 Neuherberg bei München

ON NEW MULTIPLE TESTS BASED ON INDEPENDENT p-VALUES AND THE ASSESSMENT OF THEIR POWER

W. Maurer and B. Mellein

SANDOZ AG, Clinical Research, CH - 4002 Basel

Summary

A new class of stagewise rejective test procedures is proposed for the multiple test problem consisting of $n \geq 2$ pairs of null and alternative hypotheses with mutually independent test statistics. The members of this class, called stagewise rejective linear minmax tests, are generated by the closing principle applied to global combination tests whose corresponding test statistics are linear combinations of the minimum, $P_{(1)}$, and the maximum, $P_{(n)}$, of the p-values associated with the single tests. The respective weights are determined by a single parameter $\kappa \in [0,1]$ and the level α. The well-known test based exclusively on $P_{(1)}$ proposed by Tippett (1931) is a special case $(\kappa = 0)$; its extension to a multiple test is due to Holm (1979). On the other hand, the test for $\kappa = 1$ rejects the global null hypothesis if $(1 - \alpha)P_{(1)} + \alpha P_{(n)} \leq \alpha$. It is shown that all tests of the class exhaust the multiple level α and therefore cannot be improved uniformly. Their relative merits have to be judged by means of power functions for multiple test procedures. Such functions are presented and discussed in a more general context. The expected number of correctly rejected null hypotheses is recommended as a relatively simple and comprehensive way to summarize the performance of multiple tests. The various power functions are illustrated by their application to three members of the class $(\kappa = 0, 0.9, 1)$ and to the Simes-Hommel test by means of simulations. For the simultaneous test with $\kappa = 1$ numerical derivations of the power functions are presented. On the basis of these results, it is argued that the stagewise rejective linear minmax test with $\kappa = 0.9$ has a performance that is always close to that of the best performing competitor and is therefore to be recommended when little *a priori* information on the number and type of possible alternatives is available.

Keywords: Multiple tests; multiple level; stepwise rejective tests; linear minmax tests; multiple power; total power; expected power; probability of a correct decision.

Auf unabhängigen p-Werten basierende multiple Testprozeduren und ihre Güte

Zusammenfassung

Für ein multiples Testproblem bestehend aus $n \geq 2$ Paaren von Null- und Alternativhypothesen, für deren Prüfung unabhängige Teststatistiken gegeben sind, wird eine neue Klasse von Testprozeduren vorgeschlagen. Diese Tests, schrittweise verwerfende lineare minmax-Tests genannt, werden mit Hilfe des Abschlußprinzips aus Kombinationstests erzeugt. Deren Prüfgrößen sind Linearkombinationen von $P_{(1)}$ und $P_{(n)}$, des kleinsten und größten der mit den Einzeltests assoziierten p-Werte. Die beiden Gewichte sind durch einen einzigen Parameter, $\kappa \in [0,1]$, und das Signifikanzniveau α bestimmt. Tippett's (1931) nur auf dem kleinsten p-Wert basierender Test gehört zu dieser Klasse $(\kappa = 0)$; die entsprechende multiple Version geht auf Holm (1979) zurück. Im Fall $\kappa = 1$ wird die globale Nullhypothese verworfen, falls $(1 - \alpha)P_{(1)} + \alpha P_{(n)} \leq \alpha$. Es wird gezeigt, daß alle Tests dieser Klasse das multiple Niveau α ausschöpfen und deshalb nicht gleichmäßig verbessert werden können. Um ihre Trennschärfe beurteilen zu können, werden Gütefunktionen für multiple Testprozeduren eingeführt und in einem allgemeineren Rahmen diskutiert. Die erwartete Anzahl korrekterweise verworfener Nullhypothesen wird als ein relativ einfaches und brauchbares Kriterium zur Beurteilung der Güte multipler Tests vorgeschlagen. Die verschiedenen Gütekonzepte werden illustriert anhand dreier Tests der Klasse $(\kappa = 0, 0.9$ und $1)$ und des Simes-Hommel Tests. Dies erfolgt mit Hilfe von Simulationsstudien. Im Falle des Simultantests mit $\kappa = 1$ werden die Gütefunktionen auch analytisch hergeleitet und numerisch bestimmt. Auf Grund der erhaltenen Ergebnisse ist es offensichtlich, daß die Güte des schrittweise verwerfenden linearen minmax Tests mit $\kappa = 0.9$ immer "nahe" der Güte des besten der untersuchten Tests ist und die Anwendung dieser Testprozedur deshalb immer dann zu empfehlen ist, wenn wenig *a priori* Information über die Zahl und Art der möglichen Alternativen gegeben ist.

Schlüsselwörter: Multiple Tests; multiples Niveau; schrittweise verwerfende Tests; lineare Minmax-Tests; multiple Güte; erwartete Güte; Wahrscheinlichkeit einer korrekten Entscheidung.

1. Introduction

Consider a multiple test problem

$$(X,B,P), H = \{H_{0i} : i \in I\}, I = \{1,...,n\}, n \geq 2, \tag{1.1}$$

where (X,B,P) is a statistical space with a family of probability distributions

$$P = \{P_\theta : \theta \in \Theta\}$$

and

H a family of null hypotheses $H_{0i} \subseteq \Theta, i \in I$.

Denote the alternative hypotheses by $H_{1i} = \Theta - H_{0i}$ and define

$$d(\theta) = (d_i(\theta) : i \in I), \theta \in \Theta,$$

with $d_i(\theta)$ the indicator of H_{1i}, i.e., $d_i(\theta) = 1$ for $\theta \in H_{1i}$ and 0 for $\theta \in H_{0i}, i \in I$. The index set of "true" null hypotheses for a $\theta \in \Theta$ then is $I_0(\theta) = \{i \in I : d_i(\theta) = 0\}$ whereas the complement $I_1(\theta) = I - I_0(\theta)$ denotes the index set of "false" null hypotheses. Let $\phi = (\phi_i : i \in I)$ be a non-randomized multiple test procedure associated with (1.1), i.e., let $\phi_i : X \to \{0,1\}$, $i \in I$, be non-randomized tests of the simple test problems H_{0i} against H_{1i}. For fixed $\theta \in \Theta$ define Bernoulli variables by

$$D_i(\phi,\theta) = \phi_i \circ X_\theta, \ i \in I,$$

where X_θ denotes a random variable with values in (X, B) and probability distribution $P_\theta \in P$. Finally, set

$$D(\phi,\theta) = (D_i(\phi,\theta) : i \in I),$$

and let Δ be the space of all possible decisions, i.e.

$$\Delta = \{0,1\}^n = \{d = (d_1,...,d_n) : d_i \in \{0,1\}, i \in I\}.$$

In a sense, the performance of the multiple test procedure ϕ can be assessed by a comparison of $D(\phi,\theta)$ and $d(\theta)$: whenever $D(\phi,\theta) \neq d(\theta)$ we have arrived at an incorrect decision which may consist of both type I and type II errors. An error of type I occurs if $D_i(\phi,\theta) \neq d_i(\theta) = 0$ for some $i \in I_0(\theta)$ (i.e., the true null hypothesis H_{0i} is rejected) and an error of type II is committed if $D_j(\phi,\theta) \neq d_j(\theta) = 1$ for some $j \in I_1(\theta)$ (i.e., the false null hypothesis H_{0j} is accepted).

Various proposals for controlling the risk of committing type I errors have been made (Miller (1966, 1981), Spjøtvoll (1972), Hommel & Hoffmann (1988)). However, since the fundamental papers of Marcus, Peritz & Gabriel (1976) and Holm (1979), it has become quite customary to devise and study multiple test procedures which have a multiple level (of significance) α, say, i.e., the probability of incorrectly rejecting any of the null hypotheses $H_{0i}, i \in I_0(\theta)$, is at most α, irrespective of $I_0(\theta) \subseteq I, \theta \in \Theta$. Thus, a multiple test procedure ϕ has multiple level α if $ML_\phi \leq \alpha$, where

$$ML_\phi = \sup_{\theta \ni \theta : I_0(\theta) \neq \emptyset} \left\{ P_\theta \left(\bigcup_{i \in I_0(\theta)} \{D_i(\phi,\theta) = 1\} \right) \right\}.$$

If for two (multiple) tests ψ and ϕ of (multiple) level of significance α, $\psi(x) \geq \phi(x)$ for all $x \in X$ and $\psi(x) > \phi(x)$ for at least one $x \in X$, then ψ is obviously to be preferred to ϕ. Such global improvements ψ of (necessarily conservative) tests ϕ have been achieved in the past. For example, uniformly more powerful tests than the classical Bonferroni procedure have been devised by making use of improved Bonferroni inequalities that exploit distributional properties of the test statistics associated with the null hypotheses in question and /or logical implications among the null hypotheses (Holm (1979), Simes (1986), Shaffer (1986), Royen (1987), Bergmann & Hommel (1988)). Situations of the type described above are not the rule, however, i.e., usually, $\psi > \phi$ on some $X' \subset X$ and $\psi < \phi$ on some $X'' \subset X$, $X' \neq \emptyset \neq X''$. In such a case, some more sophisticated methods based on the notion of power are called for in order to compare the performance of ϕ and ψ.

2. Concepts of power for multiple test procedures

In the case of a single null hypothesis H_{01} against an alternative H_{11} ($n = 1$), the means to compare the performance of tests of the same level of significance is the *power function*:

$$\Pi_\phi(\theta) = P_\theta(D(\phi,\theta) = 1) = E_\theta(D(\phi,\theta)), \; \theta \in \Theta.$$

Of two level α tests ϕ and ψ, ψ is to be preferred to ϕ locally for $H'_{11} \subset H_{11}$ if $\Pi_\psi(\theta) \geq \Pi_\phi(\theta)$ for $\theta \in H'_{11}$. Note that this does not imply $\psi \geq \phi$!

A straightforward generalization of this concept to the multiple test situation of the preceding section ($n \geq 2$) is the *multiple power distribution*:

$$MPD_\phi(\theta,d) = P_\theta(D(\phi,\theta) = d), \; \theta \in \Theta, \; d \in \Delta.$$

For $n = 1$, MPD_ϕ reduces to just one linearly independent function of θ since $\Pi_\phi(\theta) \equiv MPD_\phi(\theta,1) = 1 - MPD_\phi(\theta,0)$, whereas in the general case $n \geq 2$, the only restriction

$$\sum_{d \in \Delta} MPD_\phi(\theta, d) = 1, \; \theta \in \Theta$$

leaves $2^n - 1$ functions of θ that are linearly independent.

Clearly, MPD_ϕ contains the complete information on ϕ whatever the configuration of true and false hypotheses may be. For example, if $n = 2$ and θ is such that $I_1(\theta) = \{1,2\}$, then $MPD_\phi(\theta,(1,1))$ is the probability that both H_{01} and H_{02} are (correctly) rejected and $MPD_\phi(\theta,(0,1))$ is the probability of correctly rejecting H_{02} but at the same time failing to reject H_{01}. However, single point masses of MPD's will rarely be suited to "rank" different tests. What might serve this purpose is some condensed information like marginal distributions or expected values.

Though criteria for assessing the performance of multiple test procedures may be found in the literature, they are scarce and often stated too vaguely or in a sense too general to be of real use (Miller, 1981). A collection of four concepts is given by Hommel (1985) in an unpublished manuscript, and a further two have been suggested by Bauer (1987). In what follows, various performance criteria will be introduced. Observe that any of these quantities could be defined in terms of partial or weighted sums of point masses of the multiple power distribution MPD_ϕ.

Definition 2.1 Assume that a multiple test problem (1.1) and a multiple test ϕ with $ML_\phi \le \alpha$ are given. Let

$$\Theta_k = \{\theta \in \Theta : |I_1(\theta)| = k\}, \ k \in I,$$

be the set of parameters θ for which exactly k alternative hypotheses are true and let

$$S_1(\theta) = \sum_{i \in I_1(\theta)} D_i(\phi, \theta), \ \theta \in \Theta,$$

be the (random) number of correctly rejected false null hypotheses. Observe that $S_1 \le k$ on Θ_k.

We call

a) $MP(\theta; i, n) = P_\theta(D_i(\phi, \theta) = 1), \ \theta \in H_{1i}, i \in I,$

the *marginal power* for the ith pair of hypotheses H_{0i}, H_{1i}.

b) $PL(\theta, j; k, n) = P_\theta(S_1(\theta) \ge j), \ \theta \in \Theta_k, \ 1 \le j \le k \le n,$

the *multiple power*, more precisely, the probability of rejecting at least j out of k false null hypotheses. [This concept has been called "partial simultaneous power" by Bauer (1987)].

c) $TP(\theta; k, n) = PL(\theta, k; k, n), \ \theta \in \Theta_k, \ 1 \le k \le n,$

the *total power*. [This quantity has been termed "all-comparisons power" by Hommel (1985) and "simultaneous power" by Bauer (1987)].

d) $PC(\theta; k, n) = P_\theta(D(\phi, \theta) = d(\theta)), \ \theta \in \Theta_k, \ 1 \le k \le n,$

the *probability of a correct decision* (Bauer, 1987).

e) $EP(\theta; k, n) = E_\theta(S_1(\theta)), \ \theta \in \Theta_k, \ 1 \le k \le n,$

the *expected power* for k true alternative hypotheses.

f) $EAP(\theta; n) = E_\theta(S_1(\theta)) / |I_1(\theta)|, \quad \theta \in \bigcup_{k \in I} \Theta_k$

the *expected average power*.

Observe that the total power is a special case of the multiple power, namely the probability of rejecting all false null hypotheses. There are further (obvious) relations among the different concepts:

$$EP(\theta; k, n) = \sum_{i \in I_1(\theta)} MP(\theta; i, n) = \sum_{j=1}^{k} PL(\theta, j; k, n), \quad \theta \in \Theta_k, \tag{2.2}$$

$$PC(\theta;n,n) = TP(\theta;n,n), \ \theta \in \Theta_n, \tag{2.3}$$

$$PC(\theta;k,n) \leq TP(\theta;k,n) \leq PC(\theta;k,n) + a, \ \theta \in \Theta_k. \tag{2.4}$$

According to the inequalities (2.4) the difference between PC and TP is at most a for tests ϕ with $ML_\phi \leq a$ and therefore irrelevant in most situations. We thus recommend using the total power TP or even more generally the multiple power PL as a means of comparison of multiple test procedures ϕ and ψ with $ML_\phi \leq a$, $ML_\psi \leq a$.

It is worthwhile to note that the multiple power $PL(\theta,j;k,n)$ contains (through j) information on the dependence structure of the test decisions. Remember that the decisions $D_i(\phi,\theta)$, $i \in I$, are not independent (for example in a stagewise rejective procedure), even if the test statistics associated with the single null hypotheses are independent!

If the loss induced by a type II error weighs equally for all true alternative hypotheses, then, according to (2.2), the expected power EP seems a sensible means of summarizing the information provided by the multiple power distribution and a basis for discussing the relative merits of multiple tests. Despite this reduction to a single function, there is still enough room for peculiarities, e.g., some tests ψ may have a larger expected power than test ϕ for some $k \in K \subset I$, $\theta \in \Theta_k$, but a smaller one for other $k' \in I - K$, $\theta' \in \Theta_{k'}$. Also, for fixed $k \in I$ but different $\theta \in \Theta_k$, the preferences may be interchanging (see Section 7).

3. The case of stochastically independent tests

We shall now restrict ourselves to the relatively simple but nonetheless important case of stochastically independent tests (see also Sonnemann (1983), Simes (1986), Bauer (1987), Hommel, Maurer & Mellein (1988)), i.e., we assume that a multiple test problem (1.1) is given and that in addition, for testing the null hypotheses H_{0i} against the alternatives H_{1i}, there are test statistics T_i, $i \in I$, which are (stochastically) *independent*. The associated (obviously independent) p-values will be denoted by P_i, $i \in I$. It should be pointed out that on assuming independent test statistics we do not exclude the possibility of logically interrelated hypotheses. This is seen by means of the following example.

Example 3.1 (see also Sonnemann (1982)). Let $n = 2$, $\Theta = \mathbb{R}^2$, X_{ijk}, $i,j = 1,2$, $k = 1,...,m \geq 2$, be independent random variables with normal $N(\theta_j,\sigma^2)$ distributions and let T_i, $i = 1,2$, be the 2-sample t test statistic based on $X_{i11},...,X_{i1m}$ and $X_{i21},...,X_{i2m}$. Then T_1, T_2 are stochastically independent and might be used to test

$$H_{01} = \{(\theta_1,\theta_2) \in \Theta : \theta_1 \leq \theta_2\} \text{ and } H_{02} = \{(\theta_1,\theta_2) \in \Theta : \theta_1 > \theta_2\},$$

respectively. Obviously, H_{01} and H_{02} are not logically independent. To establish the connection with the multiple test problem (1.1) completely we note that P_θ, $\theta = (\theta_1,\theta_2) \in \Theta$, is a bivariate normal distribution with means θ_1 and θ_2, variances equal to σ^2 and zero correlations.

The class of multiple test procedures which will be introduced in the following section is essentially of interest in the case of one-point null hypotheses, i.e. multiple test problems of the type

$$H_{0i} = \{\theta_i\} \text{ against } H_{1i} = \Theta - \{\theta_i\}, \; \theta_i \in \Theta, \; i \in I. \tag{3.2}$$

Under the assumption that (3.2) holds and T_i has a continuous distribution, the associated p-values $P_i, i \in I$, have a uniform distribution on $[0,1]$ under H_{0i}, i.e.,

$$P_\theta(P_i \leq x) = x \text{ for all } x \in [0,1], \; \theta \in H_{0i}, \; i \in I. \tag{3.3}$$

For the sake of notational and computational simplicity, it will be assumed that (3.3) holds in the sequel. Throughout G_i, or more precisely $G_{i,\theta}$, will denote the distribution function of $P_i, \; i \in I, \; \theta \in \Theta$. Thus, according to (3.3), $G_{i,\theta}(x) = x$ for all $x \in [0,1]$ and $i \in I$, if $\theta \in H_{0i}$.

The multiple test procedures to be considered in the sequel will depend exclusively on the p-values $P_1,...,P_n$ and hence on the corresponding distribution functions $G_1,...,G_n$. These functions obviously describe the "location" of θ in the parameter space Θ sufficiently and will therefore be used to indicate the dependence of the test performance criteria on θ. For example, in the case of the multiple power (recall Definition 2.1), we will make use of the following interchangeable notation:

$$PL(\theta, j ; k, n) = PL(G_1, G_2,...,G_k, j ; k, n), \; \theta \in \Theta_k, \; 1 \leq j \leq k \leq n, \tag{3.4}$$

where we assume, without loss of generality, that θ is such that the *first k* null hypotheses $H_{01},...,H_{0k}$ are false. Since then $H_{0,k+1},...,H_{0n}$ are true, the corresponding p-values are uniformly distributed on $[0,1]$ (according to (3.3)). The respective (uniform) distribution functions $G_{k+1},...,G_n$ may therefore be omitted in (3.4).

In the simulation studies to be presented in Section 7, we shall be concerned with the multiple test problem

$$(\mathbf{X}, \mathbf{B}, \{P_\theta : \theta \in \Theta\}), \; \{H_{0i} : i \in I\}, \; I = \{1,...,n\}, \; n \geq 2, \tag{3.5}$$

which is thought of as being made up of n separate test problems

$$(\mathbf{X}_i, \mathbf{B}_i, \{P_{\theta_i} : \theta_i \in \mathbf{R}\}), \; H_{0i}^* = \{0\} \subset \mathbf{R}, \; i \in I, \tag{3.6}$$

by means of setting $\Theta = \mathbf{R}^n$, $\mathbf{X} = \mathbf{X}_1 \times ... \times \mathbf{X}_n$, $H_{0i} = \mathbf{R}^{i-1} \times H_{0i}^* \times \mathbf{R}^{n-i}, \; i \in I$, and letting $\mathbf{B}$ be the σ-algebra generated by $\mathbf{X}$ and $P_\theta = P_{\theta_1} \times ... \times P_{\theta_n}$ the product measure. Thus there are no logical interrelations among the null hypotheses $H_{01},...,H_{0n}$. In most cases, the independent test statistics $T_i, \; i \in I$, associated with (3.6) are assumed to be normally distributed.

Example 3.7 Let Φ denote the standard normal distribution function and $T_i, \; i \in I$, independent test statistics associated with the two-sided test problem (3.6). Suppose that T_i has a normal $N(\theta_i, 1)$ distribution, $i \in I$. Then

$$P_i = 2(1 - \Phi(|T_i|))$$

and

$$G_{\theta_i}(z) = G_{i,\theta_i}(z) = 1 - \Phi\left(\Phi^{-1}(1 - \frac{z}{2}) - |\theta_i|\right) + \Phi\left(-\Phi^{-1}(1 - \frac{z}{2}) - |\theta_i|\right), \; z \in [0,1], \; i \in I.$$

4. A new class of procedures for the combination of independent tests: linear minmax tests

There are quite a large number of ways of combining independent tests of significance to global tests on many hypotheses (Tippett (1931), Fisher (1950), overview by Sonnemann (1983), Simes (1986)). While a few such tests of the overall hypothesis may be extended to easily implemented and powerful stagewise rejective test procedures, most of them may not (Maurer & Hommel (1987), Hommel (1988), Hommel, Maurer & Mellein (1988)). In this section, we introduce a class of methods for the combination of independent tests which lead to simple multiple test procedures of the stagewise rejective type (this will be shown in Section 5).

To state our theorem on a novel method of combining independent tests of significance, we will need the following two lemmas.

Lemma 4.1 Let $a \in (0,1)$, $\kappa \in [0,1]$ and set $z = a(1 - \kappa)$. For $x \in A = (z, \infty)$ define

$$f_n(x) = -(1 - a) + \frac{x}{x + \kappa a}[1 - \frac{z}{x}]^n, \qquad n = 1,2,...$$

Then we have:

a)   there is a unique $c_n \in A$ such that $f_n(c_n) = 0, n = 1,2,...$

b) $\{c_n\}$ is monotonically increasing in n

c) $c_n \leq n(1 - \kappa) + \kappa(1 - a) \equiv u_n, n = 1,2,...$

d)   If $a < 0.5$ then $c_n \geq (1 - a)[\kappa + n(1 - \kappa)] \equiv l_n, n = 1,2,...$

Proof: Since, for any $n = 1,2,...$, $f_n(z) = a - 1 < 0$, $f_n(x) \to a > 0$ for $x \to \infty$, and since f_n increases monotonically on A, a) follows. From a) and the fact that $f_{n+1}(x) \leq f_n(x)$ for $x \in A$ we conclude that $c_n \leq c_{n+1}$. Bernoulli's inequality yields $f_n(u_n) \geq 0$ and hence c). Equally well, d) follows from the fact that $f_n(l_n) \leq 0$. This in turn is seen by expanding $f_n(l_n)$ and examining the polynomial of degree 2 and the remainder terms of higher degree separately. Both are seen to be non-positive if $a < 0.5$. [Note: This latter assumption is due to proof-technical reasons only and not a necessary condition for the inequality in d) to hold true].

Observe that for any a, κ and n, $1 - a \leq c_n \leq n$. Furthermore, for fixed a and n, the graph of $c_n = c_n(\kappa)$ is bounded below and above by the straight lines $l_n = l_n(\kappa)$ and $u_n = u_n(\kappa)$, respectively, and therefore decreases – as κ increases – "almost" linearly. In Table 1 we give c_n together with the lower and upper bounds l_n and u_n, respectively, for $a = 0.05$ and some selected values of n and κ.

Lemma 4.2 Let $U_1, U_2,...,U_n$ be independent random variables, uniformly distributed on $(0,1)$, $U_{(1)} = \min(U_1,...,U_n)$ and $U_{(n)} = \max(U_1,...,U_n)$. Furthermore, let c_n, a and κ be as in *Lemma* 4.1. Then

$$P(c_n U_{(1)} + \kappa a U_{(n)} \leq a) = a, \quad n = 1,2,...$$

Table 1   The quantities c_n, l_n, and u_n of *Lemma* 4.1 for $a = 0.05$

n	$\kappa = 0$			$\kappa = 0.5$			$\kappa = 0.9$			$\kappa = 1$		
	l_n	c_n	u_n	l_n	c_n	u_n	l_n	c_n	u_n	l_n	c_n	u_n
2	1.90	1.97	2.00	1.43	1.47	1.48	1.05	1.05	1.06	0.95	0.95	0.95
3	2.85	2.95	3.00	1.90	1.96	1.98	1.14	1.15	1.16	0.95	0.95	0.95
4	3.80	3.92	4.00	2.38	2.44	2.47	1.23	1.25	1.25	0.95	0.95	0.95
5	4.75	4.90	5.00	2.85	2.93	2.98	1.33	1.35	1.36	0.95	0.95	0.95
6	5.70	5.87	6.00	3.33	3.42	3.48	1.42	1.45	1.45	0.95	0.95	0.95
7	6.65	6.85	7.00	3.80	3.91	3.98	1.52	1.55	1.55	0.95	0.95	0.95
8	7.60	7.82	8.00	4.28	4.40	4.48	1.61	1.65	1.65	0.95	0.95	0.95
9	8.55	8.80	9.00	4.75	4.88	4.98	1.71	1.74	1.75	0.95	0.95	0.95
10	9.50	9.77	10.00	5.23	5.37	5.48	1.80	1.84	1.85	0.95	0.95	0.95
11	10.45	10.75	11.00	5.70	5.86	5.98	1.90	1.94	1.95	0.95	0.95	0.95
12	11.40	11.72	12.00	6.18	6.35	6.48	1.99	2.04	2.05	0.95	0.95	0.95
13	12.35	12.70	13.00	6.65	6.83	6.98	2.09	2.14	2.15	0.95	0.95	0.95
14	13.30	13.67	14.00	7.13	7.32	7.48	2.18	2.23	2.25	0.95	0.95	0.95
15	14.25	14.65	15.00	7.60	7.81	7.98	2.28	2.33	2.35	0.95	0.95	0.95
16	15.20	15.62	16.00	8.08	8.30	8.48	2.37	2.43	2.45	0.95	0.95	0.95
17	16.15	16.60	17.00	8.55	8.78	8.98	2.47	2.53	2.55	0.95	0.95	0.95
18	17.10	17.57	18.00	9.02	9.27	9.48	2.56	2.63	2.65	0.95	0.95	0.95
19	18.05	18.55	19.00	9.50	9.76	9.98	2.66	2.72	2.75	0.95	0.95	0.95
20	19.00	19.52	20.00	9.97	10.25	10.48	2.75	2.82	2.85	0.95	0.95	0.95

Proof: Observe that

$$P(c_n U_{(1)} + \kappa a U_{(n)} \le a) = \int_{a_n}^{1} \left[\int_{b_n(x)}^{x} g_n(x, y) dy \right] dx$$

with $a_n = a/(\kappa a + c_n)$, $b_n(x) = a(1 - \kappa x)/c_n$ and where $g_n(x, y) = n(n-1)(x-y)^{n-2}, 0 \le y \le x \le 1$, is the common density of $(U_{(n)}, U_{(1)})$. On evaluating the integral, the theorem follows from *Lemma* 4.1. [Some of the results on joint distributions of two order statistics used in this paper may be found in David (1981), p. 10].

We now proceed to introduce a class of methods (parameterized by $\kappa \in [0,1]$) for the combination of independent test procedures.

Definition 4.3 Let κ, a and c_n be as in *Lemma* 4.1, and suppose that the situation of Section 3 is given, i.e. there are n (individual) null hypotheses $H_{01},...,H_{0n}$ with associated independent p-values $P_1,...,P_n$. A test which rejects the global null hypothesis

$$H_0 = \bigcap_{i=1}^{n} H_{0i}$$

iff

$$c_n P_{(1)} + \kappa a P_{(n)} \le a,$$

where $P_{(1)} = \min \{P_1,...,P_n\}$ and $P_{(n)} = \max \{P_1,...,P_n\}$ will be called *linear minmax test with parameter* κ and abbreviated to LMM test (κ).

Critical regions of linear minmax tests with parameters $\kappa = 0, 0.6$, and 1 are shown in Fig. 1.

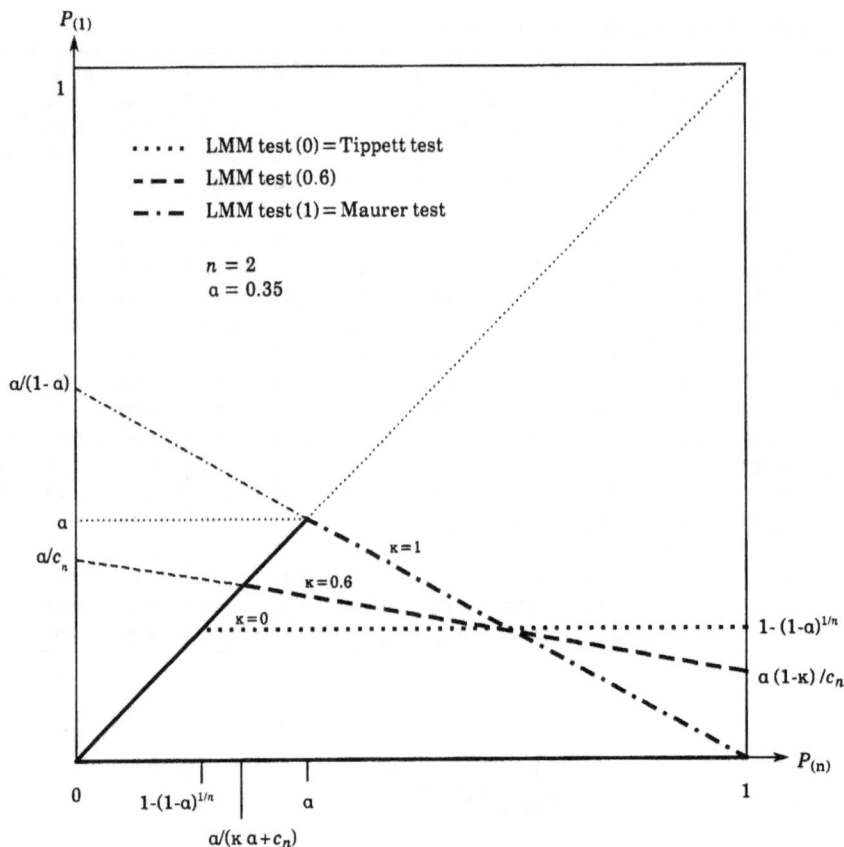

Fig. 1   *Rejection regions* $c_n P_{(1)} + \kappa a P_{(n)} \leq a$ of linear minmax tests with parameters $\kappa = 0, 0.6$ and 1.

Theorem 4.4 The LMM test (κ), $\kappa \in [0,1]$, has type I error probability equal to a.

Proof: The proof is an immediate consequence of *Lemma* 4.2.

Remark 4.5 By replacing c_n by the upper bound u_n of *Lemma* 4.1, the LMM test (κ) becomes conservative for $\kappa < 1$, i.e. the type I error probability is smaller than a.

Corollary 4.6 a) *Let* $\kappa = 0$: It follows readily from *Lemma* 4.1 that for the LMM test (0): $c_n = a / [1 - (1-a)^{1/n}]$, $n = 1,2,...$ This test procedure is therefore Tippett's test based on the smallest p-value only (Tippett (1931)). The lower and upper bounds for c_n given in *Lemma* 4.1 are in this case $l_n = (1-a)n$ and $u_n = n$, respectively (see Table 1). Replacing c_n by the upper bound u_n yields the Bonferroni test.
b) *Let* $\kappa = 1$: Since then $c_n = 1 - a$, $n = 1,2,...$ the overall null hypothesis H_0 is rejected if $(1 - a)P_{(1)} + a P_{(n)} \leq a$. This test has been proposed by Maurer (Maurer & Hommel (1987)). In this case the lower and upper bounds for c_n coincide with c_n.

In the statistical experiment made up of n stochastically independent trials as described in Section 3, suppose that the p-values $P_1,...,P_n$ have distribution functions $G_1,...,G_n$ and densities $g_1,...,g_n$, respectively. Let $GP(G_1,...,G_n)$ denote the *global power*, i.e. the probability of rejecting the global null hypothesis H_0.

Theorem 4.7 For the LMM test (κ) we have, for all $n = 1,2,...$

$$GP(G_1,...,G_n) = P(c_n P_{(1)} + \kappa a P_{(n)} \leq a)$$

$$= 1 - \int_{a_n}^{1} \sum_{i=1}^{n} g_i(x) \prod_{m=1,m \neq i}^{n} [G_m(x) - G_m(\beta_n(x))]dx,$$

where $a_n = a / (c_n + \kappa a)$ and $\beta_n(x) = a(1 - \kappa x) / c_n$. [Note: Here, and in the sequel, we adhere to the usual conventions: Empty sums are to be interpreted as 0 and empty products as 1].

The calculations involved in the proof of *Theorem* 4.7 are somewhat lengthy but straightforward and have therefore been omitted.

Remark 4.8 Notice that the rejection probability $GP(G_1,...,G_n)$ as given in *Theorem* 4.7 reduces in the case $\kappa = 0$ (Tippett) to the expression

$$GP(G_1,...,G_n) = 1 - \prod_{m=1}^{n} [1 - G_m(a/c_n)]$$

which is readily seen to be true since $a / c_n = 1 - (1 - a)^{1/n}$ (*Corollary* 4.6a)).

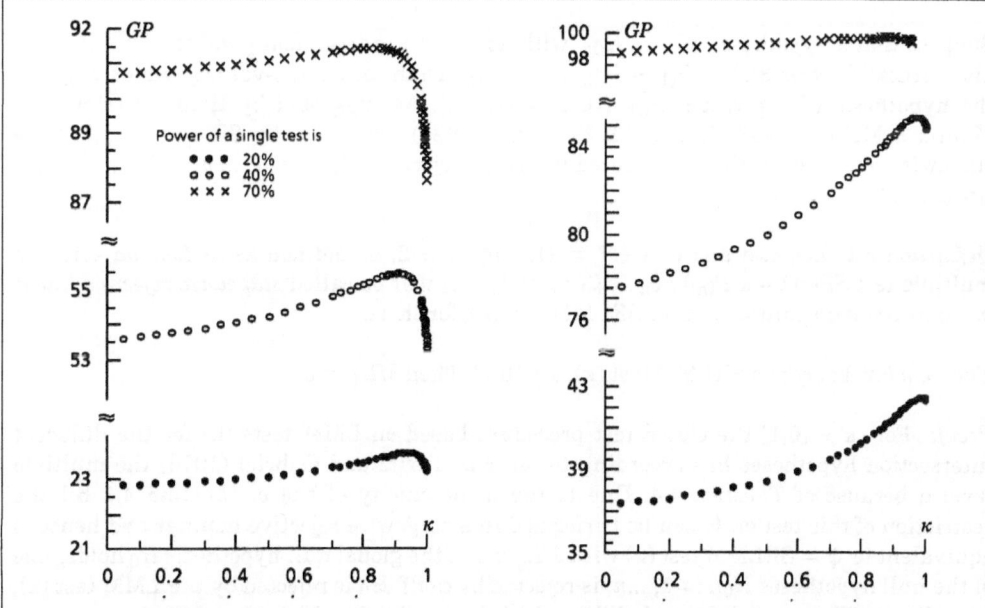

Fig. 2   *Global power (in %) $GP(\theta;k,n)$ for $n=10$, $a=0.05$, and some selected values of κ, in case of independently and normally (with unit variance) distributed test statistics; **left:** 5 null hypotheses are false ($k=5$); **right:** all null hypotheses are false ($k=10$).*

To get some insight into the dependence of $GP(G_1,...,G_n)$ on $\kappa \in [0,1]$ we considered the following multiple test problem (3.5), (3.6) in the case of two-sided normal shift alternatives (recall (3.2) and *Example* 3.7): Let $n = 10$, $k \in \{5,10\}$ and suppose that for any $x \in [0,1]$ and some $\theta \in \mathbf{R}$

$$G_1(x) = ... = G_k(x) = G_\theta(x)$$

and

$$G_{k+1}(x) = ... = G_{10}(x) = x,$$

where G_θ is the distribution function given in *Example* 3.7. Fig. 2 shows $GP(G_1,...,G_n) \equiv GP(\theta\,;k, n)$ in the case $a = 0.05$ for $\theta = 1.11, 1.71$, and 2.48 (i.e., the *power of a single test* $= G_\theta(a)$ is 20%, 40%, and 70%, respectively).

Since further investigations with other choices of k and different distributions of the test statistics have shown that the LMM test (0.9) performs well in the case of a few and in the case of many (≤ 10) true alternative hypotheses, we chose $\kappa = 0.9$ for all additional illustrations (see Figs. 3–6).

5. Stagewise rejective linear minmax tests

In the previous section we considered a family of tests of the overall hypothesis. We now extend these linear minmax tests to stagewise rejective multiple test procedures of multiple level equal to some specified value a.

Suppose that n hypotheses $H_{01},...,H_{0n}$ with associated *independent* p-values $P_1,...,P_n$ are given (recall Section 3). Let $P_{(1)} \leq P_{(2)} \leq ... \leq P_{(n)}$ be the ordered p-values and let $H_{0(i)}$ be the hypothesis with p-value $P_{(i)}$, $i \in I = \{1,...,n\}$. As suggested by Hommel (Hommel, Maurer & Mellein (1988), Hommel & Hoffmann (1988)), we denote by $SP[a_j\,;j = 1,...,n]$ the stagewise rejective multiple test procedure which rejects $H_{0(i)}$, $i = 1,..., n$, iff $P_{(j)} \leq a_j$ for $j = 1,...,i$.

Definition 5.1 Let κ, a and c_i, $i \in I = \{1,...,n\}$, $n \geq 2$, be defined as in *Lemma 4.1*. The multiple test $SP[a(1 - \kappa\,P_{(n)})\,/\,c_{n-j+1}\,;j = 1,...,n]$ will be called *stagewise rejective linear minmax test with parameter* κ, or SRLMM test (κ), for short.

Theorem 5.2 Let ϕ be a SRLMM test (κ), $\kappa \in [0,1]$. Then $ML_\phi = a$.

Proof: For $\kappa \in [0,1]$ the closed test procedure based on LMM tests (κ) for the different intersection hypotheses has according to Marcus, Peritz and Gabriel (1976) the multiple level a because of *Theorem 4.4*. Due to the monotonicity of the c_n (*Lemma 4.1* b)) the restriction of this test on H can be performed in a stagewise rejective manner and hence is equivalent to ϕ = SRLMM test (κ) with $ML_\phi \leq a$. If the global null hypothesis H_0 holds, one of the null hypotheses H_{0i}, $i = 1,...,n$, is rejected by ϕ iff H_0 is rejected by the LMM test (κ); according to *Theorem 4.4* the probability of this happening is a. Therefore $ML_\phi = a$.

Remark 5.3 The property that for some $\theta \in \Theta$ a SRLMM test exhausts its level a is a general property of closed test procedures generated by global tests which exhaust their level and reduce to stagewise rejective tests. Obviously such tests cannot be improved uniformly ! This is, for example, in contrast to the closed test procedure generated by the global combination test proposed by Fisher (1950); it is not stagewise rejective and does not exhaust its level. The latter affirmation follows from the fact that Fisher's combination test may reject the global null hypothesis H_0 even if $P_{(1)} > a$; the associated closed test procedure, however, requires $P_{(1)} \leq a$ to not retain all individual null hypotheses, thus cutting off some piece from the "original" rejection region of 'area' a in the n-dimensional unit cube.

The following test procedure proposed by Maurer (Maurer & Hommel (1987)) is equivalent to the SRLMM (1) test. It is a $SP[a_j ; j = 1,...,n]$ procedure with the remarkable property that the threshold values a_j are all the same: $a_j \equiv a(1 - P_{(n)})/(1 - a), j = 1,...,n$. These particularly simple rejection rules allow to determine rather straightforwardly numerically tractable power functions (see Section 6).

Corollary 5.4 Suppose that n hypotheses $H_{01},...,H_{0n}$ with independent p-values $P_1,...,P_n$ are given. Reject H_{0i} iff $(1 - a)P_i + aP_{(n)} \leq a, i = 1,...,n$. This multiple test procedure has multiple level a.

Proof: Remember that $\kappa = 1$ leads to $c_n = 1 - a$ (see *Lemma* 4.1 a)). Since $(1 - a)P_i + aP_{(n)} \leq a$ implies that $(1 - a)P_j + aP_{(n)} \leq a$ for any $P_j \leq P_i$ the corollary follows from *Theorem* 5.2.

6. The performance of Maurer's multiple test

In this section, the test procedure stated in *Corollary* 5.4 will be studied. Due to the fact that the coefficients of $P_{(i)}$ and $P_{(n)}$ do not depend on n, closed form expressions for the different power functions introduced in Section 3 may be derived rather easily.

Suppose once more that n individual null hypotheses $H_{01},...,H_{0n}$ with associated independent p-values $P_1,...,P_n$ are given. Furthermore, assume that the null hypotheses $H_{01},...,H_{0k}$ (and only these) are false, $k \in \{1,...,n\}$. Denote the corresponding p-values by $Q_1,...,Q_k$ and their respective distribution functions and densities by $G_1,...,G_k$ and $g_1,...,g_k$, respectively. Finally, denote the p-values associated with the true null hypotheses by $R_1,...,R_{n-k}$ and suppose that these are uniformly distributed on $(0, 1)$. [Notice that $\{P_1,...,P_n\} = \{Q_1,...,Q_k, R_1,...,R_{n-k}\}$ and that, e.g., $P_{(n)} = \max \{Q_{(k)}, R_{(n-k)}\}$]. Then the following results hold (recall (3.4), for example).

Theorem 6.1 Define $\beta(x) = a(1 - x)/(1 - a)$ and

$$H_k(x) = \prod_{i=1}^{k} G_i(x), \quad x \in [0,1].$$

For Maurer's SRLMM (1) test the following is true:

$$PC(G_1,...,G_k\,;k,n) = (n-k)\int_a^1 H_k(\beta(x))\,[(x-a)/(1-a)]^{n-k-1}dx, \qquad k=1,...,n-1,$$

$$TP(G_1,...,G_k\,;k,n) = H_k(a)\,a^{n-k} + (n-k)\int_a^1 H_k(\beta(x))\,x^{n-k-1}dx, \qquad k=1,...,n,$$

$$EP(G_1,...,G_k\,;k,n) = \frac{a}{1-a}\int_a^1\sum_{i=1}^k g_i(\beta(x))\prod_{m=1,m\neq i}^k G_m(x)\,x^{n-k}dx, \qquad k=1,...,n.$$

Now assume additionally that $G_1 = ... = G_k = G$ and set $\binom{m}{i} \equiv 0$ if $i<0$. Then

$$PL(G,...,G,j\,;k,n) = 1 - \int_a^1 x^{n-k-1}\sum_{i=0}^j [G(x) - G(\beta(x))]^{k-i}G^{i-1}(\beta(x))\left\{(n-k)\binom{k}{i}G(\beta(x)) + kx\,g(x)\binom{k-1}{i-1}\right\}dx.$$

Proof: We only prove the result on the *probability of a correct decision*. The verification of the expression for the *total power* is similar. The calculations involved in the derivation of the remaining results are lengthy and have therefore been omitted.

Let $k \in \{1,...,n-1\}$ be given and let h denote the density of $R_{(n-k)}$, i.e., $h(x) = (n-k)x^{n-k-1}$, $x \in [0,1]$. If E_1 denotes the event $\{(1-a)Q_{(k)} + aR_{(n-k)} \leq a\}$ and E_2 the event $\{(1-a)R_{(1)} + aR_{(n-k)} > a\}$ then, obviously,

$$PC(G_1,...,G_k\,;k,n) = P(E_1 \cap E_2)$$

$$= \int_a^1 P(E_1 \cap E_2 \,|\, R_{(n-k)} = x)\,h(x)\,dx$$

$$= \int_a^1 P(Q_{(k)} \leq \beta(x))\,P(R_{(1)} > \beta(x)\,|\,R_{(n-k)} = x)\,h(x)\,dx,$$

since $P(E_2) = 0$ if $R_{(n-k)} \leq a$ and due to the fact that $Q_{(k)}$ and $R_{(n-k)}$ are independent. Since $R_{(1)} / R_{(n-k)}$ has the same distribution as the minimum of $n-k-1$ independent uniform $(0,1)$ random variables and is independent of $R_{(n-k)}$, it follows that

$$P(R_{(1)} > \beta(x) \,|\, R_{(n-k)} = x) = [1 - \beta(x)/x]^{n-k-1}$$

which in turn yields the desired result. [In the case $k = n-1$ observe that $\beta(x) < a$ if $x > a$].

7. Examples of power comparisons

In this section we are concerned with the most simple multiple test problem (3.5), (3.6). The independent test statistics T_i associated with the single two-sided test problems (3.6) are assumed to be either normal or double exponential (Laplace) variables with unit variance and $ET_i = \theta_i$, $i = 1,...,n \geq 2$. In the normal case, the (two-sided) p-values P_i corresponding to T_i then have the distribution function G_{θ_i} given in *Example* 3.7 while in the double exponential case

$$G_{i,\theta_i}(x) = G_{\theta_i}(x) = \begin{cases} \frac{x}{2}\left(e^{-\lambda\theta_i} + e^{\lambda\theta_i}\right) & \text{if } 0 \leq x \leq e^{-|\theta_i|\lambda} \\ 1 - \frac{1}{2}e^{-\lambda|\theta_i|}\left[\frac{1}{x} - x\right] & \text{if } e^{-|\theta_i|\lambda} \leq x \leq 1 \end{cases} \quad ; \; \lambda = \sqrt{2}.$$

The double exponential distribution has been selected as a computationally simple example of a symmetric distribution with more heavy tails than the normal distribution (similar to a χ^2 distribution with two degrees of freedom) and not as an example of a typical distribution of a test statistic.

Further to depending on the family $\mathbf{P} = \{P_{\theta_i} : \theta_i \in \mathbf{R}\}$ of probability distributions, the test performance criteria introduced in Section 3 depend on the number of true null hypotheses, $n - k$, and on the nature of the k true alternative hypotheses. For the sake of graphical feasibility (Figs. 3–6) we will consider just one kind of alternative hypotheses, namely the case in which under the alternatives the test statistics are *identically* distributed. Thus

$$ET_i = \theta \neq 0, i = 1,...,k; \quad ET_i = 0, i = k+1,...,n, \tag{7.1}$$

i.e. the power assessment concepts *TP*, *PC* and *EP* depend, for fixed k and n, on a single scalar parameter, θ, only.

To study the dependence of a multiple test on the distribution of the underlying test statistics (here the comparison of the location- (standardized) scale families "normal" versus "double exponential", see Fig. 3, e.g.) the location parameter θ is certainly inappropriate as a means of standardization. To this end, we propose instead $P_\theta(P_i \leq a)$, the *power of a single test* at $\theta \neq 0$. Clearly, $P_\theta(P_i \leq a) = G_{i,\theta}(a)$ which is monotonically increasing as $|\theta|$ increases. For example, if $a = 0.05$, a *power of a single test* of 90% is achieved for $\theta = 3.2415$ in the normal case and for $\theta = 3.2546$ in the double exponential case. In addition, in the situation (7.1) it seems to be most adequate to relate the multiple power criteria of Section 3 to the *power of a single test* in order to answer questions of the following type: "How large must be the *power of a single test* to achieve $PL(G, G, G, 1 ; 3, 10) \geq 0.8$?".

In Figs. 3–6 we compare the performance of four different multiple test procedures, the SRLMM tests (κ) with $\kappa = 0$ (Tippett-Holm test), $\kappa = 0.9$, and $\kappa = 1$ (Maurer's multiple test), and the Simes-Hommel test, which is Hommel's stagewise rejective version of the Simes test (Hommel, Maurer & Mellein (1988), Simes (1986)). The results of Figs. 3–6 were obtained by means of numerical integrations based on the formulae of Section 6 in the case of the SRLMM test (1) and in all other cases by means of simulation studies using the SAS random functions RANNOR and RANEXP. In each case, at least 30,000 simulations have been run on a VAX 8800 computer. Without any exceptions, a is set to 0.05.

The simulation results presented are only a small but representative selection of a much larger series with n varying from 2 to 10, the *power of a single test* from 20% upwards, and with further distributional assumptions (for example, F distributions with selected numbers of degrees of freedom and members of the class of "Lehmann" distributions).

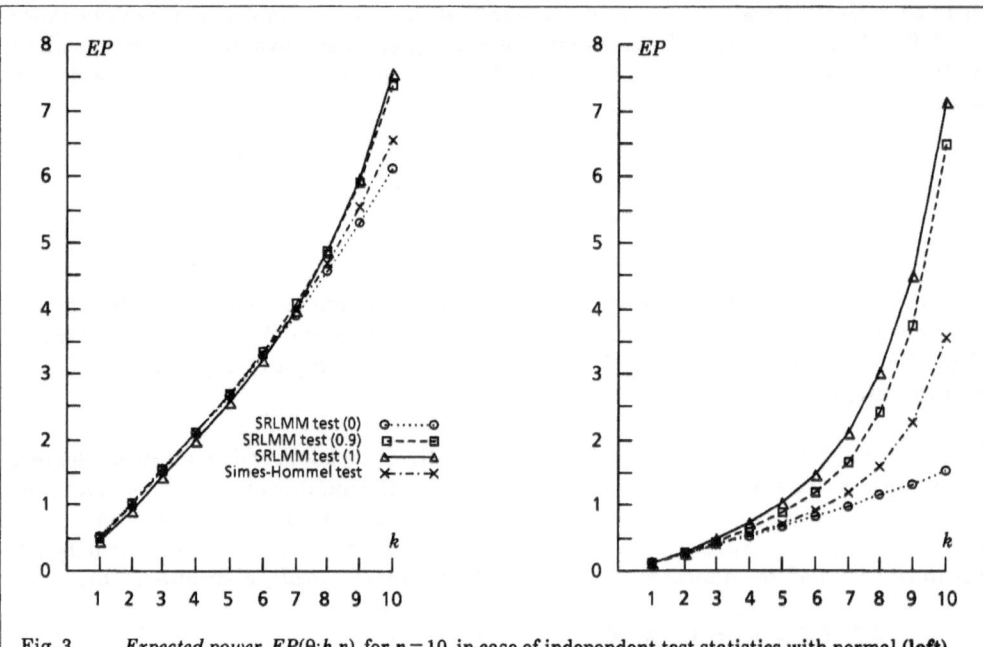

Fig. 3   *Expected power* $EP(\theta;k,n)$ for $n=10$ in case of independent test statistics with normal **(left)** and double exponential **(right)** distribution with unit variance; the *power of a single test* is 80% in both cases.

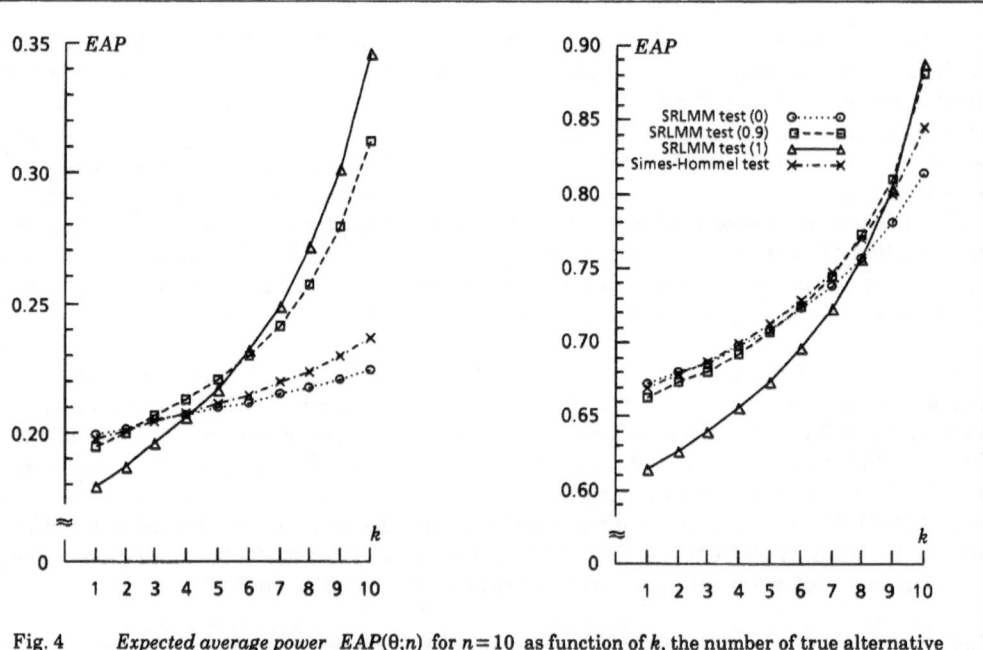

Fig. 4   *Expected average power* $EAP(\theta;n)$ for $n=10$ as function of k, the number of true alternative hypotheses, in case of independently and normally (with unit variance) distributed test statistics; the *power of a single test* is 50% **(left)** and 90% **(right)** ; [θ is determined by k and the *power of a single test*].

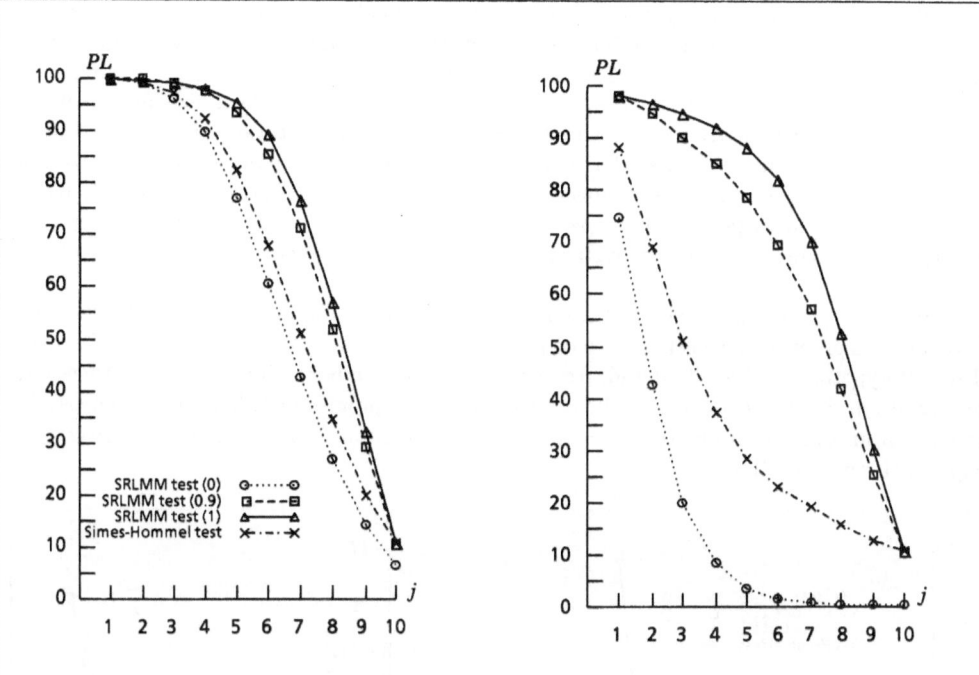

Fig. 5   *Multiple power* (in %) $PL(\theta,j;k,n)$ for $n=10$ in case of independent test statistics with
          normal (**left**) and double exponential (**right**) distribution with unit variance; $k=10$ (**top**)
          and $k=5$ (**bottom**); the *power of a single test* is 80% in all cases; $j=$minimum number of
          correctly rejected null hypotheses.

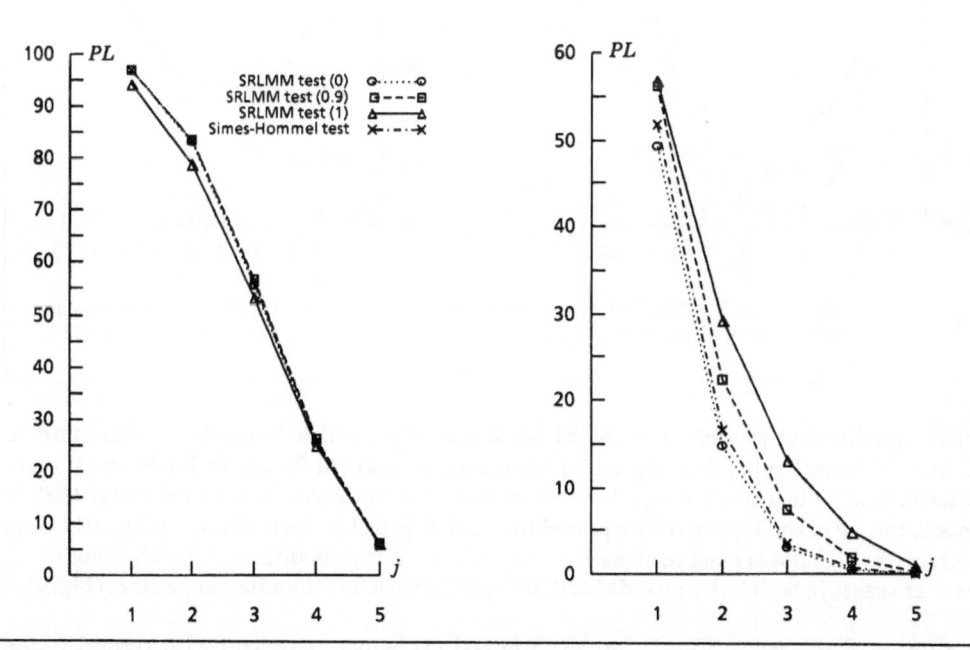

Fig. 3 gives by means of the *expected power* an impression of how different the pictures may look when one passes from one distribution to another. While in the double exponential case there is a strict hierarchy with the SRLMM test (1) preferable to all other competitors for all $k \in \{1, 2,...,10\}$, in the normal case the SRLMM test (1) is performing best only for $k \geq 9$ but worst for $k \leq 6$ as compared with its class competitors the SRLMM (0) and SRLMM (0.9) tests. Clearly, these observations refer to the snapshot obtained for a *power of a single test* of 80%. As might be expected and can indeed be seen from Figs. 4 and 6, the performance of the different tests, with respect to the *expected (average) power* and the *total power,* depends heavily on the deviation θ from the null hypotheses, i.e. the *power of a single test.*

As a rule, the greater the *power of a single test,* the less efficient the SRLMM test (1). However, this procedure is certainly to be preferred to its competitors in the case of "many" false null hypotheses (Figs. 3–6) and, irrespective of the number of false null hypotheses, if the deviations from the null hypotheses are "not very prominent". This becomes partly apparent from Figs. 4 and 6. Differences are more pronounced, however, if the *power of a single test* is even smaller.

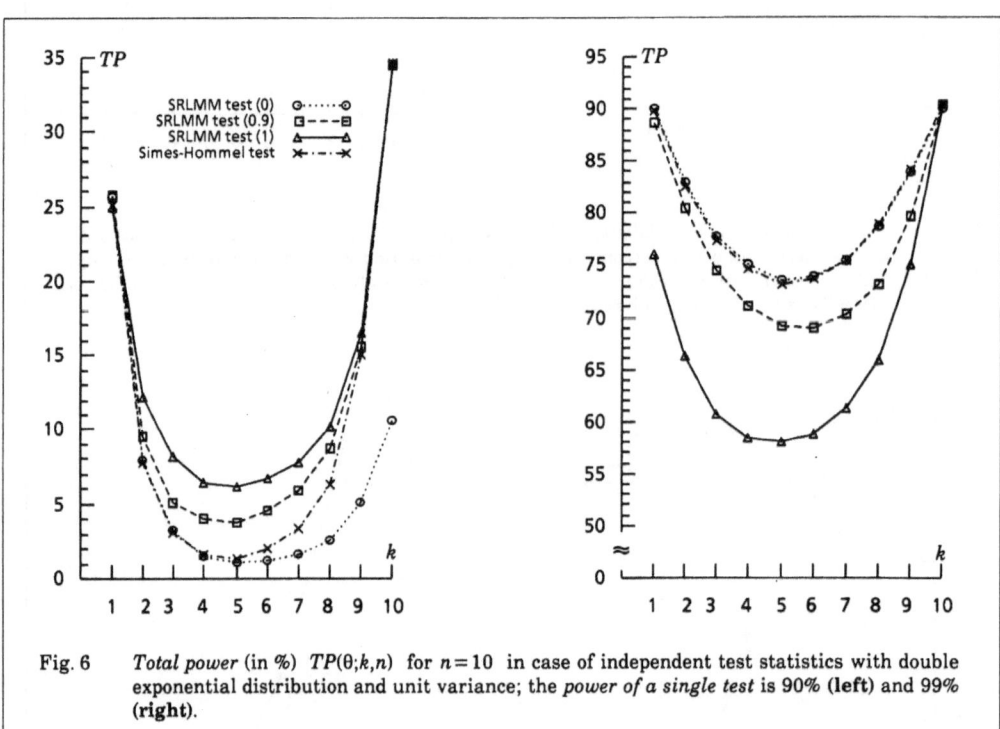

Fig. 6   *Total power* (in %) $TP(\theta;k,n)$ for $n=10$ in case of independent test statistics with double exponential distribution and unit variance; the *power of a single test* is 90% **(left)** and 99% **(right).**

An interesting test procedure is the SRLMM test (0.9), which "smoothens" the extreme findings of remarkable advantages or disadvantages observed for the SRLMM test (0) and SRLMM test (1) to a most acceptable compromise. For example, its *expected power* (*EP*) is close to the *EP* of the Tippett-Holm procedure when this test performs best, sufficiently close to Maurer's SRLMM (1) test in situations which favor this procedure and, last but not least, there are cases in which the SRLMM test (0.9) performs better than its competitors (Fig. 4).

In all cases displayed in Fig. 5, the SRLMM test (1) is more powerful with respect to the *multiple power* than the other test procedures except in the normal case with five false null hypotheses out of ten. As might be guessed from Fig. 6, this order does *not* pertain if the *power of a single test* is increased to 95% or more. In addition, Fig. 6 reconfirms the observation made earlier, that the relative merits of the SRLMM test (0.9) depend on θ, the deviation from the null hypotheses, to a much lesser extent than does the performance of both the SRLMM (0) and the SRLMM (1) tests.

In conclusion, the SRLMM test (0.9) seems to be the best choice if there is no prior information on the number of true alternative hypotheses and the magnitude of the deviations from the null hypotheses. Clearly, this statement applies only to the situations studied in this section. Further investigations (different *n*, other kinds of alternative hypotheses etc.) are necessary to arrive at rules which are more widely applicable.

A safe conclusion to be drawn from Figs. 3–6 is certainly that the Simes-Hommel test should be preferred to the SRLMM test (0), i.e. the Tippett-Holm procedure.

Note added in proof: Hochberg & Tamhane (1987), pp. 128–133, give an interesting discussion on criteria on which the comparison between different multiple comparison procedures could be based. They also report on several studies comparing the performances of multiple comparison procedures.

References:

Bauer, P. (1987). On the assessment of the performance of multiple test procedures. *Biom. J.* **29**, 895 – 906.

Bergmann, B. & Hommel, G. (1988). Improvements of general multiple test procedures for redundant systems of hypotheses. *These proceedings.*

David, H.A. (1981). *Order statistics.* 2nd edition, Wiley, New York.

Fisher, R. A. (1950). *Statistical methods for research workers.* 11th Edition, Oliver and Boyd, London.

Hochberg, Y. & Tamhane, A.J. (1987). *Multiple comparison procedures.* Wiley, New York.

Holm, S. (1979). A simple sequentially rejective multiple test procedure. *Scand. J. Statist.* **6**, 65–70.

Hommel, G. (1985). Grundlagen multipler Testprozeduren. *Unpublished manuscript.*

Hommel, G. (1988). A stagewise rejective multiple test procedure based on a modified Bonferroni test. *Biometrika* **75**, to appear.

Hommel, G. & Hoffmann, I. (1988). Controlled uncertainty. *These proceedings.*

Hommel, G. , Maurer, W. & Mellein, B. (1988). Ein neuer Kombinationstest und dessen Erweiterung zur Identifikation von Alternativen. *In*: Selbmann, H. K. (ed.): Medizinische Informationsverarbeitung und Epidemiologie im Dienste der Gesundheit. *Springer*, Berlin.

Marcus, R., Peritz, E. & Gabriel, K. R. (1976). On closed testing procedures with special reference to ordered analysis of variance. *Biometrika* **63**, 655–660.

Maurer, W. & Hommel, G. (1987). Erweiterung klassischer Kombinationstests zur Identifikation von Alternativhypothesen. Seminar der Internationalen Biometrischen Gesellschaft, Region Deutschland, Trier.

Miller, R.G. (1966, 1981). *Simultaneous statistical inference*. First and second editions, McGraw-Hill, New York.

Royen, Th. (1987). Eine verschärfte Holm-Prozedur zum Vergleich aller Mittelwertpaare. *EDV in Med. und Biol.* 18, 45–49.

Shaffer, J. P. (1986). Modified sequentially rejective multiple test procedures. *J. Amer. Statist. Assoc.* 81, 826–831.

Simes, R. J. (1986). An improved Bonferroni procedure for multiple tests of significance. *Biometrika* 73, 751–754.

Sonnemann, E. (1982). Allgemeine Lösungen multipler Testprobleme. *EDV in Med. und Biol.* 13, 120–128.

Sonnemann, E. (1983). Zusammenfassen unabhängiger Experimente. Seminar der Internationalen Biometrischen Gesellschaft, Region Österreich - Schweiz, Basel.

Spjøtvoll, E. (1972). On the optimality of some multiple comparison procedures. *Ann. Math. Statist.* 48, 398–411.

Tippett, L. H. G. (1931). *The methods of statistics*. Williams and Norgate, London.

Multiple Vergleiche mittels Permutationstests

Kira Schulz

Institut für Medizinische Informatik und Systemforschung (Medis) der
Gesellschaft für Strahlen- und Umweltforschung (GSF)
Neuherberg bei München

ZUSAMMENFASSUNG

Die meisten gängigen Testprozeduren für multiple Vergleiche mittels
Permutationstests (vgl. z.B. HOLLANDER, WOLFE (1973), MILLER (1981),
SHUSTER, BOYETT (1979)) kontrollieren nur das globale Niveau α. Aus
diesem Grund gibt es neuere Ansätze, um multiple Abschlußtest-Prozeduren auf der Basis von Permutations-Einzeltests zu konstruieren (z.B.
PETRONDAS, GABRIEL (1983), SCHULZ (1983), LEHMACHER, REMMERS, SCHULZ
(1985)). Dabei ist jedoch der intuitiv naheliegende Hypothesenverband
in vielen Fällen nicht notwendigerweise durchschnittsabgeschlossen. α-
Adjustierungen, wie sie von SHAFFER (1986) für den Vergleich von Mittelwerten empfohlen wurden, sind aufgrund der komplizierten Struktur
der Permutationshypothesen-Verbände ebenfalls nicht übertragbar. Wenn
man keine zusätzlichen Voraussetzungen (wie z.B. die eines linearen
Modells) annehmen will, sollte man entweder bei der Konstruktion
nichtparametrischer Abschlußtest-Prozeduren mit anderen Hypothesen-
arten arbeiten oder die gewünschten (Paar-)Vergleiche direkt mit Hilfe
der BONFERRONI-HOLM-Prozedur durchführen.

Schlüsselwörter: Multiples Testen, Permutationstests, FRIEDMAN-Test

Multiple Comparisons based on randomization tests
Summary

Most of the multiple comparison procedures based on randomization
tests (as in HOLLANDER, WOLFE (1973), MILLER (1981), SHUSTER, BOYETT
(1979)) were not designed to control the multiple level, i.e. the
probability of committing any type I error. In order to control the
multiple level there are approaches (PETRONDAS, GABRIEL (1983), SCHULZ
(1983), LEHMACHER, REMMERS, SCHULZ (1985)) to construct closed testing
procedures (as suggested by MARCUS, PERITZ, GABRIEL (1976)) based on
randomization tests. Therefor it is necessary that the family of hypotheses used is closed. However, without additional assumptions (like
the assumption of a linear model) it occurs that a family of permutation hypotheses, which seems to be obvious, is not necessarily closed.
α-adjustments, as SHAFFER (1986) recommended them for the comparison
of means, are also not transferable because of the complicated structure of the family of permutation hypotheses. Therefore, one should
either construct nonparametric closed testing procedures with other
kinds of hypotheses or test the (pairwise) comparisons with help of
the BONFERRONI-HOLM-Procedure (e.g. SONNEMANN (1982)).

*Keywords: multiple testing procedures, randomization tests,
permutation tests, FRIEDMAN-test*

1. PROBLEMSTELLUNG

Die Problematik multipler Vergleiche bei der Untersuchung von K Be-
handlungseffekten ist eingehend diskutiert worden (z.B. von SHAFFER
(1986), HOMMEL (1985), SONNEMANN (1982)). Es ist bekannt, daß viele
der lange Zeit gängigen Verfahren für multiple Vergleiche das multiple
α-Niveau nicht einhalten. Der Grund dafür liegt darin, daß bei der
Herleitung der Einzeltests, z.B. für den paarweisen Vergleich der
Behandlungen, die Gültigkeit der Globalhypothese, daß alle K Behandlungen gleich effektiv sind, vorausgesetzt wurde. MARCUS, PERITZ und
GABRIEL (1976) hatten ein Verfahren entwickelt, das sogenannte Abschlußprinzip, mit Hilfe dessen bereits viele der gängigen Verfahren
modifiziert bzw. korrigiert werden konnten (siehe z.B. HOMMEL, LEHMA-
CHER, PERLI (1985), SCHILLER (1986), SCHULZ (1983)).

Bei der Herleitung neuer bzw. der Modifikation alter Tests für multiple Vergleiche mit Hilfe des Abschlußprinzips tritt jedoch bei der
Verwendung von Permutationstests ein neues Problem auf: Oftmals ist es
nicht möglich, den intuitiv naheliegenden Hypothesenverband zu benutzen, da dieser nicht durchschnittsabgeschlossen ist. Diese Problematik
wird anhand aktuellerer, auf dem Abschlußprinzip basierender Veröffentlichungen von PETRONDAS und GABRIEL (1983) und SCHULZ (1983) dargelegt. Dort wurde zum einen gezeigt, warum die bisher üblichen Testprozeduren für multiple Vergleiche mittels Permutationstest nur das
globale α-Niveau einhalten, zum anderen wurden neue Abschlußtest-
Prozeduren vorgeschlagen. Diese sind jedoch aufgrund der komplizierten
Struktur des Permutationshypothesen-Verbandes problematisch.

2. MULTIPLE VERGLEICHE MITTELS PERMUTATIONSTESTS BEI LATIN-SQUARE-DESIGNS

PETRONDAS und GABRIEL (1983) weisen in ihrem Artikel über multiple
Vergleiche mittels Permutationstests darauf hin, daß die von MILLER
(1981) und SHUSTER und BOYETT (1979) vorgeschlagenen Verfahren für
multiple Vergleiche mittels Permutationstests nur das globale Niveau α
einhalten. Der Grund dafür liegt darin, daß bei der Herleitung dieser
Verfahren immer vorausgesetzt wurde, daß alle möglichen Permutationen
gleich wahrscheinlich sind, d.h. die Permutations-Globalhypothese wahr
ist. Jedoch ist unter anderen praktisch relevanten Hypothesen, die die
Gleichheit von nur einer Teilmenge der K Behandlungen testen - wie
z.B. die Paarvergleichs-Hypothesen -, auch nur eine Teilmenge aller
möglichen Permutationen gleich wahrscheinlich. Dies verdeutlichen
PETRONDAS und GABRIEL anhand verschiedener Anwendungsbeispiele.

Ihr Beispiel multipler Vergleiche mittels Permuationstests bei Latin-Square-Designs wird im folgenden näher betrachtet[*]).
Untersucht werden dabei 3 Behandlungen A, B, C in einem 3 x 3 Latin-Square-Design. Es sind 12 verschiedene Latin-Square-Designs möglich, die in Tabelle 1 aufgelistet sind.

Getestet werden soll, neben der Globalhypothese

H_{ABC} : die Behandlungen A, B und C sind gleich effektiv

auch die Hypothese

H_{AB} : die Behandlungen A und B sind gleich effektiv.

Nun wird angenommen, daß der Versuchsplan V2 (vgl. Tabelle 1) zufällig gewählt und die folgenden Daten

$$Y = \begin{pmatrix} 21 & 28 & 17 \\ 14 & 27 & 19 \\ 13 & 18 & 23 \end{pmatrix}$$

beobachtet wurden, d.h. die Behandlungs-Summenwerte

$y_A = 71$, $y_B = 49$ und $y_C = 60$.

Als Teststatistiken werden die entsprechenden Spannweiten der drei bzw. zwei Behandlungs-Summenwerte gewählt. Hier wurde also

$S_{V2}(Y;A,B,C) = S_{V2}(Y;A,B) = |71 - 49| = 22$

beobachtet. Diese Notation der Teststatistiken berücksichtigt die Abhängigkeit von dem beobachteten Datensatz Y, den zufällig gewählten Versuchsplan V2 und die zu testende Hypothese H_{ABC} bzw. H_{AB}.

---

[*] Dieses Beispiel (inkl. der Teststatistiken und der Berechnung der P-Werte) stammt ursprünglich aus einem Buch von KEMPTHORNE (1952), der 1981 selber auf das Beispiel und die dabei auftretenden Schwierigkeiten aufmerksam machte.

Tabelle 1   Auflistung der 12 möglichen 3 x 3 Latin-Square-Designs und
             der zugehörigen Teststatistiken der Permutationstests

Versuchs-plan	Lateinisches Quadrat	$\|y_A - y_B\|$	$\|z_A - z_B\|$
V1	A B C B C A C A B	7	14
V2	A C B B A C C B A	22	22
V3	B A C C B A A C B	11	11
V4	B C A C A B A B C	1	28
V5	C A B A B C B C A	8	14
V6	C B A A C B B A C	11	11
V7	A B C C A B B C A	11	11
V8	A C B C B A B A C	1	28
V9	B A C A C B C B A	7	14
V10	B C A A B C C A B	22	22
V11	C A B B C A A B C	11	11
V12	C B A B A C A C B	8	14

Für die Hypothese H_{AB} wird nun der P-Wert berechnet als

$$P_{V2}(Y;A,B) = 1/12 \sum_{i=1}^{12} I[\ S_{Vi}(Y;A,B) \geq S_{V2}(Y;A,B)\ ],$$

$$\text{wobei } I[Q] = \begin{cases} 1 & \text{falls Q wahr} \\ 0 & \text{sonst} \end{cases}.$$

Aus Tabelle 1 kann man leicht berechnen, daß $P_{V2}(Y;A,B) = 2/12 = 0.17$
ist.

Wären statt Y die folgenden Daten

$$Z = \begin{pmatrix} 21 & 23 & 17 \\ 14 & 27 & 35 \\ 2 & 18 & 23 \end{pmatrix}$$

beobachtet worden, wären zwar die drei Behandlungs-Summenwerte unverändert und damit hier ebenfalls $S_{V2}(Z;A,B) = 22$, aber diesmal
$P_{V2}(Z;A,B) = 4/12 = 0.333$ (vgl. Werte in Tabelle 1).

Folglich ist der oben definierte P-Wert für die Hypothese H_{AB} abhängig
von beobachten Werten der Behandlung C.

PETRONDAS und GABRIEL raten deshalb davon ab, beim multiplen Testen
solche Permutations-Einzeltests zu benutzen, wo bei der Berechnung der
P-Werte alle möglichen (Latin-Square-) Designs berücksichtigt werden.
Die zugehörigen multiplen Permutations-Abschlußtests überschreiten
nicht nur das multiple Niveau α, sondern sie haben zusätzlich noch den
oben demonstrierten Nachteil, daß das Ergebnis eines Einzeltests auch
noch von den nicht betrachteten Behandlungen abhängt.

Tatsächlich sind im obigen Beispiel unter der Hypothese H_{AB} nicht alle
12 Versuchspläne gleich wahrscheinlich. Unter H_{AB} läßt sich nur
schließen, daß solche Latin-Square-Designs gleich wahrscheinlich sind,
bei denen die Position von C im Design jeweils gleich ist. D.h. die
Versuchspläne V1 und V9 sind gleich wahrscheinlich, ebenso V2 und V10,
V3 und V7 u.s.w.; aber z.B. nicht V1 und V2 oder V1 und V3.

Die Autoren weisen deshalb darauf hin, daß bei einem sinnvollen Permutationstest für H_{AB} nur jeweils die unter H_{AB} gleich wahrscheinlichen
Versuchspläne berücksichtigt werden sollten.
Das bedeutet speziell für den Fall, wo der Versuchsplan V2 zufällig
gewählt worden ist, daß nur V2 und V10 berücksichtigt werden.

Damit ergibt sich

$$P_{V2}(Y;A,B) = 1/2 \sum_{i=2,10} I[\, S_{Vi}(Y;A,B) \geq S_{V2}(Y;A,B) \,] = 1 = P_{V2}(Z;A,B),$$

da $S_{Vi}(Y;A,B) = S_{Vi}(Z;A,B)$ für i=2,10.

PETRONDAS und GABRIEL zeigen in ihrem Artikel, daß bzw. wie diese Idee
zur Konstruktion von Permutations-Einzeltests, für das Testen der
Gleichheit von M < K Behandlungen, auch bei anderen, komplizierteren

und inhaltlich sinnvolleren Designs (und dabei natürlich auch für die entsprechenden Partitionshypothesen) angewendet werden kann. Mit diesen Permutations-Einzeltests führen sie dann eine Abschlußtest-Prozedur durch.

Dieser neue Ansatz, wo Hypothesen, daß M < K Behandlungen gleich effektiv sind, über die gleiche Wahrscheinlichkeit von bestimmten (nicht allen möglichen) Permutationen formuliert und dann mittels entsprechenden Permutationstests getestet werden, ist jedoch nicht so unproblematisch, wie es auf den ersten Blick erscheint. Es läßt sich zeigen, daß bei den so definierten Hypothesen die naheliegenden Hypothesen-Verbände nicht notwendigerweise durchschnittsabgeschlossen sind. Dies ist aber unbedingt erforderlich, da sonst nicht mehr gewährleistet ist, daß eine Abschlußtest-Prozedur tatsächlich das multiple α-Niveau einhält (ein entsprechendes Gegenbeispiel findet sich im 3. Abschnitt).

Bei dem oben skizzierten Versuchsaufbau ist beispielsweise der intuitiv naheliegende Hypothesenverband

$$H_{ABC}$$

$$H_{AB} \quad H_{AC} \quad H_{BC}$$

nicht durchschnittsabgeschlossen.

Der Grund dafür liegt darin, daß

- unter H_{AB} die Versuchspläne V1 und V9 gleich wahrscheinlich sind, ebenso V2 und V10, V3 und V7, V5 und V12, V4 und V8, V6 und V11,

- unter H_{BC} die Versuchspläne V1 und V8 gleich wahrscheinlich sind, ebenso V2 und V7, V3 und V11, V5 und V9, V4 und V12, V6 und V10.

Daraus folgt, daß unter $H_{AB} \cap H_{BC}$ folgende Versuchpläne gleich wahrscheinlich sind:

    V1 und V9 und V12 und V5 und V8 und V4,
    V2 und V10 und V11 und V3 und V6 und V7.

Unter $H_{AB} \cap H_{BC}$ sind also nicht notwendigerweise alle 12 Latin-Square-Designs gleich wahrscheinlich, und es gilt folglich <u>nicht</u> notwendigerweise

$$H_{AB} \cap H_{BC} = H_{ABC}.$$

Ebenso läßt sich zeigen , daß $\quad H_{AB} \cap H_{BC} \cap H_{AC} \neq H_{ABC}.$

Im Artikel von PETRONDAS und GABRIEL bleibt diese Tatsache deshalb un-
bemerkt, weil an keiner Stelle eine mathematische Formulierung der
Hypothesen gegeben wird. Dabei bleibt unklar, ob die Autoren dieses
Problem einfach nicht bemerkten oder implizit noch andere Zusatzvoraussetzungen - z.B. die eines linearen Modells - verlangen.

<u>FAZIT</u>

Bei Latin-Square-Designs ist es (ohne zusätzliche Voraussetzungen)
nicht möglich, multiple Abschlußtest-Prozeduren auf die von PETRONDAS
und GABRIEL vorgeschlagene Weise auf der Basis von Permutationstests
durchzuführen. Da die naheliegenden Permutationshypothesen-Verbände
nicht notwendigerweise durchschnittsabgeschlossen sind, ist eine Kontrolle des multiplen α-Niveaus nicht mehr gewährleistet.

Die hier aufgezeigte Problematik gilt jedoch nicht nur bei dem oben
beschriebenen multiplen Permutationstest für Latin-Square-Designs. Sie
kann auch bei der Konstruktion anderer Abschlußtest-Prozeduren mittels
Permutations-Einzeltests auftreten; so z.B. auch bei multiplen
FRIEDMAN-Tests.

3. MULTIPLE VERGLEICHE MITTELS PERMUTATIONSTESTS BEIM FRIEDMAN-TEST

Für die Untersuchung von Behandlungsunterschieden bei K verbundenen
Stichproben wird, wenn sich keine parametrische Verteilungsannahme
rechtfertigen läßt, üblicherweise der Rangtest von FRIEDMAN (1937/
1940) benutzt. Dazu werden N Blöcke gebildet und jede der K Behandlungen wird genau einmal in jedem Block angewandt. Innerhalb eines jeden
Blockes werden dann die K beobachteten Merkmalsausprägungen der Größe
nach geordnet und ihnen die Ränge 1,..,K zugewiesen. Es bezeichne R_{nk}
den Rang des beobachteten Merkmalswertes im n-ten Block unter der
k-ten Behandlung ($1 \leq n \leq N$, $1 \leq k \leq K$).

Der FRIEDMAN-Test testet die Permutations-Globalhypothese

H_0^P: $P(R_{n1} = r_{n1}, \ldots, R_{nK} = r_{nK}) = 1/K!$ für n=1,...,N

für jede mögliche Realisation $(r_{n1}, \ldots, r_{nK})$ von $(R_{n1}, \ldots, R_{nK})$,
d.h. jede mögliche Permutation von $(1, \ldots, K)$.

Verwirft der FRIEDMAN-Test diese Globalhypothese, ist es oftmals wichtig, die Unterschiede genauer zu lokalisieren. Es existieren beispielsweise multiple Testprozeduren, die mittels Permutationstests die
Behandlungen jeweils paarweise miteinander vergleichen (siehe z.B.
HOLLANDER, WOLFE (1973)). Die kritischen Werte dieser Testprozeduren
wurden jedoch auf der Basis der Permutations-<u>Global</u>hypothese H_0^P bestimmt und halten deshalb <u>nicht</u> notwendigerweise das <u>multiple</u> Niveau α
ein (SCHULZ (1983)).

Aus diesem Grund liegt es nahe, statt dessen multiple Abschlußtest-
Prozeduren auf der Basis von solchen Permutations-Einzeltests zu konstruieren, wo nur Permutationen der Ränge der jeweils gerade untersuchten Teilmenge von Behandlungen gleich wahrscheinlich sind. Beispielsweise wäre es so möglich, als Abschlußtest-Prozedur schrittweise
lauter FRIEDMAN-Tests durchzuführen (LEHMACHER, REMMERS, SCHULZ
(1985), REMMERS (1984), SCHULZ (1983)).

Es gibt zwei verschiedene Arten von Permutationshypothesen. Die erste
basiert darauf, daß die ursprünglich für alle Behandlungen 1,..,K
gemeinsam vergebenen Ränge nur unter den für die gerade untersuchte
Hypothese interessierenden Behandlungen permutiert werden. Bei der
zweiten Art werden nur für die jeweils interessierenden Behandlungen
neue Ränge vergeben und diese permutiert.

Für beide Arten von Permutationshypothesen zeigt sich jedoch, daß es
schon für die relativ einfache Situation bei K=3 oder K=4 Behandlungen
nicht mehr möglich ist, die für die Konstruktion von Abschlußtests
erforderliche Durchschnittsabgeschlossenheit der Hypothesenverbände in
einer intuitiv naheliegenden Form zu erreichen.

3.1 PERMUTATION DER URSPRÜNGLICH VERGEBENEN RÄNGE

Wir untersuchen zunächst die Permutationshypothesen, die sich ergeben,
wenn die ursprünglich für alle Behandlungen 1,..,K gemeinsam vergebenen Rangwerte nur jeweils unter den für die gerade untersuchte Hypothese interessierenden Behandlungen permutiert werden (oder auch - je

nach Art des Merkmals X_{nk} - direkt die beobachteten Merkmalswerte vor
der Rangvergabe).

Wir betrachten den entsprechenden Permutationshypothesen-Verband für
K=4 Behandlungen.

Für eine beliebige Teilmenge L c {1,2,3,4} mit $|L|$ = P ≤ 4
- zur Vereinfachung der Nomenklatur sei L = {1 ,.., P} -
wird die Permutationshypothese der ursprünglich vergebenen Ränge
folgendermaßen definiert:

H_L^P: In allen Blöcken n = 1,...,N ist
für jede mögliche Realisation $(r_{n1},...,r_{nP})$ von $(R_{n1},...,R_{nP})$

$P(R_{n1} = r_{n\pi(1)},..., R_{nP} = r_{n\pi(P)})$ gleichwahrscheinlich
für jede Permutation $(\pi(1),...,\pi(P))$ von $(1,...,P)$.

Man würde intuitiv vermuten, daß die folgenden 14 Permutationshypothesen der ursprünglich vergebenen Ränge

$$H_0^P$$

$$H_{123}^P \qquad H_{124}^P \qquad H_{134}^P \qquad H_{234}^P$$

$$H_{12}^P \cap H_{34}^P \qquad H_{13}^P \cap H_{24}^P \qquad H_{14}^P \cap H_{23}^P$$

$$H_{12}^P \qquad H_{13}^P \qquad H_{14}^P \qquad H_{23}^P \qquad H_{24}^P \qquad H_{34}^P$$

einen durchschnittsabgeschlossenen Hypothesenverband bilden.

Dies ist nicht der Fall!
Denn hier sind beispielsweise die Eigenschaften

$$H_{12}^P \cap H_{23}^P = H_{123}^P \qquad \text{oder}$$

$$H_{12}^P \cap H_{13}^P \cap H_{14}^P \cap H_{23}^P \cap H_{24}^P \cap H_{34}^P = H_0^P$$

nicht länger notwendigerweise erfüllt.

Dies läßt sich anhand des folgenden Gegenbeispiels zeigen.

Gegenbeispiel 3.1.1
Sei K=4 und die folgende Permutationsverteilung gegeben
$$P(1,2,3,4) =$$
$$P(2,1,4,3) =$$
$$P(3,4,1,2) =$$
$$P(4,3,2,1) = 1/4,$$

d.h. jeder der 4 möglichen Rangwerte tritt mit positiver Wahrscheinlichkeit unter jeder der 4 Behandlungen auf.

Nicht erfüllt ist aber hier die Permuations-Globalhypothese H_0^P, daß
alle 24 Permutationen gleich wahrscheinlich sind.

Gleichzeitig sind jedoch die sechs Permutations-Elementarhypothesen
H_{12}^P , H_{13}^P , H_{14}^P , H_{23}^P , H_{24}^P , H_{34}^P hier alle erfüllt.

Damit ist gezeigt, daß hier

$$H_{12}^P \cap H_{13}^P \cap H_{14}^P \cap H_{23}^P \cap H_{24}^P \cap H_{34}^P = H_0^P$$

nicht gilt.

Bei diesem Beispiel gilt also die paarweise Vertauschbarkeit der
Rangwerte, nicht aber die globale Vertauschbarkeit der Rangwerte
(d.h. alle 24 Permutationen wären gleichwahrscheinlich).

Ebensowenig ist hier die Permutationshypothese H_{123}^P erfüllt, weil
nämlich
$$P(R_{n1} = 1, R_{n2} = 2, R_{n3} = 3) = 1/4 ,$$
und z.B.
$$P(R_{n1} = 1, R_{n2} = 3, R_{n3} = 2) = 0 .$$

Das bedeutet, daß hier zwar H_{12}^P und H_{23}^P die gegebene Permutationsverteilung erfüllen, gleichzeitig aber H_{123}^P nicht.

Folglich ist der intuitiv naheliegende Permutations-Hypothesenverband
nicht durchschnittsabgeschlossen.

Da bei einer multiplen Abschlußtest-Prozedur alle möglichen Hypothesen-Schnitte getestet werden müssen, müßte der Verband der 14 naheliegenden Hypothesen also noch wesentlich erweitert werden, z.B. um
die Schnitthypothese $H_{12}^P \cap H_{23}^P$ ($\neq H_{123}^P$).

Bei einer "Abschlußtest-Prozedur", die nur die 14 naheliegenden Hypothesen testet und die anderen Schnitt-Hypothesen (z.B. $H_{12}^P \cap H_{23}^P \neq$
H_{123}^P) nicht berücksichtigt, ist eine <u>Kontrolle des multiplen α-Niveaus</u>
<u>nicht mehr gewährleistet</u>.

Wir wollen nun betrachten, welche <u>Auswirkungen</u> es <u>in der Praxis</u> haben
kann, wenn eine "Abschlußtest-Prozedur", die nur den intuitiv naheliegenden Verband der Permutationshypothesen mit den alten Rängen
testet, durchgeführt wird. Dazu wird die Permutations-Globalhypothese
H_0^P mit dem FRIEDMAN-Test (in der herkömmlichen Form) getestet. Für die
restlichen Permutationshypothesen mit alten Rängen läßt sich ein dem
FRIEDMAN-Test ähnlicher Einzeltest herleiten (SCHULZ (1988)).

Betrachten wir dazu noch einmal die Permutationsverteilung aus dem
obigen Gegenbeispiel 3.1.1 für K = 4, wo gezeigt wurde, daß der intuitiv naheliegende Verband der Permutationshypothesen mit alten Rängen
nicht durchschnittsabgeschlossen ist.

Unter der dortigen Permutationsverteilung sind alle sechs Permutations-Elementarhypothesen H_{12}^P, ... , H_{34}^P wahr, die Permutations-
Globalhypothese H_0^P jedoch nicht.
Gleichzeitig ist aber auch die Erwartungswert-Globalhypothese H_0^E
erfüllt.

In Simulationen (REMMERS (1984), LEHMACHER, REMMERS, SCHULZ (1985))
wurde gezeigt, daß der FRIEDMAN-Test sich in Fällen, wo H_0^P falsch und
gleichzeitig aber H_0^E wahr ist, antikonservativ verhält und sein
α-Niveau bis um das doppelte überschreitet, z.B. bei α = 5% in 10 von
100 Fällen verwirft.

Dies impliziert z.B. für den Fall, wo die Permutationsverteilung aus
dem obigen Gegenbeispiel 3.1.1 gilt und H_0^P nicht erfüllt ist, gleichzeitig aber alle sechs Permutations-Elementarhypothesen erfüllt sind
und auch die Rangerwartungswert-Globalhypothese, daß dort die
"Abschlußtest-Prozedur"

- in der Praxis tatsächlich relativ oft die erste Hürde, das Verwerfen der Globalhypothese, nehmen wird,

- etliche Schnitte der Elementarhypothesen niemals zum Niveau α testet bzw. kontrolliert.

Insgesamt weisen die obigen Ausführungen für den Fall von K = 4 Behandlungen darauf hin, daß bei der praktischen Durchführung der "Abschlußtest-Prozedur", tatsächlich des öfteren eine Überschreitung des multiplen Niveaus auftreten könnte.

3.2 PERMUTATION NEU VERGEBENER RÄNGE

Immer wenn eine Teilmenge von M < K Behandlungen untersucht wird, ist zu bedenken, daß die Rangwerte dieser M Behandlungen auch von den Rängen der K-M anderen Behandlungen abhängen. Deshalb erscheint es in solchen Fällen sinnvoll mit <u>neuen Rangwerten</u> R_{nk}^N: $1 \leq R_{nk}^N \leq M$, die nur für die M gerade interessierenden Behandlungen neu vergeben werden, zu arbeiten.

Wir untersuchen nun Eigenschaften entsprechender Permutationshypothesen mit neuen Rängen, die wir mit H^{PN} bezeichnen werden. Dabei zeigt sich jedoch, daß bereits bei K=3 Behandlungen der intuitiv naheliegende Hypothesenverband der Permutationshypothesen mit neuen Rängen

$$H_0^{PN} (= H_{123}^{PN})$$

$$H_{12}^{PN} \qquad H_{13}^{PN} \qquad H_{23}^{PN}$$

<u>nicht</u> notwendigerweise durchschnittsabgeschlossen ist.

Die Permutations-Globalhypothese mit neuen Rängen H_0^{PN} ist natürlich unverändert gleich H_0^P, d.h.

$$H_0^{PN}: P(1,2,3) = P(1,3,2) = P(2,1,3) =$$
$$P(2,3,1) = P(3,1,2) = P(3,2,1) = 1/6 \quad \text{für n=1,..,N.}$$

Die drei Permutations-Elementarhypothesen mit neuen Rängen sind

$$H_{kk'}^{PN}: P(R_{nk}^N=1, R_{nk'}^N=2) = P(R_{nk'}^N=1, R_{nk}^N=2) \quad \text{für n=1,..,N} \quad (1 \leq k < k' \leq 3).$$

Dabei bezeichnet $1 \leq R_{nk}^N \leq 2$ den neuen Rang der k-ten Behandlung

($1 \leq k \leq 3$), der hier jeweils nur für die beiden interessierenden Behandlungen neu vergeben wurde.

Man sieht, daß <u>nicht</u> notwendigerweise

$$H_{12}^{PN} \cap H_{13}^{PN} \cap H_{23}^{PN} = H_{0}^{PN} \qquad \text{gilt.}$$

Beispielsweise bei der Permutationsverteilung, wo in allen N Blöcken

$P(1,2,3) = P(3,2,1) = 1/2$

und alle anderen Permutationen mit Wahrscheinlichkeit 0 auftreten,

sind zwar H_{12}^{PN}, H_{13}^{PN} und H_{23}^{PN} erfüllt, aber nicht H_{0}^{PN}.

Folglich ist der intuitiv naheliegende Hypothesenverband der 4 Permutationshypothesen mit neuen Rängen

$$H_{0}^{PN}$$

$$H_{12}^{PN} \qquad H_{13}^{PN} \qquad H_{23}^{PN}$$

<u>nicht</u> notwendigerweise <u>durchschnittsabgeschlossen</u>.

Da bei einer Abschlußtest-Prozedur alle möglichen Hypothesen-Schnitte getestet werden, müßte hier bereits bei K=3 Behandlungen der intuitiv naheliegende Hypothesenverband um drei Hypothesen erweitert werden. Bei einer "Abschlußtest-Prozedur", die nur die 4 intuitiv naheliegenden Permutationshypothesen mit neuen Rängen testet, ist eine <u>Kontrolle des multiplen α-Niveaus nicht mehr gegeben</u>!

Dies zeigt das folgende

Gegenbeispiel 3.2.1
Eine "Abschlußtest-Prozedur", die nur den intuitiv naheliegenden Permutationshypothesen-Verband mit neuen Rängen testet, überschreitet möglicherweise das multiple Niveau α:

Sei K=3. Für die intuitiv naheliegenden Permutationshypothesen mit neuen Rängen H_{0}^{PN}, H_{12}^{PN}, H_{13}^{PN}, H_{23}^{PN} ist der FRIEDMAN-Test ein geeigneter Niveau-α-Test.

Deshalb ist eine "Abschlußtest-Prozedur", die nur die 4 intuitiv nahe-

liegenden Permutationshypothesen mit neuen Rängen **testet, die fol-**
gende:

I. Teste H_0^{PN} mit dem FRIEDMAN-Test zum Niveau α.

II. Kann H_0^{PN} nicht abgelehnt werden --> STOP.

Wird H_0^{PN} abgelehnt --> Teste weiter H_{12}^{PN}, H_{13}^{PN}, H_{23}^{PN}

je mit dem Vorzeichentest (der hier bei K=2 äquivalent
zum FRIEDMAN-Test ist) zum Niveau α.

Nun gelte die Permutationsverteilung
$$P(1,2,3) =$$
$$P(1,3,2) =$$
$$P(2,3,1) =$$
$$P(3,1,2) = 1/4 \qquad \text{in allen N Blöcken.}$$

Daraus folgt,
daß H_0^{PN} nicht wahr ist, H_{13}^{PN} und H_{23}^{PN} wahr sind, H_{12}^{PN} falsch.

Es ist $E(\bar{R}._1) = 1.75$, $\quad E(\bar{R}._2) = 2.25$, $\quad E(\bar{R}._3) = 2$.

Lehnt der FRIEDMAN-Test die Globalhypothese H_0^{PN} korrekterweise ab
(was bei großem N sehr wahrscheinlich ist), wird jede der 3 Elementar-
hypothesen H_{12}^{PN}, H_{13}^{PN}, H_{23}^{PN} mit dem Vorzeichentest ebenfalls zum Niveau α
getestet.

Dabei ist <u>sowohl</u> die Irrtumswahrscheinlichkeit H_{13}^{PN} fälschlicherweise
zu verwerfen <u>als auch</u> die Irrtumswahrscheinlichkeit H_{23}^{PN} fälschlicherweise zu verwerfen gleich α.

Der wahre Schnitt $H_{13}^{PN} \cap H_{23}^{PN}$ wird nicht (zum Niveau α) getestet.

Unter der gegebenen Permutationsverteilung sind
(R_{n1}^N, R_{n3}^N) und (R_{n2}^N, R_{n3}^N) unabhängig für alle $n = 1, \ldots, N$.

Folglich sind auch die beiden entsprechenden Teststatistiken U_{13} bzw.
U_{23} der Vorzeichentests für H_{13}^{PN} bzw. H_{23}^{PN} unabhängig.

Ein Fehler 1. Art für den wahren Schnitt $H_{13}^{PN} \cap H_{23}^{PN}$ tritt auf, wenn H_{13}^{PN}

und/oder H_{23}^{PN} verworfen werden. D.h. die Wahrscheinlichkeit für einen solchen Fehler 1. Art ist gleich $2\alpha - \alpha^2$ wegen der Unabhängigkeit von U_{13} und U_{23}.

3.3 KONSEQUENZEN FÜR BEIDE ARTEN DER RANG-PERMUTATIONSHYPOTHESEN

3.3.1 "KLASSISCHE" ABSCHLUßTEST-PROZEDUREN UND α-ADJUSTIERUNGEN

Bei beiden Arten der Permutationshypothesen (mit den ursprünglich vergebenen Rängen und mit neu vergebenen) sind die intuitiv naheliegenden
Hypothesenverbände nicht notwendigerweise durchschnittsabgeschlossen.
Daher ist es (ohne Zusatzvoraussetzungen, vgl. Abschnitt 3.3.2) nicht
in sinnvoller Weise möglich, bei der Konstruktion von Abschlußtest-
Prozeduren für multiple Vergleiche beim FRIEDMAN-Test mit einer der
beiden obigen Permutationshypothesen-Arten zu arbeiten. Bei "Abschlußtest-Prozeduren", die jeweils nur den intuitiv naheliegenden Permutationshypothesen-Verband testen, ist eine Kontrolle des multiplen
α-Niveaus nicht gewährleistet.

Aufgrund der obigen Ausführungen liegt die Idee nahe, statt mit der
"klassischen" Abschlußtest-Prozedur mit entsprechenden α-Adjustierun-
gen, wie sie z.B. von SHAFFER (1986) für den Vergleich von Mittelwerten vorgeschlagen wurden, zu testen. Dabei stellt sich jedoch heraus, daß die vorgeschlagenen Adjustierungen des α-Niveaus in der HOLM-
Prozedur sich für den Fall der Permutationshypothesen (sowohl mit
alten als auch mit neuen Rängen) nicht übertragen lassen.

Dies wird im folgenden für die Permutationshypothesen mit alten Rängen
für den Fall von K = 4 Behandlungen verdeutlicht.
Zu testen seien die Permutations-Globalhypothese H_0^P und die sechs
Elementarhypothesen H_{12}^P, H_{13}^P, ..., H_{34}^P.
Im Fall von Mittelwertsvergleichen weiß man, daß wenn die Globalhypothese falsch ist, auch mindestens drei der sechs Elementarhypothesen
ebenfalls falsch sein müssen (siehe z.B. SHAFFER (1986)). Deshalb wird
bei der modifizierten HOLM-Prozedur (bekannterweise) zunächst die Globalhypothese zum Niveau α getestet. Ist dieser Test signifikant, dann
können die zugehörigen P-Werte der Elementarhypothesen schrittweise
direkt mit $\alpha/3$, $\alpha/3$, $\alpha/3$, $\alpha/3$, $\alpha/2$, α verglichen werden.

82

Diese Modifikation der HOLM-Prozedur ist für multiple Vergleiche mittels Permutationshypothesen mit alten Rängen so nicht durchführbar, denn ist die Permutations-Globalhypothese H_0^P verletzt, so bedeutet das nicht notwendigerweise, daß auch nur wenigstens eine der Elementarhypothesen ebenfalls falsch sein muß (vgl. Gegenbeispiel 3.1.1 oben).

Das gleiche gilt analog auch für die Permutationshypothesen mit neuen Rängen. Auch für diese lassen sich Gegenbeispiele finden, die demonstrieren, daß die von SHAFFER für den Vergleich von Mittelwerten vorgeschlagenen Adjustierungen des α-Niveaus in der HOLM-Prozedur für die Permutationshypothesen mit neuen Rängen nicht übertragbar sind.

3.3.2 AUSBLICK

a) Es läßt sich zeigen, daß bei solchen Problemstellungen, bei denen ein lineares Modell vorausgesetzt werden kann, beide oben diskutierte Arten von Permutations-Hypothesenverbänden durchschnittsabgeschlossen sind (SCHULZ (1988)).

b) Es besteht die Möglichkeit, die Permutationshypothesen schärfer zu formulieren:

Für eine beliebige Teilmenge L c {1,...,K} mit |L| = P ≤ K
- zur Vereinfachung der Nomenklatur sei L = {1,..,P} -
wird die verschärfte Permutationshypothese der ursprünglich vergebenen Ränge folgendermaßen definiert

$\tilde{H}_L^P$: In allen Blöcken n = 1,..,N ist für jede mögliche Realisation
$(r_{n1},\cdots, r_{nP}, r_{nP+1},\cdots, r_{nK})$ von $(R_{n1},\cdots, R_{nP}, R_{nP+1},\cdots, R_{nK})$
$P(R_{n1}= r_{n\pi(1)},\cdots, R_{nP}= r_{n\pi(P)}, R_{nP+1}= r_{nP+1},\cdots, R_{nK}= r_{nK})$
gleichwahrscheinlich für jede Permutation
$(\pi(1),..,\pi(P))$ von $(1,..,P)$,

wobei die beobachteten Rangwerte der gerade nicht untersuchten Behandlungen P+1,..., K jeweils festgehalten werden.

Der intuitiv naheliegende Hypothesenverband dieser verschärften Permutationshypothesen $\tilde{H}^P$ ist durchschnittsabgeschlossen (SCHULZ (1988)).

Es gilt $\tilde{H}_L^P \subset H_L^P$,

die Umkehrung gilt jedoch nicht notwendigerweise.

Unter der Zusatzvoraussetzung eines linearen Modells wird die Hypothesenform H_L^P gerade so eingeschränkt, daß sich $\tilde{H}_L^P$ ergibt.

Die Hypothesenart $\tilde{H}_L^P$ hat im Vergleich zu H_L^P eine inhaltlich andere Bedeutung.

Wenn aufgrund der inhaltlichen Fragestellung die Voraussetzung des linearen Modells unpassend erscheint, gleichzeitig aber die verschärften Permutationshypothesen $\tilde{H}^P$ interessieren, können trotzdem - bzw. gerade dann - auch neu vergebene Rangwerte und für H^{PN} konzipierte Teststatistiken für das Durchführen von Abschlußtest-Prozeduren verwendet werden, ohne daß dabei eine Überschreitung des multiplen α-Niveau auftritt (SCHULZ (1988)).

In so einem Fall kann z.B. für K=3 die im Gegenbeispiel 3.2.1 beschriebene Abschlußtest-Prozedur angewendet werden, ohne daß das multiple Niveau α überschritten wird. Der Grund dafür liegt darin, daß zwar beispielsweise der Vorzeichentest speziell die Hypothese H_{kl}^{PN} testet, er aber wegen $\tilde{H}_{kl}^P \subset H_{kl}^{PN}$ automatisch auch ein Niveau-α-Test für $\tilde{H}_{kl}^P$ ist. Die im Gegenbeispiel angeführte Permutationsverteilung kann unter $\tilde{H}_{kl}^P$ gar nicht auftreten.

c) Wenn sowohl die Zusatzvoraussetzung des linearen Modells wie auch die verschärften Permutationshypothesen $\tilde{H}^P$ unpassend erscheinen sollten, kann man

- Entweder bei der Konstruktion von Abschlußtest-Prozeduren für multiple Vergleiche beim FRIEDMAN-Test statt mit den Permutationshypothesen (bzw. den Permutationstests) mit Rangerwartungswert-Hypothesen und entsprechenden χ^2-Teststatistiken arbeiten. Dabei sind zusätzliche Voraussetzungen nicht erforderlich, weil die Durchschnittsabgeschlossenheit der intuitiv naheliegenden Rangerwartungswert-Hypothesenverbände immer gegeben ist. Die entsprechenden χ^2-Teststatistiken können auch bei nicht identisch verteilten Blöcken benutzt werden (SCHULZ (1988)).

- Oder, in Fällen wo es aus inhaltlichen Gründen sinnvoll ist, nicht Rangerwartungswert-Hypothesen, sondern die Permutationshypothesen H^P oder H^{PN} zu verwenden, auf die Abschlußtest-

Strategie verzichten und die gewünschten (Paar-)Vergleiche direkt
mit Hilfe der BONFERRONI-HOLM-Prozedur durchführen.

LITERATUR

FRIEDMAN, M. (1937): The use of ranks to avoid the assumption of nor-
maltiy implicit in the analysis of variance. *J. Amer. Statist.
Assoc.* 32, 675-701.

FRIEDMAN, M. (1940): A comparison of alternative tests of significance
for the problem of m rankings. *Ann. Math. Statist.* 11, 86-92.

HOLLANDER, M., WOLFE, D. A. (1973): Nonparametric statistical methods.
Wiley, New York.

HOMMEL, G. (1985): Multiple Vergleiche mittels Rangtests - Alle Paarvergleiche. In: Pflug, G. (Hrsg.): Neuere Verfahren der Nicht-
parametrischen Statistik. *Springer, Heidelberg.*

HOMMEL, G., LEHMACHER, W., PERLI, H.-G. (1985): Residuenanalyse des
Unabhängigkeitsmodells zweier kategorialer Variablen. In:
Jesdinsky, H. J., Trampisch, H. J. (Hrsg.): Prognose- und
Entscheidungsfindung in der Medizin. 30. Jahrestagung der GMDS,
Düsseldorf. *Springer, Heidelberg.*

KEMPTHORNE, O. (1952): The Design and Analysis of Experiments. *Wiley,
New York.*

LEHMACHER, W., REMMERS, A., SCHULZ, K. (1985): Simulationsergebnisse
über das Verhalten von multiplen FRIEDMAN-Verfahren. 31. Biometrisches Kolloqium der Deutschen Region der Internationalen
Biometrischen Gesellschaft, Bad Nauheim.

MARCUS, R., PERITZ, E., GABRIEL, K. R. (1976): On closed testing procedures with special reference to ordered analysis of variance.
Biometrika 63, 655-660.

MILLER, R. G. (1981): Simultaneous statistical inference. 2. Aufl.,
Springer, New York.

REMMERS, A. (1984): Multiple nichtparametrische Tests in randomisierten Blöcken für K = 3 Behandlungen. Diplom-Arbeit an der Universität Heidelberg, Fachbereich Medizinische Informatik.

PETRONDAS, D. A., GABRIEL, K. R. (1983): Multiple Comparisons by
Rerandomization Tests. *J. Amer. Statist. Assoc.* 384, 949-957.

SCHILLER, K. (1986): Loglineare Modellierung mit dem Abschlußtest.
VVF, München.

SCHULZ, K. (1983): Multiples Testen unter Benutzung von Friedman-
Rangsummen. 29. Biometrisches Kolloquium der Deutschen Region der
Internationalen Biometrischen Gesellschaft, Bad Nauheim.

SCHULZ, K. (1988): Multiple Vergleiche beim FRIEDMAN-Test. Manuskript
in Vorbereitung.

SHAFFER, J. P. (1986): Modified sequentially rejective multiple test
procedures. *J. Amer. Statist. Assoc.* 395, 826-831.

SHUSTER, J. J., BOYETT, J. M. (1979): Nonparametric Multiple Comparison Procedures. *J. Amer. Statist. Assoc.* 74, 379-382.

SONNEMANN, E. (1982): Allgemeine Lösung multipler Testprobleme. *EDV in Med. und Biologie* 13, 120-128.

Dipl.-Math. K. Schulz
GSF-Medis
Ingolstädter Landstraße 1
8042 Neuherberg bei München

Simultane Anwendung aller moeglichen Tests
zu einem vorgelegten Testproblem :
P-Wert Schranken fuer monotone Permutationstests
im 2-Stichprobenproblem

Simultaneous Application of all possible tests
for a given testing problem :
p-bounds for monotone permutation tests
in two sample problems

Bernd Streitberg (Universitaet Hamburg)
Joachim Roehmel (Freie Universitaet Berlin)

Zusammenfassung: Liegen in einem Zweistichprobenproblem keine Vorinformationen über die zu wählende Score-funktion vor ausser der Forderung, daß diese streng monoton in den Beobachtungen sein soll, lassen sich zumindest exakte Schranken für die p-Werte aller möglichen monotonen Tests angeben. Ein Algorithmus zur Berechnung dieser Schranken wird mitgeteilt.

Summary: We consider two-sample problems, where the test statistic is strictly monotone in the observations, but arbitrary otherwise. It is possible to derive exact bounds for the p-values of all such tests. An algorithm for the computation of these bounds for data with arbitrary ties is given.

Keywords: p-Schranken, APL, Ordnungstheorie, monotone Tests, Zweistichprobenproblem, Permutationstests.

(1) Fragestellung

Für biometrische Testprobleme steht häufig nicht nur ein einziger "optimaler" Test zur Verfügung. Will man etwa nichtparametrisch prüfen, ob von 2 parallelen Stichproben die erste "stochastisch größer" ist als die zweite, so sind neben dem bekannten Wilcoxon Rangsummentest noch zahlreiche weitere Tests möglich, die auch praktisch oft angewandt werden. Beispiele sind der Fisher-Pitman Permutationstest, Van der Waerdens X-Test, der Terry-Hoeffding Test, Gastwirths Rangsummentests, Mielke- Tests u.v.a.. Sofern Bindungen in den Daten auftreten, ist bereits die Definition des Wilcoxon-tests nicht eindeutig, da unterschiedliche Vorschläge zur Definition der Ränge für die Bindungsgruppen existieren (etwa mittlere Ränge oder natürliche Ränge, d.h. die Nummern der Bindungsgruppen).

Im Regelfall liegen Verteilungsinformationen, die zu einer rationalen Auswahl eines Tests berechtigen würden, nicht vor. Die Entscheidung für eine bestimmte Teststatistik hat dann einen gewissen Willkürcharakter, der zu dem Vorwurf führen kann, daß die Entscheidung post hoc vorgenommen worden sei. So könnte etwa mit dem Ziel, eine gewisse vorgefasste Hypothese möglichst gut zu bestätigen, nach der Durchführung mehrerer Tests eine Auswahl des "günstigsten" Tests erfolgt sein.

In der folgenden Arbeit geben wir ein Verfahren an, mit dem zu jedem vorgegebenen Datensatz eines parallelen 2-Stichprobenproblems scharfe obere und untere Schranken für die exakten p-Werte aller monotonen Tests gefunden werden können. Bezeichnet p(T) den p-Wert eines Tests T, so gilt also

$$\kappa \leq p(T) \leq \lambda \ ,$$

wobei die Schranken κ, λ auch tatsächlich angenommen werden. In zahlreichen Datensätzen führen bei den üblichen Signikanzniveaus, etwa $\alpha = 0.05$, bereits die Schranken κ, λ zu einer eindeutigen Entscheidung. Nur in solchen Fällen, in denen die Schranken das vorgegebene Signifikanzniveau α einschliessen, sind überhaupt Manipulationsmöglichkeiten vorhanden.

Wir sind der Ansicht, daß in allen Situationen, in denen die Auswahl einer geeigneten Teststatistik kontrovers ist, die Angabe der p-Wert Schranken (von uns kurz als *p-Schranken* bezeichnet) sinnvoll ist, zumal diese Schranken i.a. mit geringerem Rechenaufwand zu bestimmen sind als die exakten p-Werte der Einzeltests.

Herr Sonnemann hat bemerkt, daß die obere p-Schranke λ als multipler p-Wert eines kohärenten multiplen Tests interpretiert werden kann. Um seinen Ausführungen nicht vorzugreifen, wollen wir hier auf diese wichtige Interpretation unseres Ansatzes nicht eingehen. Es ist weiterhin möglich, unser Verfahren auf andere Datensituationen zu übertragen. Für monotone Tests in verbundenen Problemen haben wir dies bereits durchgeführt. Die Darstellung der entsprechenden Resultate soll in einer Nachfolgearbeit geschehen.

(2) Monotone Permutationstests

2.1. Daten des Zweistichprobenproblems

Es liege ein Datenvektor $x = (x_1, \ldots, x_m, x_{m+1}, \ldots, x_{m+n}) \in \mathbb{R}^{m+n}$ mit Beobachtungen eines (m+n)-dimensionalen Zufallsvektors X vor. Dabei sollen die ersten m Beobachtungen zu einer Stichprobe 1, die letzten n Beobachtungen in x zu einer Stichprobe 2 gehören. Formal führen wir die Projektionsabbildungen

$$Q_1: \mathbb{R}^{m+n} \to \mathbb{R}^m \quad \text{mit} \quad Q_1(x) = (x_1, \ldots, x_m)$$

sowie

$$Q_2: \mathbb{R}^{m+n} \to \mathbb{R}^n \quad \text{mit} \quad Q_2(x) = (x_{m+1}, \ldots, x_{m+n})$$

ein, so daß also $Q_1(x)$ den Vektor der Beobachtungen der ersten und $Q_2(x)$ den Vektor der Beobachtungen der zweiten Stichprobe enthält. Es ist $x = (Q_1(x), Q_2(x))$.

Im weiteren Text werden wir der in der Algebra üblichen Konvention einer "klammerfreien" Schreibweise von Abbildungen folgen, also anstelle etwa von $Q_1(x)$ einfach $Q_1 x$ und für die Ausführung einer Abbildung f nach einer Abbildung g anstelle von f∘g kurz fg schreiben, sofern Missverständnisse dadurch nicht zu befürchten sind.

2.2. Verteilungsannahmen und Hypothesen

Ueber die Verteilung von X sei nur das folgende vorausgesetzt:

(1) $Q_1 X$ ist permutationsinvariant
(2) $Q_2 X$ ist permutationsinvariant.

Dabei heisse ein Zufallsvektor $Y = (Y_1, \ldots, Y_k)$ *permutationsinvariant*, wenn Y die gleiche k-dimensionale Verteilung hat wie jede Permutation von Y. Speziell sind dann die eindimensionalen Verteilungsfunktionen von $Y_1, \ldots, Y_k$ alle identisch.

Unter H_0 wird diese Annahme wie folgt verschärft:

H_0: X ist permutationsinvariant.

Wir betrachten einseitige Alternativen der folgenden Form :

H_1: Q_1X ist stochastisch größer als Q_2X.

Dabei heißt ein permutationsinvarianter Vektor Y *stochastisch groesser* als ein permutationsinvarianter Vektor Z, wenn für eine eindimensionale Verteilungsfunktion F einer Zufallsvariable in Y und eine eindimensionale Verteilungsfunktion G einer Zufallsvariable in Z gilt: für alle $t \in \mathbb{R}$ ist $F(t) \leq G(t)$ und für mindestens ein $t \in \mathbb{R}$ ist $F(t) < G(t)$.

2.3 Permutationstests

Sei $\Sigma(m+n)$ die symmetrische Gruppe aller Permutationen
$$\sigma : \{1,..,m+n\} \rightarrow \{1,...,m+n\}.$$
$\Sigma(m+n)$ operiert in natürlicher Weise auf dem $\mathbb{R}^{m+n}$ durch Permutation der Komponenten eines Vektors x :
$$\sigma x = (x_{\sigma^{-1}(1)},...,x_{\sigma^{-1}(m+n)}).$$

Unter H_0 sind alle $(n+m)!$ permutierten Vektoren σx, $\sigma \in \Sigma(m+n)$, gleichwahrscheinlich. Charakteristisch für den Permutationsansatz ist, daß der Datenvektor x als konstanter, fest vorgegebener Vektor angesehen wird, während σ als eine zufällig mit der Wahrscheinlichkeit $1/(n+m)!$ aus $\Sigma(m+n)$ ausgewählte Zufallspermutation betrachtet wird.

Eine Teststatistik t im konventionellen Sinn ist eine messbare Abbildung

$$t:\mathbb{R}^{m+n} \rightarrow \mathbb{R}.$$
Diese induziert eine Permutationsstatistik T
$$T: \Sigma(m+n) \rightarrow \mathbb{R}$$
gemäß
$$T(\sigma) := t(\sigma x),$$
d.h. der Berechnung von t in dem mittels σ permutiertem Datenvektor. Bezeichnet $e \in \Sigma(m+n)$ die identische Permutation mit $ex=x$, so ist der p-Wert $p(T)$ als Anteil aller Permutationen σ definiert, für die $T(\sigma) \geq T(e)$ ist, d.h.

$$p(T) = \frac{1}{(m+n)!} \sum_{\sigma} \{T(\sigma) \geq T(e)\} .$$

Hier und im folgenden zählt fuer eine Aussage a der Ausdruck {a} gleich 1, wenn die Aussage a wahr ist und gleich 0, wenn a falsch ist.

2.4. Symmetrische Permutationstests

Da auch unter H_1 die Beobachtungen innerhalb der beiden Stichproben permutationsinvariant sind, ist es sinnvoll zu fordern, daß die Teststatistik nicht von der Anordnung der Beobachtungen innerhalb der Stichproben abhängt.

Die Aktion der Untergruppe $\Sigma(m)\oplus\Sigma(n)$ von $\Sigma(m+n)$ sei für $\alpha\in\Sigma(m)$ und $\beta\in\Sigma(n)$ durch

$$(\alpha,\beta)x := (\alpha Q_1(x),\beta Q_2(x))$$

definiert. Eine Teststatistik t heißt dann *symmetrisch*, wenn

$$t((\alpha,\beta)x) = t(x).$$

Für die von t induzierte Permutationsstatistik T bedeutet dies, daß

$$T((\alpha,\beta)\sigma) = T(\sigma)$$

für alle $\sigma\in\Sigma(m+n)$, $(\alpha,\beta)\in\Sigma(m)\oplus\Sigma(n)$.

Lemma 1 : Ist T eine symmetrische Permutationsstatistik mit $T(\sigma)=t(\sigma x)$, so existiert eine messbare Abbildung $t_0:\mathbb{R}^m\to\mathbb{R}$ mit

$$T(\sigma)=t_0((Q_1\sigma x)^+),$$

wobei für einen reellen Vektor y dessen Orderstatistik mit y^+ bezeichnet sei.
Beweis: Da T symmetrisch ist, gilt

$$t(\sigma x) = t((Q_1\sigma x)^+,(Q_2\sigma x)^+).$$

Wegen $(\sigma x)^+=x^+$ ist nun jedoch $y:=(Q_2\sigma x)^+$ durch die folgende Vorschrift eindeutig durch $z:=(Q_1\sigma x)^+$ bestimmt: y ergibt sich, wenn man in x^+ die Werte von z löscht. Damit ist t nur noch eine Funktion von z.

Symmetrische Permutationsstatistiken hängen also nur von der Orderstatistik der ersten Stichprobe ab.

2.5. Monotone Permutationstests

Der Test soll die Nullhypothese der Permutationsinvarianz prüfen gegen die Alternative, daß die Beobachtungen in Stichprobe 1 größer als die in Stichprobe 2 sind. Sinnvoll scheinen daher nur solche Teststatistiken, die *monoton* in folgendem Sinne sind: vergrößert man die Werte in der 1.Stichprobe, so nimmt auch die Teststatistik größere Werte an. Dies soll im folgenden präzise definiert werden.

Auf dem $\mathbb{R}^k$ existiert als natürliche Partialordnung die *Produktordnung* : $x \leq_p y$ wenn $x_i \leq y_i$ für alle $i=1,2,\ldots,k$. Unter der Operation von $\Sigma(k)$ ergibt sich daraus in natürlicher Weise die *Schurordnung* :

$$x \leq_s y \text{ falls } x^+ \leq_p y^+.$$

Da symmetrische Statistiken nur von der Orderstatistik der 1. Stichprobe abhängen, induziert die Schurordnung folgende Ordnung auf $\Sigma(m+n)$:

$$\sigma \leq \sigma' \text{ falls } Q_1\sigma x \leq_s Q_1\sigma'x.$$

Dies ist eine Präordnung, d.h. eine reflexive und transitive Relation auf $\Sigma(m+n)$.

Wir verwenden in der üblichen Weise die Bezeichnungen :

$\sigma<>\sigma'$ (σ unvergleichbar σ'), falls weder $\sigma \leq \sigma'$ noch $\sigma' \leq \sigma$

$\sigma\approx\sigma'$ (σ aeqivalent σ'), falls sowohl $\sigma \leq \sigma'$ als auch $\sigma' \leq \sigma$

$\sigma<\sigma'$ falls $\sigma \leq \sigma'$ und nicht $\sigma' \leq \sigma$.

Eine Permutationsstatistik T heißt dann *monoton*, wenn aus $\sigma \leq \sigma'$ folgt : $T(\sigma) \leq T(\sigma')$ und *strikt monoton*, wenn zusätzlich aus $\sigma<\sigma'$ folgt : $T(\sigma)<T(\sigma')$. Im folgenden bezeichne $\mathbb{T}$ die Menge der strikt monotonen und symmetrischen Permutationsstatistiken.

(3) P-Schranken

3.1. Definition der p-Schranken

Für fest, aber beliebig vorgegebenen Datenvektor x, seien die p-Schranken κ und λ durch

$$\kappa = \inf \{ p(T) \mid T \in \mathbb{T} \}$$

bzw.

$$\lambda = \sup \{ p(T) \mid T \in \mathbb{T} \}$$

definiert. Es ist möglich, diese Schranken wesentlich einfacher zu bestimmen, wie das folgende Lemma zeigt. Dieses Lemma ist für die folgenden Resultate von grundlegender Bedeutung.

Lemma 2: Es gilt die explizite Anzahlformel:

$$\lambda = p_2 := 1-(1/(m+n)!)\sum \{\sigma<e\}$$

und

$$\kappa = p_1 := (1/(m+n)!)\sum \{\sigma \geq e\}.$$

Dabei ist jeweils über alle $\sigma \in \Sigma(m+n)$ zu summieren.

Beweis: Es gilt für alle $T \in \mathbb{T}$

$$T(\sigma) \geq T(e) \text{ falls } \sigma \geq e,$$

also

$$\{T(\sigma) \geq T(e)\} \geq \{\sigma \geq e\}.$$

Durch Mittelung über die Gruppe folgt daraus

$$p(T) \geq p_1.$$

Zum Nachweis, daß die Schranke p_1 tatsächlich angenommen wird, wählt man ein $T \in \mathbb{T}$ mit der Eigenschaft $0 < T(\sigma) < 1$ für alle $\sigma \in \Sigma(m+n)$ – wegen der Endlichkeit von $\Sigma(m+n)$ existieren in $\mathbb{T}$ derartige Statistiken – und definiert T_1 durch

$$T_1(\sigma) := \{\sigma \geq e\} + T(\sigma).$$

Mit T ist dann auch $T_1 \in \mathbb{T}$. Aus $\sigma' \geq \sigma$ folgt nämlich

$$\{\sigma' \geq e\} \geq \{\sigma \geq e\},$$

also ist dann

$$T_1(\sigma') - T_1(\sigma) = \{\sigma' \geq e\} - \{\sigma \geq e\} + T(\sigma') - T(\sigma) \geq 0.$$

Es gilt $p(T_1) = p_1$. Dazu ist zu zeigen, daß

$$\{T_1(\sigma) \geq T_1(e)\} = \{\sigma \geq e\}.$$

Man hat sofort

$$\begin{aligned} T_1(\sigma) - T_1(e) &= T(\sigma) - T(e) + \{\sigma \geq e\} - \{e \geq e\} \\ &= (T(\sigma) - T(e) - 1) + \{\sigma \geq e\}. \end{aligned}$$

Dies ist wegen $T(\sigma) - T(e) < 1$ genau dann nichtnegativ, wenn $\sigma \geq e$.

Die Behauptung über λ wird analog bewiesen: Zunächst ist für $T \in \mathbb{T}$

$$T(\sigma) < T(e) \text{ falls } \sigma < e.$$

Also ist

$$\{T(\sigma) \geq T(e)\} = 1 - \{T(\sigma) < T(e)\} \leq 1 - \{\sigma < e\}.$$

Mittelung über die Gruppe liefert

$$p(T) \leq p_2.$$

Die obere Schranke wird von der Statistik T_2 mit

$$T_2(\sigma) := T(\sigma) - \{\sigma < e\},$$

angenommen, wobei T wie oben gewählt wird. Da aus $\sigma' \geq \sigma$ folgt:

$$\{\sigma < e\} \geq \{\sigma' < e\},$$

ist $T_2 \in \mathbb{T}$. Es gilt

$$T_2(\sigma) - T_2(e) = T(\sigma) - T(e) - \{\sigma < e\}.$$

Dies ist negativ, falls $\sigma < e$ und andernfalls nichtnegativ. Also gilt

$$\{T_2(\sigma) \geq T_2(e)\} = 1 - \{\sigma < e\},$$

woraus durch Mittelung über die Gruppe folgt

$$p(T_2) = p_2.$$

3.2. Darstellung mittels der Bindungsgruppen

Die Berechnung der p-Schranken wird vereinfacht, wenn man den beobachteten Datenvektor durch die Häufigkeiten der aufgetretenen Werte beschreibt. Seien in x die Werte $w_1, \ldots, w_k$ mit $w_1 < w_2 < \ldots < w_k$ mit den absoluten Häufigkeiten $(N_1, \ldots, N_k)$ vorgekommen. Eine symmetrische Teststatistik hängt dann, bei gegebenen Werten $w_1, \ldots, w_k$,nur von den absoluten Häufigkeiten $a = (a_1, \ldots, a_k)$ dieser Werte in der 1.Stichprobe ab. Es gilt $a_1 + a_2 + \ldots + a_k = m$ und $N_1 + N_2 + \ldots + N_k = N := m + n$. Wollen wir die Abhängigkeit der Häufigkeiten a von x zum Ausdruck bringen, schreiben wir $a = a(x)$.

Betrachten wir drei Beispiele für derartige Teststatistiken als Funktionen g des Häufigkeitsvektors a:

(1) **Natuerlicher Rangtest:**

$$g_1(a) = \Sigma \, s \, a_s$$

(2) **Wilcoxon Rangsummentest mit Durchschnittsraengen:**

$$g_2(a) = \Sigma \, r_s a_s$$

wobei

$$r_s = (1 + N_s)/2 + N_1 + \ldots + N_{s-1}$$

(3) **Fisher-Pitman Randomisierungstest:**

$$g_3(a) = \Sigma \, w_s a_s$$

Zu summieren ist dabei jeweils über alle Bindungsgruppen $s = 1, \ldots, k$.

Die in 2.5. definierte Ordnungsrelation auf $\Sigma(N)$ ist nur eine Präordnung, d.h. nicht notwendig antisymmetrisch. Eine kanonische Konstruktion für Präordnungen ist der Uebergang zu den Aequivalenzklassen der Präordnung. Da $a(x)$ die Orderstatistik der 1.Stichprobe eineindeutig charakteristiert, ist offenbar $\sigma \approx \sigma'$ genau dann, wenn $a(\sigma x) = a(\sigma' x)$. Die Menge **A** der Aequivalenzklassen kann also mit der Menge aller möglichen Häufigkeitsvektoren der 1.Stichprobe identifiziert werden, d.h. es gilt

$$A = \{(a_1, \ldots, a_k) \mid a_s \in \mathbb{N}_0, a_s \leq N_s \text{ für } s = 1, \ldots, k, \Sigma a_s = m\}.$$

Bezeichnet [a] die Menge aller $\sigma \in \Sigma(N)$ mit $a(\sigma x) = a$, so gilt für den Umfang der Aequivalenzklasse [a] offenbar:

$$|[a]| = \binom{N_1}{a_1} \binom{N_2}{a_2} \ldots \binom{N_k}{a_k} \, m! \, (N-m)!.$$

Wir setzen

$$q(a):= |[a]|/N! \quad.$$

Die Präordnung auf $\Sigma(N)$ induziert kanonisch folgende Ordnung auf A: für $a,b \in A$ sei $a \leq b$ wenn $\sigma,\sigma' \in \Sigma(N)$ existieren mit $\sigma \leq \sigma'$ und $a(\sigma x)=a$, $a(\sigma' x)=b$.

Sei für einen Vektor $c=(c_1,\ldots,c_k) \in \mathbb{R}^k$ die Differenzabbildung Δ durch

$$d:= \Delta c = (c_1, c_2-c_1, \ldots, c_k-c_{k-1})$$

definiert. Δ ist eine invertierbare lineare Abbildung und es gilt

$$c = \Delta^{-1}d = (d_1, d_1+d_2, \ldots, d_1+d_2+\ldots+d_k),$$

d.h. $\Delta^{-1}d$ ist der Vektor der kumulierten Summen von d. Ist $d \in A$, so ist die empirische Verteilungsfunktion der 1.Stichprobe durch

$$F(w_s)=(1/m)(\Delta^{-1}d)_s$$

gegeben.

Lemma 3 : Es gilt $a \leq b$ genau dann, wenn ein nichtnegativ ganzzahliger Vektor $c=(c_1, c_2, \ldots, c_{k-1}, 0)$ existiert mit

$$a = b+\Delta c.$$

Beweis: Offenbar entsteht aus $b \in A$ ein $a \leq b$ genau dann, wenn Häufigkeiten von höheren zu niedrigeren Bindungsgruppen transportiert werden. Dies bedeutet, daß $a \leq b$ genau dann, wenn $\Delta^{-1}a \geq_p \Delta^{-1}b$,

also

$$\Delta^{-1}a = \Delta^{-1}b+c$$

für einen nichtnegativen Vektor c. Ganzzahligkeit und das Verschwinden der letzten Komponente von c ergibt sich aus der Forderung, daß mit $b \in A$ auch $a \in A$ sein soll, als notwendige, jedoch nicht unbedingt hinreichende Bedingung.

3.3. Ein Algorithmus zur Berechnung der p-Schranken.

Die praktische Berechnung der p-Schranken kann auf die Multiplikation von Bandmatrizen reduziert werden. Wir definieren Toeplitz-Matrizen $G_s=(g_{ij}^s \mid i,j \in \mathbb{N}_0)$ für $s=1,2,\ldots,k$ durch :

$$g_{ij}^s = \begin{pmatrix} N_s \\ a_s+i-j \end{pmatrix}$$

und setzen

$$G(a)=(g_{ij} \mid i,j \in \mathbb{N}_0):=(m!(N-m)!/N!)G_1 G_2 \ldots G_k.$$

Dann gilt

Lemma 4 : Sei a=a(x). Die p-Schranken ergeben sich durch

$$\kappa = g_{00}(a)$$

und

$$\lambda = (1+|[a]|/N!)-g_{00}(b)$$

wobei $b=(b_1,\ldots,b_k)$ mit $b_s=N_s-a_s$ für $s=1,2,\ldots,k$.

Beweis: Auf Grund von Lemma 2 gilt nach der Zusammenfassung in Aequivalenzklassen:

$$\kappa = \Sigma \{a'\geq a\} \ q(a'),$$

wobei die Summation sich über alle $a'\in A$ erstreckt. Mit Lemma 3 ist dies gleich einer Summe über alle nichtnegativ ganzzahligen Vektoren c $=(c_1,c_2,\ldots,c_{k-1},0)$:

$$\kappa = \Sigma \ q(a+\Delta c).$$

Man beachte, daß $q(a+\Delta c)=0$ falls nicht $a+\Delta c\in A$. Mit der Definition von G ergibt dies den ersten Teil der Behauptung.

Für den zweiten Teil der Behauptung folgert man aus Lemma 2 die nachstehenden Darstellungen von λ als Summationen über die Aequivalenzklassen $a'\in A$:

$$\lambda = \Sigma \ \{a'\geq a \ \text{oder} \ a'<>a\} \ q(a')$$
$$= \Sigma \ \{\text{nicht} \ a'<a\} \ q(a')$$
$$= (\ 1-\Sigma \ \{a'\leq a\}q(a') \ )+q(a)$$
$$= 1+q(a)-g_{00}(b).$$

In der praktischen Anwendung des Lemmas können offenbar Rechenvorteile durch Ausnutzung der Bandstruktur der Matrizen G_s erzielt werden. Mit Hilfe der im Anhang mitgeteilten APL-Funktionen berechnen wir die p-Schranken routinemäßig für sämtliche in der Biometrie auftretenden Stichprobengrößen.

Beispiele: In den folgenden Datensätzen ist jeweils N=30 und $(N_1,N_2,N_3)=(10,10,10)$. Für a=(3,4,8) ist $\kappa=0.0130$ und $\lambda=0.0342$, d.h. für $\alpha=0.05$ führen sämtliche monotonen Tests zur Ablehnung von H_0. Für a=(4,4,7) lehnt wegen $\kappa=0.0876$ und $\lambda=0.1687$ kein monotoner Permutationstest ab. Im Fall a=(3,5,7) ergeben die Schranken $\kappa=0.0447$ und $\lambda=0.0688$ keine eindeutige Entscheidung.

(4) Appendix: APL-Funktionen zur Berechnung von p-bourds

Hauptfunktion ist PBOUNDS, die Funktionen GREKURS und GMAT sind
Unterprogramme. Das explizite Resultat von PBOUNDS ist der Vektor (κ,λ), das
linke Argument ist der Vektor $(N_1,\ldots,N_k)$, das rechte Argument der Vektor
$a=(a_1,\ldots,a_k)$. Man erhält etwa die p-bounds für das erste Beispiel mit Hilfe
des Aufrufs

```
       10 10 10 PBOUNDS 3 4 8
```

```
      ∇ P←N PBOUNDS A
[1]   ⍝
[2]   ⍝  ┌─────────────────────────────────────────────────────────┐
[3]   ⍝  │ A is vector of absolute frequencies in sample 1          │
      ⍝  │ N is vector of absolute frequencies in both samples      │
[4]   ⍝  │ of ordered categories 1,2,...,k                          │
[5]   ⍝  │ P contains the lowest and highest p-value obtainable by all │
[6]   ⍝  │ strictly monotone permutation tests.                     │
[8]   ⍝  └─────────────────────────────────────────────────────────┘
[9]    P←N GREKURS A
[10]   P←P,(1+(×/A!N)÷(+/A)!+/N)-N GREKURS N-A
      ∇
```

```
      ∇ P←N GREKURS A;I;M;R
[1]   ⍝  ┌──────────────────────────────────────────────────┐
[2]   ⍝  │ RECURSIVE COMPUTATION OF BAND MATRIX PRODUCT      │
[3]   ⍝  │ N=(N1,N2,...,NK)                                  │
[4]   ⍝  │ A=(A1,A2,...,AK)                                  │
[5]   ⍝  └──────────────────────────────────────────────────┘
[6]    I←ρN←,N ◊ A←,A
[7]    P←,(N[I],A[I])GMAT(R←1+N[I]-A[I]),1
[8]   LOOP:→(1>I←I-1)/END
[9]    R←(N[I]-A[I])+ρP
[10]   P←((N[I],A[I])GMAT R,ρP)+.×P
[11]   →LOOP
[12]  END:P←(1↑,P)÷(+/A)!(+/N)
      ∇
```

```
      ∇ G←NA GMAT M;N;A
[1]   ⍝  ┌──────────────────────────────────────────────────┐
[2]   ⍝  │ DEFINITION OF A SINGLE BAND-MATRIX                │
[3]   ⍝  │ with M[1] columns and M[2] rows                   │
[4]   ⍝  │ where M[1]=M[2] if M is a singleton               │
[5]   ⍝  │ NA[1]= N    NA[2]=A                               │
[6]   ⍝  └──────────────────────────────────────────────────┘
[7]    M←2ρM ◊ G←(⍳M[1])∘.-⍳M[2]
[8]    G←G+M[2]
[9]    N←NA[1] ◊ A←NA[2]
[10]   G←(((A-M[2])+⍳¯1++/M)!N)[G]
      ∇
```

Danksagung: Wir möchten uns bei Herrn Dr.Unkelbach von der Firma Merck bedanken, der das praktische Problem gestellt hat, welches zu den hier mitgeteilten Begriffsbildungen und Resultaten geführt hat.

Anschrift der Autoren:

Prof.Dr.Bernd Streitberg
Kurfürstendamm 155b
1000 BERLIN 31

Prof.Dr.Joachim Röhmel
AFB Berlin
Kurfürstendamm 217
1000 BERLIN 12

DISKUSSION

E. SONNEMANN

Universität Trier

Für einunddieselbe Nullhypothese H_o stehen mehrere gute Niveau-α-Tests φ_T, $T \in \mathcal{T}$, zur Verfügung in der Gestalt

$$\varphi_T = \left\{ \begin{array}{l} 1 \\ 0 \end{array} \right., \; p(T) \begin{array}{l} \leq \\ > \end{array} \alpha$$

mit den Überschreitungswahrscheinlichkeiten $p(T)$ der Prüfstatistiken $T \in \mathcal{T}$. Streitberg und Röhmel stellen sich die Frage, wann alle Tests H_o ablehnen und wann keiner. Sie geben die Antwort durch explizite Formeln zur Berechnung von

$$\lambda := \sup\{p(T) \,|\, T \in \mathcal{T}\} \quad \text{und} \quad \kappa := \inf\{p(T) \,|\, T \in \mathcal{T}\}$$

unter ihren speziellen Voraussetzungen für H_o und die Statistiken T.

Spaßeshalber definiere man die Hypothesenfamilie

$$\mathcal{H} := \{H_o^T \,|\, T \in \mathcal{T}\} \quad \text{mit} \quad H_o^T := H_o$$

und interpretiere das Ganze als multiples Testproblem. Bei der Suche nach einem Test zum multiplen Niveau α für $\mathcal{H}$ kann man sich auf kohärente Tests $\psi = (\psi_T : T \in \mathcal{T})$ beschränken, und für die müssen alle ψ_T identisch sein (s. Sonnemann, Finner (1988), in diesem Band). Wendet man dementsprechend formal das Abschlußprinzip an, um aus dem Test $\varphi = (\varphi_T : T \in \mathcal{T})$ zum lokalen Niveau α für die $\cap$-abgeschlossene Familie $\mathcal{H}$ einen kohärenten Test zu konstruieren, so erhält man

$$\psi_T = \psi_\lambda = \inf \{\varphi_T \,|\, T \in \mathcal{T}\} = \left\{ \begin{array}{l} 1 \\ 0 \end{array} \right., \; \lambda \begin{array}{l} \leq \\ > \end{array} \alpha \;.$$

Dieser Test ψ_λ ist ein i.a. erzkonservativer Test zum Niveau α für H_o und liefert damit einen Grund mehr, vom Mitführen identischer Hypothesen in einem multiplen Testproblem abzuraten.

Aber ψ_λ läßt sich nachträglich ersetzen durch

$$\psi_\lambda^* := \left\{ \begin{array}{ll} 1 & < \\ \gamma^*, & \lambda = \alpha^* \ , \\ 0 & > \end{array} \right.$$

wobei γ^* und α^* so bestimmt werden, daß das vorgegebene Niveau α ausgeschöpft wird. Im konkreten Problem von Streitberg und Röhmel lassen sich γ^* und α^* dank der Formel für λ (jeweils in Abhängigkeit der gegebenen Stichprobe x) einfach berechnen.

Eine andere Möglichkeit einen "Globaltest" für H_O zu konstruieren, der alle gegebenen Tests φ_T, $T \in \mathcal{T}$, berücksichtigt, liefert das Vereinigungsdurchschnittsprinzip für $H_O = \bigcap_{T \in \mathcal{T}} H_O^T$. Man vereinigt die kritischen Bereiche der φ_T und erhält so den Test

$$\psi_\kappa := \sup\{\varphi_T | T \in \mathcal{T}\} = \left\{ \begin{array}{ll} 1 & \leq \\ & , \kappa \quad \alpha \ . \\ 0 & > \end{array} \right.$$

Den kritischen Wert α von ψ_κ hat man nach unten zu korrigieren, um das Niveau α zu halten. Man ersetzt also ψ_κ durch

$$\tilde{\psi}_\kappa := \left\{ \begin{array}{ll} 1 & < \\ \tilde{\gamma}, & \kappa = \tilde{\alpha} \\ 0 & > \end{array} \right.$$

und wählt wieder $\tilde{\gamma}$ und $\tilde{\alpha}$, um α auszuschöpfen.

Kehren wir zur Ausgangssituation zurück, in der viele gute Rangtests φ_T, $T \in \mathcal{T}$, für H_O bekannt sind, wegen mangelnder Verteilungsinformationen aber keine Auswahl eines einzelnen begründet werden kann, so bin ich geneigt, den Test $\tilde{\psi}_\kappa$ zu empfehlen – für unverbesserliche Praktiker auch in seiner nicht-randomisierten konservativen Variante. Ihm gebe ich als $\bigcap$-Test den Vorzug gegenüber ψ_λ^* allein deswegen, weil er mich z.B. an den F-Test und den Spannweiten-Test im ANOVA-Problem oder an Roys λ_{max}-Test im MANOVA-Problem erinnert. Wichtig erschiene mir, die Güte beider Tests mit der des adaptiven Hogg-Tests zu vergleichen (s. Büning 1983).

BÜNING, H. (1983). Adaptive verteilungsfreie Tests. *Statist. Hefte* **24** 47-67.

IMPROVEMENTS OF GENERAL MULTIPLE
TEST PROCEDURES FOR REDUNDANT
SYSTEMS OF HYPOTHESES

B. Bergmann, G. Hommel

Institut für Medizinische Statistik und Dokumentation
Universität Mainz

Summary

In the present paper it is investigated what kinds of improvements of general multiple test procedures are possible when informations about "redundancies" (logical dependencies) in the system of hypotheses are used completely or partially. For the case of equal weights for the elementary tests several improved "static" procedures are given, including Shaffer's (1986) "MSRB procedure". If unequal weights are allowed, one obtains four different "dynamic" improvements of Holm's (1979) procedure which become, in ascending sequence, more and more powerful, but also more extensive for computation. Some practicable algorithms are proposed which can be used in a corresponding computer program performing multiple tests "automatically". Finally, the application in model search is discussed.
The proofs not given in this paper as well as numerous additional examples can be found in Bergmann (1987).

VERBESSERUNGEN ALLGEMEINER MULTIPLER TESTPROZEDUREN
FÜR REDUNDANTE HYPOTHESENSYSTEME

Zusammenfassung

In dieser Arbeit wird untersucht, welche Verschärfungen allgemeiner multipler Testprozeduren möglich sind, wenn die Kenntnis von "Redundanzen" (logischen Abhängigkeiten) im Hypothesensystem ganz oder teilweise ausgenutzt wird. Für den Fall gleicher Gewichtung der Elementartests werden mehrere verbesserte "statische" Prozeduren angegeben, unter denen sich auch die "MSRB-Prozedur" von Shaffer (1986) befindet. Läßt man auch ungleiche Gewichtung zu, so erhält man vier verschiedene "dynamische" Verbesserungen der Prozedur von Holm (1979), die in aufsteigender Reihenfolge immer trennschärfer, aber auch immer rechenaufwendiger werden. Es werden praktikable Algorithmen vorgestellt, die in einem entsprechenden Computerprogramm beim "automatischen" multiplen Testen verwendet werden können. Schließlich wird die Anwendung auf dem Gebiet der Modellprüfungen diskutiert.
Die in dieser Arbeit nicht angegebenen Beweise sowie zahlreiche weitere Beispiele findet man bei Bergmann (1987).

Keywords: General multiple test procedures, redundancy, Bonferroni inequality, modified stagewise rejective procedures, static procedures, dynamic procedures, model search, "automatical" multiple testing.

Schlüsselwörter: Allgemeine multiple Testprozeduren, Redundanz, Bonferroni-Ungleichung, modifizierte schrittweise ablehnende Prozeduren, statische Prozeduren, dynamische Prozeduren, Modellsuche, "automatisches" multiples Testen.

1. INTRODUCTION AND NOTATIONS

1.1 Redundant and exhaustive systems of hypotheses

Let there be given, in a statistical space $(\mathfrak{X}, \mathcal{B}, \{P_\vartheta : \vartheta \in \Theta\})$, n test problems H_{0i} against H_{1i}, with $H_{0i} \cup H_{1i} = \Theta$, $i=1,\ldots,n$ $(n \geq 2)$. The H_{0i} are called the "elementary (null) hypotheses" (= "interesting" hypotheses, not necessarily maximal; cf. Hommel, 1986). We denote by $\mathfrak{P}$ the power set of $\{1,\ldots,n\}$, and we define for all $I \in \mathfrak{P}$: $H_o^I = \cap \{H_{0i} : i \in I\}$. $\mathfrak{H} = \{H_o^I : I \in \mathfrak{P}\}$ is the closed system of hypotheses. If $\mathfrak{P}'$ is any given subset of $\mathfrak{P}$ and $I \in \mathfrak{P}'$, we say that H_o^I is redundant (in $\mathfrak{P}'$), if H_o^I is empty or $H_o^I = H_o^J$ for some $J \in \mathfrak{P}'$, $J \neq I$. The system $\mathfrak{H}' = \{H_o^I : I \in \mathfrak{P}'\}$ is said to be redundant, if there exists at least one redundant H_o^I, $I \in \mathfrak{P}'$.

An index set $I \in \mathfrak{P}$ is called exhaustive, if H_o^I is nonempty and for all $J \in \mathfrak{P}$ with $H_o^I = H_o^J$ it follows that $I \supseteq J$. $\mathfrak{P}_{EI}$ is the set of all exhaustive index sets $I \in \mathfrak{P}$. The k-th layer is the set of all $I \in \mathfrak{P}$ with $|I| = k$ $(k=0,\ldots,n)$; it is called exhaustive if there exists at least one $I \in \mathfrak{P}_{EI}$ with $|I| = k$. EL is the set of all k, $0 \leq k \leq n$, for which the k-th layer is exhaustive; $\mathfrak{P}_{EL}$ is the set of all $I \in \mathfrak{P}$ with $|I| \in$ EL. Further, we define $t_i := \max\{j \in EL: j \leq n-i+1\}$, $i=1,\ldots,n$.

Example 1: All pairwise comparisons of 4 parameters μ_1, μ_2, μ_3, μ_4. We have n=6 elementary null hypotheses $H_{01}: \mu_1 = \mu_2$, $H_{02}: \mu_1 = \mu_3$, $H_{03}: \mu_1 = \mu_4$, $H_{04}: \mu_2 = \mu_3$, $H_{05}: \mu_2 = \mu_4$, $H_{06}: \mu_3 = \mu_4$.
$\mathfrak{P}_{EI} = \{\{1,\ldots,6\}, \{1,2,4\}, \{1,3,5\}, \{2,3,6\}, \{4,5,6\}, \{1,6\}, \{2,5\},$
$\{3,4\}, \{1\},\ldots, \{6\}, \emptyset\}$;
EL = $\{0,1,2,3,6\}$, i.e. the 4th and the 5th layer are not exhaustive;
$t_1 = 6$, $t_2 = t_3 = t_4 = 3$, $t_5 = 2$, $t_6 = 1$.

Example 2: Testing for the degree of a polynomial $\beta_0 + \beta_1 X + \beta_2 X^2 + \beta_3 X^3$.
We consider the $n = 3$ elementary null hypotheses $H_{01}: \beta_1 = \beta_2 = \beta_3 = 0$,
$H_{02}: \beta_2 = \beta_3 = 0$, $H_{03}: \beta_3 = 0$.
Here, $\mathfrak{P}_{EI} = \{\ \{1,2,3\},\ \{2,3\},\ \{3\},\ \emptyset\ \}$, and $EL = \{0,1,2,3\}$, i.e. though
there exist non-exhaustive index sets, all layers are exhaustive, and
$t_i = n - i + 1$, $i = 1, \ldots, n$.

1.2 Closed test procedures

We give some results which are necessary for the following.

Let there be given a (non-randomized) multiple test procedure
$\phi = (\phi_I : I \in \mathfrak{P})$. ϕ is called coherent, if $H_0^I \subseteq H_0^J$ implies $\phi_I \geq \phi_J$
(Gabriel, 1969); it is called quasi-coherent, if $I \supseteq J$ implies $\phi_I \geq \phi_J$
(Hommel, 1986).

Remark: If ϕ is quasi-coherent and $H_0^I = H_0^J$ implies $\phi_I = \phi_J$, then ϕ is
coherent.

Theorem: Let there be given a subset $\mathfrak{P}_M \subseteq \mathfrak{P}$ with $\mathfrak{P}_{EI} \subseteq \mathfrak{P}_M$, and α,
$0 \leq \alpha \leq 1$.

If ϕ is quasi-coherent and all ϕ_I, $I \in \mathfrak{P}_M$, control the local level α
(i.e. $P_\vartheta(\phi_I = 1) \leq \alpha$ for all $\vartheta \in H_0^I$), then ϕ controls the multiple level
α (i.e. $P_\vartheta(\ \bigcup_I \{\phi_I = 1: \vartheta \in H_0^I, I \in \mathfrak{P}\}) \leq \alpha$ for all $\vartheta \in \theta$).

Proof: (We are indebted to J. Röhmel for the following short version)
Let ϑ_0 be the "true" parameter, $\mathfrak{P}_0 := \{I \in \mathfrak{P}: \vartheta \in H_0^I\}$,

$I_0 := \bigcup \{I: I \in \mathfrak{P}_0\}$, then $I_0 \in \mathfrak{P}_0$. Define, for all $I \in \mathfrak{P}$, $W_I := \{\phi_I = 1\}$.
For all $I \in \mathfrak{P}_0$, one has $I \subseteq I_0$, and, by quasi-coherence, $W_I \subseteq W_{I_0}$; hence
it follows that $W_{I_0} = \bigcup \{W_I: I \in \mathfrak{P}_0\}$. By definition of $\mathfrak{P}_{EI}$, there exists
a $J_0 \in \mathfrak{P}_{EI}$ with $I_0 \subseteq J_0$ and $H_0^{I_0} = H_0^{J_0}$. Therefore, $\vartheta_0 \in H_0^{J_0}$, and one has
$J_0 \in \mathfrak{P}_0$, i.e. $J_0 \subseteq I_0$ resp. $J_0 = I_0$. Since $\mathfrak{P}_{EI} \subseteq \mathfrak{P}_M$, ϕ_{J_0} controls the
local level α and one obtains

$$P_\vartheta\ (\ \bigcup \{W_I\ :\ I \in \mathfrak{P}_0\}) = P_{\vartheta_0}\ (W_{J_0}) \leq \alpha.$$

$\cdot / .$

A closed test procedure by enforcing quasi-coherence has been given by
Hommel (1986). Now we obtain, by application of the Theorem, the
following sharpening modification.

<u>Corollary:</u> Let there be given $\mathfrak{P}_{EI} \subseteq \mathfrak{P}_M \subseteq \mathfrak{P}$ and α, $0 \leq \alpha \leq 1$. Assume that all ϕ_I, $I \in \mathfrak{P}_M$, control the local level α.

Define a multiple test procedure $\psi = (\psi_I : I \in \mathfrak{P})$ by

$$\psi_I := \inf \{\phi_J : I \subseteq J, \; J \in \mathfrak{P}_M\} \text{ for all } I \in \mathfrak{P}.$$

Then, ψ is quasi-coherent and controls the multiple level α.
If $\mathfrak{P}_M = \mathfrak{P}_{EI}$, ψ is coherent.

<u>Proof:</u> By construction, ψ is quasi-coherent and the Theorem can be applied.
For $\mathfrak{P}_M = \mathfrak{P}_{EI}$, the coherence can be shown by using the above Remark.
$\cdot/.$

In the following, the Corollary is applied particularly for $\mathfrak{P}_M = \mathfrak{P}$, $\mathfrak{P}_{EL}$ or $\mathfrak{P}_{EI}$.

1.3 Limitation of the problem

In the following, we construct multiple test procedures which are always based on <u>general</u> local tests ϕ_I using only the p-values $p_i, i \in I$ (where p_i are random variables with $P_\vartheta(p_i \leq \alpha) \leq \alpha$ for all $\alpha \in [0,1]$, $\vartheta \in H_{0i}$, $i=1,\ldots,n$). Generally (except of 2.2 and 2.3), the ϕ_I are weighted Bonferroni overall tests; the weights for $H_{01},\ldots, H_{0n}$ are

$$\alpha_1,\ldots, \alpha_n > 0 \text{ with } \sum_{i=1}^{n} \alpha_i = \alpha \leq 1.$$

We define the "weighted p-values" as $y_i := p_i/\alpha_i$. By $SP(p_{(i)} | c_1,\ldots,c_n) = SP(c_1,\ldots,c_n)$ resp. $SP(y_{(i)} | d_1,\ldots,d_n)$ we denote the stagewise rejective multiple test procedures which reject $H_{0(i)}$, $i = 1,\ldots, n$, if $p_{(j)} \leq c_j$ resp. $y_{(j)} \leq d_j$ for $j = 1,\ldots, i$ (where $p_{(i)}, y_{(i)}$ are the ordered p- resp. y-values and $H_{0(i)}$ the corresponding null hypotheses).

Given a multiple test procedure $\psi = (\psi_I : I \in \mathfrak{P})$ depending only on the y-values $y_1,\ldots,y_n$, we say that ψ is static iff it is invariant under permutations of $y_1,\ldots,y_n$ (i.e. a permutation of $(y_1,\ldots,y_n)$ leads to the corresponding permutation of $(\psi_1,\ldots,\psi_n)$); otherwise ψ is called dynamic. The advantage of static procedures is that it is only necessary to know the y-values (or p-values, in the case of equal weights), but not to which specific hypotheses they refer.

2. STATIC MULTIPLE TEST PROCEDURES

In this chapter some general static procedures are given. All these procedures are based on unweighted overall tests ϕ_I as described by Hommel (1983) or Röhmel/Streitberg (1987); the application requires only knowledge of EL and not of $\mathfrak{P}_{EI}$.

2.1 The Bonferroni-Holm-Shaffer procedure

If for each H_o^I an (unweighted) Bonferroni overall test is performed and the Corollary of Chapter 1.2 with $\mathfrak{P}_M = \mathfrak{P}_{EL}$ is applied, one obtains the "modified sequentially rejective Bonferroni" (MSRB) procedure of Shaffer (1986). It can be written as $SP(\alpha/t_1,\ldots,\alpha/t_n)$.

2.2 The multiple Rüger procedure

Let there be given an integer $k \geq 2$, and define $k_I = \max\{1; k+|I|-n\}$ for all $I \in \mathfrak{P}$. As overall tests for H_o^I we choose Rüger tests as described by Hommel (1986), 3.2.3 ("reject H_o^I if there are at least k_I p-values less than or equal to $k_I \cdot \alpha/|I|$"). If EL is known, one obtains by application of the Corollary

$$\psi = \begin{cases} SP(\alpha/t_1',\ldots,\alpha/t_n') & \text{if } p_{(k)} \leq q \cdot \alpha/(n-k+q), \\ (0,\ldots,0) & \text{otherwise,} \end{cases}$$

where $t_i' = \min(t_i, t_k)$ and $q = \min\{j-n+k : j \in EL, j \geq n-k+2\}$ (Bergmann, 1987, 3.2).

2.3 Multiple test procedures of Röhmel-Streitberg type

Let there be given δ_{kj}, $j = 1,\ldots,n$, $k = 0,\ldots,j$ with

  i) $0 = \delta_{0j} \leq \delta_{1j} \leq \ldots \leq \delta_{jj} \leq 1$, $j=1,\ldots,n$,

  ii) $\delta_{kk} \geq \delta_{k,k+1} \geq \ldots \geq \delta_{k,n-1} \geq \delta_{kn}$, $k=1,\ldots,n$,

  iii) $\delta_{11} \geq \delta_{22} \geq \ldots \geq \delta_{nn}$.

The overall tests ϕ_I for H_o^I, $I \in \mathfrak{P}_{EL}$, are chosen as follows: Reject H_o^I iff there exists at least one k, $k=1,\ldots,|I|$, such that at least k p-values p_i, $i \in I$, are less than or equal to $\delta_{k,|I|}$. The multiple test procedure ψ arising when the Corollary is applied, is presented as a flow chart in Bergmann (1987), p.59. The decisions of ψ for the elementary hypotheses H_{0i} can be taken in the following simpler way (cf. Hommel/Maurer/Mellein, 1987; Hommel, 1988):

Compute $j_o = \max \{i \in EL: p_{(n-i+k)} > \delta_{ki}$ for $k=1,\ldots, i\}$. If the maximum does not exist, reject all H_{0i}, otherwise reject all H_{0i} with $p_i \leq \delta_{1j_o}$.

In order to ensure that ψ controls the multiple level α it is sufficient that each ϕ_I, $I \in \mathfrak{P}_{EL}$, controls the local level α. This condition is fulfilled for the following two cases:

1.) $\delta_{kj} = k \cdot \alpha / j$, and the test statistics for the elementary hypotheses are independent (Simes, 1986). By a simulation study, Simes suggested that the local level α is also controlled for other usual common distributions of the test statistics, e.g. multivariate normal distribution.

2.) $\sum_{k=1}^{j} (j/k) \cdot (\delta_{kj} - \delta_{k-1,j}) \leq \alpha$ for all $j \in EL$, where the dependence of the test statistics may be arbitrary (Röhmel/Streitberg, 1987). In particular, this condition holds if $\delta_{kj} = \alpha/j$ for $k \geq 1$ (the result is Shaffer's MSRB procedure), or if $\delta_{kj} = k \cdot \alpha / (j \cdot C_j)$, with $C_j = 1 + 1/2 + \ldots + 1/j$ (Hommel, 1983). In this context the multiple Rüger procedure (see 2.2) cannot be obtained as a special case since ii) and iii) are not fulfilled.

3. DYNAMIC MULTIPLE TEST PROCEDURES

In this chapter four improvements of Holm's (1979) general procedure are considered. Throughout, we use weighted Bonferroni overall tests with weights $\alpha_1, \ldots, \alpha_n > 0$ and $\sum_{i=1}^{n} \alpha_i = \alpha$ (see 1.3); the tests ϕ_I and ψ_I are always based on the weighted p-values $y_i = p_i / \alpha_i$. In addition, we define $\alpha_I := \sum_{i \in I} \alpha_i$ for all $I \in \mathfrak{P}$.

3.1 An illustration

Holm's general procedure, which uses no information about redundancies, starts with the query "$y_{(1)} \leq 1$?". If it is denied, no hypothesis is rejected; otherwise all H_0^I with $(1) \in I$ are rejected, in particular $H_{0(1)}$. Then it is checked whether $y_{(2)} \leq \alpha / \alpha_L$, where $L = \{1, \ldots, n\} \setminus \{(1)\}$. If it is not true, no further hypotheses are rejected; otherwise one rejects all H_0^I with $(2) \in I$, in particular $H_{0(2)}$. The next check is whether $y_{(3)} \leq \alpha / \alpha_M$, where $M = L \setminus \{(2)\}$, and so on.

The same ideas can be applied for constructing procedures using information about redundancies. If $n \in EL$ (which might occur, generally), the first check is $y_{(1)} \leq 1$, as before. If it is true, one can continue in different ways, which are illustrated for the case $n=6$ and $EL = \{0,1,2,3,6\}$, as in Example 1:

1.) One uses only the fact that $4,5 \notin EL$. Then one has to check whether
$$y_{(2)} \leq \alpha / \max\{\alpha_I : (1) \notin I, |I|=3\}.$$

2.) In addition to $4,5 \notin EL$, one uses the fact that for the rejection of H_{0j} with $j \in L=\{1,\ldots,6\}\setminus\{(1)\}$ it is only necessary that all H_0^I, $I \in \mathfrak{P}_{EL}$, with $j \in I$ are rejected. Then one has to check, for all $j \in L$, whether $y_j \leq \alpha / \max\{\alpha_I : j \in I, (1) \notin I, |I|=3\}$.

3.) One uses the complete information about $\mathfrak{P}_{EI}$; then one has to check, for all $j \in L$, whether $y_j \leq \alpha / \max\{\alpha_I : j \in I, (1) \notin I, I \in \mathfrak{P}_{EI}\}$.

If $y_{(2)}$ (case 1) or at least one y_j (cases 2,3) fulfill the respective conditions, one can continue in a similar way. A detailed description for the general case is given in the next section.

3.2 Three improvements of the Bonferroni-Holm procedure

The general application of the ideas described in 3.1 is given in Flow Chart 1. We denote as "Procedure 0" Holm's general procedure, and as "Procedure 1,2,3" the procedures based on the corresponding items of 3.1. For the respective procedures, we define "rejection functions" $r_i(j,R)$, $i=0,1,2,3$, where R is the index set of all H_{0i} rejected up to this point and j is the index of the elementary hypothesis H_{0j} just under consideration, by

$$r_0(j,R) := r_0(R) := \alpha_M , \text{ where } M=\{1,\ldots,n\}\setminus R;$$
$$r_1(j,R) := r_1(R) := \max\{\alpha_I : R \cap I = \emptyset, |I|=t_{|R|+1}\};$$
$$r_2(j,R) := \max\{\alpha_I : j \in I, R \cap I = \emptyset, |I|=t_{|R|+1}\};$$
$$r_3(j,R) := \max\{\alpha_I : j \in I, R \cap I = \emptyset, I \in \mathfrak{P}_{EI}\}.$$

The result of the procedures described in Flow Chart 1 is a "rejection set" R_i ($i=0,1,2,3$), the set of all indices of elementary hypotheses rejected by the respective procedure. Based on R_i, one can further reject all H_0^I for which all $J \in S_i$ with $I \subseteq J$ satisfy $J \cap R_i \neq \emptyset$, where $S_0=\mathfrak{P}$, $S_1=S_2=\mathfrak{P}_{EL}$, $S_3=\mathfrak{P}_{EI}$. If, in particular, $I \in S_i$, one can reject H_0^I iff $I \cap R_i \neq \emptyset$. All H_{0j} with $j \in R_i$ are rejected, but it is possible that one can reject additional H_{0j} with $j \notin R_i$ provided $\{j\} \notin S_i$.

We further define "Procedure ICB", which is the "ideal" closed test

Flow Chart 1: Description of Procedure i (i=0,1,2,3)

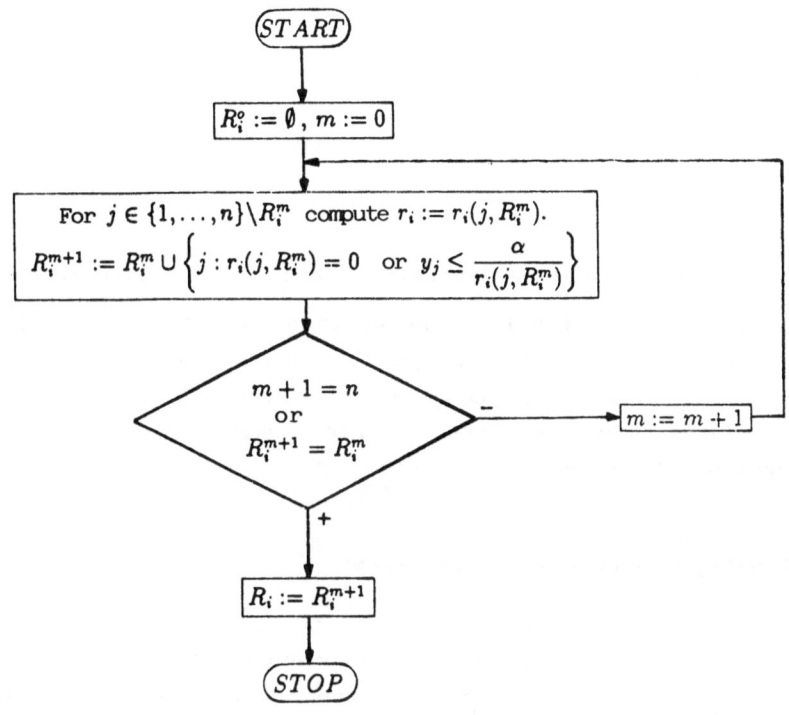

procedure (Marcus/Peritz/Gabriel, 1976; Sonnemann, 1982) using Bonferroni overall tests ϕ_I; it arises when the Corollary is applied with $\mathfrak{R}_M = \mathfrak{R}_{EI}$ and $\phi_I = \{y_{1:I} \leq \alpha/\alpha_I\}$ for all $I \in \mathfrak{D}_{EI}$ (where $y_{1:I}$ is defined as the minimum of the y_j, $j \in I$). A criterion for the quality of the described procedures should be how "close" to Procedure ICB they are.

The procedures have the following properties:

1.) In general, Procedure i is strictly more powerful than Procedure (i-1), i=1,2,3; in fact, the superiority even holds for the test functions ψ_I (i.e. the test functions ψ_I of Procedure i reject in all cases where the ψ_I of Procedure (i-1) reject, and there are situations where Procedure i rejects and Procedure (i-1) not).

However, Procedure 3 is not identical with Procedure ICB: Assume that, in Example 1 with $\alpha_i = \alpha/6$, i=1,...,6, we have obtained the p-values $p_1 = \alpha/6$, $p_2 = p_3 = \alpha/2$, $p_4 = \alpha/3$, $p_5 = p_6 = \alpha$. Then, by Procedure ICB H_{01}, H_{04} and H_{05} are rejected, whereas Procedure 3 rejects only H_{01} and H_{04} (H_{05} cannot be rejected because $r_3 = r_3(5, \{1,4\}) = \alpha/3$ and $y_5 = 6 > \alpha/r_3$).

2.) For the case of equal weights $\alpha_i = \alpha/n$, $i=1,\ldots,n$, one obtains

$r_0(R) = (n - |R|) \cdot \alpha/n$, $r_1(R) = r_2(R) = t_{|R|+1} \cdot \alpha/n$, and

$r_3(j,R) = \max\{|I| : j \in I, R \cap I = \emptyset, I \in \mathfrak{P}_{EI}\} \cdot \alpha/n$.

The Procedures 1 and 2 coincide and are identical with Shaffer's (1986) MSRB procedure. In Shaffer's paper, a remark on the construction of Procedure 3 for equal weights is made, too.

3.) For $EL = \{0,\ldots,n\}$ the Procedures 0,1,2 coincide; for $\mathfrak{P}_{EL} = \mathfrak{P}_{EI}$ Procedure 2 and 3 coincide.

4.) All Procedures are quasi-coherent, Procedure 3 is even coherent.

5.) The Procedures 0 and 1 can be written as $SP(y_{(i)} | c_1, \ldots, c_n)$, where $c_1 = 1$ for Procedure 0. However, in the case of unequal weights the c_i depend on $\alpha_{(1)}, \ldots, \alpha_{(i-1)}$ (with indices corresponding to the $y_{(j)}$) and the procedures are therefore dynamic. Only for equal weights the Procedures 0,1,2 are static.

3.3 A fourth more powerful improvement

In Flow Chart 2 another improvement of the Bonferroni-Holm procedure is described ("Procedure 4"). In this procedure an "acceptance set" A is constructed by the way that all H_{0j} are accepted (i.e. $j \in A$) if there exists at least one $I \in \mathfrak{P}_{EI}$, such that $j \in I$ and $y_{1:I} = y_j > \alpha/\alpha_I$. The decisions arising for the elementary hypotheses coincide with those of Procedure ICB: Namely, Procedure ICB rejects an H_{0j} iff all H_0^I with $j \in I$, $I \in \mathfrak{P}_{EI}$ are rejected (because of $y_{1:I} \leq \alpha/\alpha_I$). This is equivalent to the condition that j never falls into a set added by union to A, and hence H_{0j} is rejected equivalently by Procedure 4.
In the Flow Chart, a reduction of the computational work is involved, since an index set $I \subseteq A$ need not be considered in further checks; moreover, an arbitrary order of the indices $1,\ldots,n$ can be chosen. The result of Procedure 4 is again a "rejection set" R_4. The rejection rule for any H_0^I, $I \in \mathfrak{P}$, is the same as described in 3.2, with $S_4 = \mathfrak{P}_{EI}$.

<u>Remarks:</u> 1.) The test functions ψ_I of Procedure ICB are always not inferior to those of Procedure 4, and therefore it is ensured that Procedure 4 controls the multiple level α (Bergmann, 1987, 3.1.12). However, the decisions for H_0^I with $|I| > 1$ need not coincide: Let, in Example 1, $\alpha_1 = \ldots = \alpha_6 = \alpha/6$, $p_1 = \alpha/6$, $p_2 = p_3 = p_4 = \alpha/2$, $p_5 = p_6 = \alpha$. Then $H_0^{\{2,5\}}$ is rejected by Procedure ICB since all H_0^I with $I \in \mathfrak{P}_{EI}$, $\{2,5\} \subseteq I$ are rejected, but it is accepted by Procedure 4 because H_{02} and H_{05} are accepted ($I = \{2,3,6\}$ and $I = \{5\}$ are subsets of A).

Flow Chart 2: Description of Procedure 4

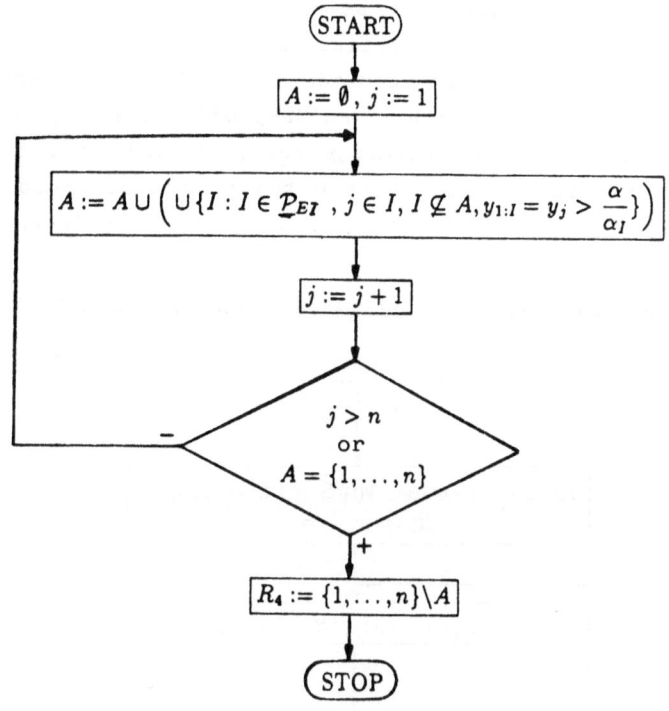

2.) The test functions ψ_I of Procedure 4 are always not inferior to
those of Procedure i, i=0,...,3. But since there are examples that
Procedure 3 and Procedure ICB do not coincide for the elementary
hypotheses (see 3.2), it follows that also Procedure 3 and 4 differ.

4. COMPUTATIONAL ASPECTS

4.1 Static procedures

For all static procedures, the performance is quite easy if the set EL
has been found. Generally, this should be done separately for specific
systems of hypotheses. For several examples, see Shaffer (1986), Perli
(1984), or Lehmacher (1987).

4.2 Dynamic procedures

The Procedures $0, \ldots, 4$ are, in ascending sequence, more and more extensive for computation. In particular, the computational work for Procedure 4 might often be considerable. On the contrary, the performance of Procedure 1 which is an SP-procedure (as it is Procedure 0) is very simple. A simpler strategy for performing the Procedures 2 and 3 is given in Flow Chart 3; since the y_j are arranged, the check "$r_i=0$ or $y_{(j)} \leq \alpha/r_i$" has to be performed only once for $j \in \{1, \ldots, n\}$. It

Flow Chart 3: An improved strategy for Procedures 2 and 3

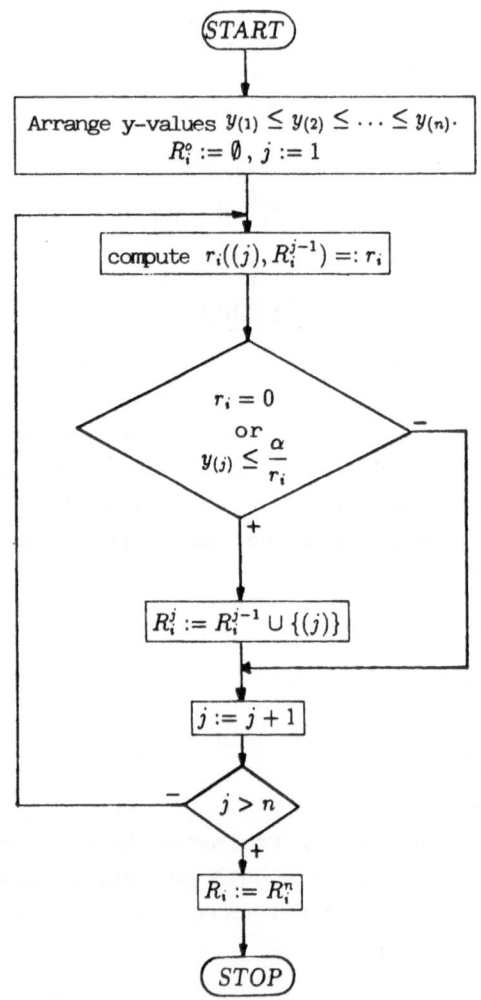

should be noticed that this check is performed and may be successful, even if the answer has been "no" in some previous steps.

The proof that the test decisions of Flow Chart 3 are really the same as those of Flow Chart 1, is given in Bergmann (1987), 3.1.8.

4.3 Determination of the exhaustive sets

For Procedures 3 and 4 one needs the knowledge of $\mathcal{B}_{EI}=$ the system of all exhaustive index sets. The drawback of Procedure 4 is that, in the main, $\mathcal{B}_{EI}$ has to be completely determined. On the contrary, when Procedure 3 is applied, one has to check only for certain index sets whether they belong to $\mathcal{B}_{EI}$. This can be illustrated by Flow Chart 3, where $r_3((j), R_3^{j-1})$ has to be computed: One starts with $I=\{1,\ldots,n\}\setminus R_3^{j-1}$ and checks whether I is exhaustive. If it is, r_3 has been found, if it is not, one considers all $J \subseteq I$ with $(j) \in J$ and $|J|=|I|-1$, and so on.

In general, it is a great problem to find "automatically" whether a certain index set I belongs to $\mathcal{B}_{EI}$. A corresponding computer program must be able to carry out mathematical proofs such that specific program languages, as LISP or PROLOG, are necessary. For systems of linear hypotheses on certain parameters, however, the check can be performed easily by application of the following

<u>Theorem:</u> Let $m \geq 1$, and $\theta = \mathbb{R}^m$.
Let there be given the elementary hypotheses by

$$H_{0i}=\{\underline{\mu} =(\mu_1,\ldots,\mu_m)\in \theta: A_i\underline{\mu}'=\underline{0}\}$$

where the A_i are $(p_i \times m)$-matrices with $p_i \geq 1$, $i=1,\ldots,n$.
For any $I \in \mathcal{B}$, define A_I as a $(\sum p_i)\times m)$-"column matrix" formed by the A_i, $i \in I$ (then $H_0^I =\{\underline{\mu} \in \theta: A_I\underline{\mu}'=\underline{0}\}$).

Then there are equivalent:

1.) I is exhaustive;

2.) for all $J \in \mathcal{B}$ for which I is a proper subset, one has
rank $(A_I) \neq$ rank (A_J);

3.) for all $J \in \mathcal{B}$ with $J \supseteq I$ and $|J|=|I|+1$, one has
rank $(A_I) \neq$ rank (A_J).

<u>Proof:</u> I is exhaustive iff for all $J \in \mathcal{B}$ with $J \supseteq I$ (and, possibly, $|J| =|I| + 1$) one has $H_0^I \supsetneq H_0^J$ and therefore dim $H_0^I >$ dim H_0^J.   ·/.

5. APPLICATION IN MODEL SEARCH

5.1 Completely nested systems of hypotheses

The use of the static procedures or of Procedures 1 and 2 as described in Chapter 3 can lead to a substantial improvement of the corresponding general procedures, provided EL differs from $\{0,\ldots,n\}$. However, these procedures give no improvement for completely nested systems of hypotheses as in Example 2. In this case the application of Procedure 3 is very efficient since $\mathfrak{P}_{EI}$ is considerably smaller than $\mathfrak{P}$; the arising algorithm has been described by Bauer/Hackl (1987).

If by Procedure 3 a certain model hypothesis has been rejected, it follows that $r_3=0$ for all simpler models such that they can be rejected irrespective of the size of their p-values. Hence, one obtains

$$r_3(j,R) = \begin{cases} 0, & \text{if } H_{0j} \subseteq H_{0k} \text{ for at least one } k \in R; \\ \sum_{i \notin R} \alpha_i, & \text{otherwise.} \end{cases}$$

There are two different kinds of testing the models in such a system. The first possibility is that each H_{0j} is tested against $\theta \setminus H_{0j}$ within the saturated model (in Example 2 one can use F tests with 3, 2, 1 d.f., respectively). On the other hand, it is also possible to test H_{0j} against $H_{0k} \setminus H_{0j}$, where H_{0k} is the "closest" model to H_{0j} which is more complicated than H_{0j} (leading to F tests with 1 d.f., throughout, in Example 2); since this test is a level α test within θ, too, the arising multiple test procedure controls the multiple level α (Alt, 1986, 1988).

5.2 Partially nested systems: an example

The problems for not completely nested systems of hypotheses are illustrated by

Example 3: Hierarchical loglinear models for 3 binary factors A,B,C.

If the model of total independence $H_0=(A,B,C)$ is the simplest model of interest, one has n=8 "elementary" models to be tested, and one can either use (in this simple case) the principle of closed test procedures (Schiller, 1986) or one can apply Procedure 3. The model tests can be chosen within the saturated model $\theta = (ABC)$ as likelihood ratio tests, i. e. χ^2 tests with 4, 3, 2, 1 d.f.

Figure 1: A hierarchical loglinear model with 3 binary factors A,B,C.
At the beginning of each arrow, the differences between the
likelihood ratio statistics of the two models joint by the arrow,
are given.

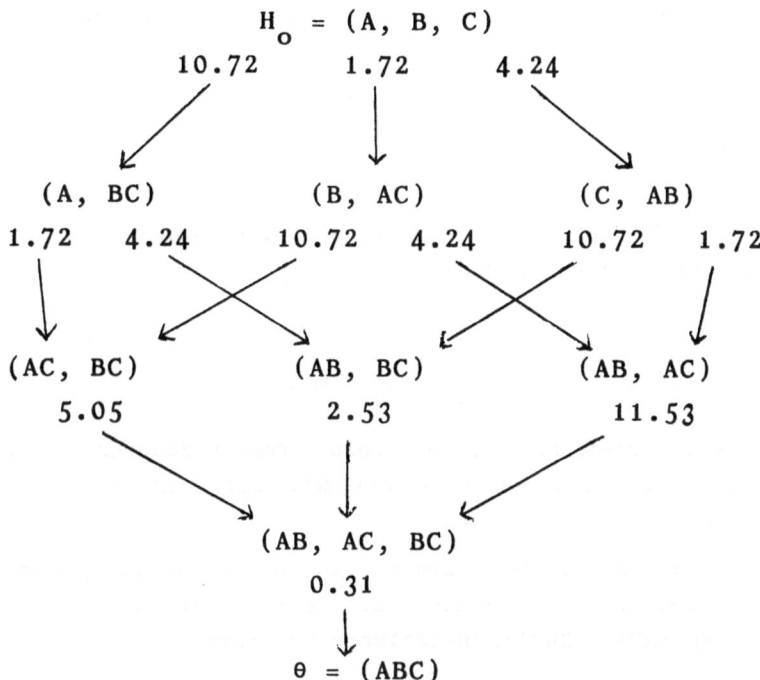

In order to avoid χ^2 tests with many degrees of freedom, one can test
each parameter of interest within the "most complicated" model
containing this parameter as the highest one. In Figure 1, this leads
to four χ^2 tests (each with 1 d.f.) with the test statistics 5.05,
2.53, 11.53, 0.31, respectively. Again, Procedure 3 can be applied,
with n=4 tests. The disadvantage of this strategy is that in each test
considering a certain parameter a lot of other parameters has to be
estimated and the tests therefore decline in power, in particular when
the number of factors becomes larger.
By Hommel/Perli (1987) it has been proposed to interpret each arrow as
an elementary hypothesis, where the model at the beginning of an arrow
is tested within the model at the end of this arrow. Thus, hypotheses
belonging to different arrows may coincide but are tested by more than
one "arrow test". By this way, Alt's strategy is generalized to

partially nested systems of hypotheses. For the application to Example 3, the drawback of this strategy is that the Bonferroni inequality may be very rough because some test statistics can be expected to be highly correlated.

Up to now, it is not clear which of the test strategies should be preferred. Further research, e.g. by means of simulation studies, is necessary.

Acknowledgement

We wish to thank the referees for many helpful comments and suggestions which greatly improved the paper.

REFERENCES

Alt, R. (1986). Anwendung von multiplen Testprozeduren im linearen Regressionsmodell. Forschungsbericht No. 237, Institut für Höhere Studien, Wien.

Alt, R. (1988). Hierarchische Testprobleme und das Abschlußprinzip. In: Bauer, P., Hommel, G., Sonnemann, E. (eds.): Multiple Hypothesen-prüfungen. Springer, Berlin/Heidelberg/New York.

Bauer, P., Hackl, P. (1987). Multiple testing in a set of nested hypo-theses. Statistics 18, 345-349.

Bergmann, B. (1987). Multiple Testprozeduren bei redundanten Schnitthy-pothesen – Modifikationen zur Erhöhung der Trennschärfe. Diploma thesis, Mainz. To appear in: Erlanger Reihe der Medizinischen Statistik und Informationsverarbeitung, Palm und Enke, Erlangen.

Gabriel, K.R. (1969). Simultaneous test procedures – some theory of multiple comparisons. Ann. Math. Statist. 40, 224-250.

Holm, S. (1979). A simple sequentially rejective multiple test proce-dure. Scand. J. Statist. 6, 65-70.

Hommel, G. (1983). Tests of the overall hypothesis for arbitrary depen-dence structures. Biom. J. 25, 423-430.

Hommel, G. (1986). Multiple test procedures for arbitrary dependence structures. Metrika 33, 321-336.

Hommel, G. (1988). A stagewise rejective multiple test procedure based on a modified Bonferroni test. Biometrika 75, 383-386.

Hommel, G., Maurer, W., Mellein, B. (1988). Ein neuer Kombinationstest und dessen Erweiterung zur Identifikation von Alternativen. In: Selbmann, H.K., Dietz K., (eds.): Medizinische Informationsverarbeitung und Epidemiologie in Dienste der Gesundheit. Springer, Berlin/ Heidelberg/ New York.

Hommel, G., Perli, H.-G. (1987). Modifizierte und dynamische Holmsche Prozeduren. Paper held at 33. Biometrisches Kolloquium, Trier.

Lehmacher, W. (1987). Verlaufskurven und Crossover. Springer, Berlin/ Heidelberg/New York.

Marcus, R., Peritz, E., Gabriel, K.R. (1976). On closed testing procedures with special reference to ordered analysis of variance. Biometrika $\underline{63}$, 655-660.

Perli, H.-G. (1984). Testverfahren in der Konfigurationsfrequenzanalyse bei multinominalem Versuchsschema. Diploma thesis, Mainz. Erlanger Reihe der Medizinischen Statistik und Informationsverarbeitung, vol. 5, Palm und Enke, Erlangen.

Röhmel, J., Streitberg, B. (1987). Zur Konstruktion globaler Tests. EDV in Med. u. Biol. $\underline{18}$, 7-11.

Schiller, K. (1986). Loglineare Modellierung mit dem Abschlußtest - Ein Instrument für die empirische Marketingforschung. Verlag V. Florentz, München.

Shaffer, J.P. (1986). Modified sequentially rejective multiple test procedures. J. Amer. Statist. Ass. $\underline{81}$, 826-831.

Simes, R. J. (1986). An improved Bonferroni procedure for multiple tests of significance. Biometrika $\underline{73}$, 751-754.

Sonnemann, E. (1982). Allgemeine Lösungen multipler Testprobleme. EDV in Med. u. Biol. $\underline{13}$, 120-128.

Prof. Dr. G. Hommel
Institut für Medizinische Statistik
und Dokumentation der Universität
Langenbeckstr. 1
Postfach 3960

6500 Mainz

EXISTENCE OF OPTIMAL MULTIPLE LEVEL α TESTS

E. Eberle

GSF-Medis-Institut
Ingolstädter Landstr. 1
8042 Neuherberg
F.R.G.

Summary. A proof is given that there exist coherent multiple level α tests which minimize the maximum expected number of type II errors.
Key words. Multiple level α tests, minimax procedures

EXISTENZ OPTIMALER TESTS ZUM MULTIPLEN NIVEAU α

Zusammenfassung. Es wird bewiesen, daß kohärente Tests zum multiplen Niveau α existieren, welche die maximal erwartete Anzahl Fehler II. Art minimieren.
Schlüsselwörter. Tests zum multiplen Niveau α, Minimax-Verfahren

1. Introduction.

Suppose (X, B) is a sample space with a family of probability distributions $P := \{P_{\vartheta} : \vartheta \epsilon \theta\}$, where θ is a parameter space. Let $\mathcal{H}$ be a system of (null) hypotheses in θ which is closed under intersection, i.e.

$$\emptyset \neq C \subset \mathcal{H} \implies \bigcap_{H_o \epsilon C} H_o \epsilon \mathcal{H}.$$

Marcus, Peritz and Gabriel (1976) described a class of (non-randomized) multiple tests for hypotheses of this kind. It is the purpose of this note to establish that there exist versions of their procedures which are in a sense optimal.

2. Preliminaries.

It is henceforth assumed that (X, B, P) is dominated by some σ-finite measure μ, $\mathcal{H}$ is closed under intersection and finite, $\mathcal{H} := \{H_o^1, \ldots, H_o^n\}$ say. A definition fixes some ideas of multiple testing.

2.1 Definition.
Let $I := \{1, \ldots, n\}$ and let $I(\vartheta) := \{i \epsilon I : H_o^i \ni \vartheta\}$ be the index set of "true" hypotheses for every $\vartheta \epsilon \theta$.

2.1.1. A multiple test $\psi := (\psi_1, \ldots, \psi_n)$ (for hypotheses $H_o^i \epsilon \mathcal{H}$) is a family of measurable functions $\psi_i : X \rightarrow [0, 1]$, $i \epsilon I$.

2.1.2. For $\alpha \epsilon (0,1)$ a multiple test ψ is called multiple level α test if

$$\int \max_{i \epsilon I(\vartheta)} \psi_i \, dP_{\vartheta} \leq \alpha \quad (\vartheta \epsilon \theta),$$

where $\max_{i \epsilon \emptyset} \psi_i := -\infty$.

2.1.3. A multiple test ψ is called coherent if $\psi_i \geq \psi_j$ for all $i, j \epsilon I$ such that $H_o^i \subset H_o^j$. The set of coherent multiple level α tests will be denoted by Φ_{α}.

Definitions 2.1.2 and 2.1.3 coincide with the usual notions of multiple level α and coherence if the ψ_i are non-randomized. However, in the general case these concepts are appropriate only in conjunction with particular randomization experiments. The reader is referred to Sonnemann and Finner in the same volume who discuss this point in detail.

Given $\vartheta \epsilon \theta$ the expected number of type II errors when using a multiple test ψ is seen to be

$$R(\vartheta, \psi) := \int \Sigma_{i=1}^n 1_{H_1^i}(\vartheta) \cdot (1 - \psi_i) \, dP_{\vartheta},$$

where $H_1^i := \theta \setminus H_o^i$ ($i \epsilon I$). The optimality property under consideration
here is formulated via $R(\mathbf{S}, \psi)$:

2.2 Definition.
Let $\tilde{\psi} \epsilon \Phi_\alpha$. Then say $\tilde{\psi}$ is optimal in Φ_α if $\tilde{\psi}$ minimizes the maximum expected number of false acceptions among all multiple tests in Φ_α, i.e.

$$\sup_{\mathbf{S} \epsilon \theta} R(\mathbf{S}, \tilde{\psi}) = \inf_{\psi \epsilon \Phi_\alpha} \sup_{\mathbf{S} \epsilon \theta} R(\mathbf{S}, \psi).$$

3.Results.

The main result is stated in theorem 3.2. The proof thereof takes advantage of lemma 3.1 which is a randomized version of Sonnemann's (1982)
theorem 4.3.(i).

3.1 Lemma.
Let $\alpha \epsilon (0,1)$. Suppose ψ_i is a level α test for every $i \epsilon I$ and ψ is coherent. Then $\psi \epsilon \Phi_\alpha$ holds.

Proof.
Fix $\mathbf{S} \epsilon \theta$. $I(\mathbf{S}) \neq \emptyset$ may be assumed without loss of generality. There is $j \epsilon I$
such that

$$H_o^j = \bigcap_{i \epsilon I(\mathbf{S})} H_o^i.$$

Hence $\psi_j \geqq \psi_i$ for every $i \epsilon I(\mathbf{S})$ implies

$$\alpha \geq \int \psi_j dP_{\mathbf{S}} \geq \int \max_{i \epsilon I(\mathbf{S})} \psi_i dP_{\mathbf{S}}.$$

3.2 Theorem.
Let $\alpha \epsilon (0,1)$. Then there exists an optimal multiple test $\tilde{\psi}$ in Φ_α.

Proof.
Put $\beta := \inf_{\psi \epsilon \Phi_\alpha} \sup_{\mathbf{S} \epsilon \theta} R(\mathbf{S}, \psi)$.

As Φ_α is non-empty there is a sequence $\psi^m := (\psi_1^m, \ldots, \psi_n^m)$ in Φ_α such
that

$$\lim_m \sup_{\mathbf{S} \epsilon \theta} R(\mathbf{S}, \psi^m) = \beta.$$

An optimal multiple test $\tilde{\psi} \epsilon \Phi_\alpha$ will be obtained via a proper subsequence
of ψ^m. To show the coherence of $\tilde{\psi}$ a finite dominating measure μ is assumed without restricting generality. (If μ is σ-finite then there also
exists a finite measure P dominating $(X, \mathcal{B}, P)$.)

The weak compactness theorem (compare Witting (1978), theorem 2.19) guarantees that a subsequence $\psi_1^{1,m}$ of ψ_1^m and a test φ_1 exist such that

$$\lim_m \int \psi_1^{1,m} g d\mu = \int \varphi_1 g d\mu$$

for every μ-integrable function g. Put $\psi^{0,m} := \psi^m$. It follows by induction that for every $k\epsilon\{1,\ldots,n\}$ there are a subsequence $\psi_k^{k,m}$ of $\psi_k^{k-1,m}$ and a test φ_k such that

$$\lim_m \int \psi_k^{k,m} g d\mu = \int \varphi_k g d\mu$$

for every μ-integrable function g. Hence

$$\lim_m \int \psi_i^{n,m} g d\mu = \int \varphi_i g d\mu \qquad (3.1)$$

for every $i\epsilon I$ and μ-integrable function g.
For $H_o^i, H_o^j \epsilon \mathcal{H}$, $H_o^i \subset H_o^j$, (3.1) and the coherence of $\psi^{n,m}$ for every m imply

$$\int_B \varphi_i d\mu = \lim_m \int_B \psi_i^{n,m} d\mu \geq \lim_m \int_B \psi_j^{n,m} d\mu = \int_B \varphi_j d\mu \quad (B\epsilon\mathcal{B}).$$

Therefore, for every $H_o^i, H_o^j \epsilon \mathcal{H}$, $H_o^i \subset H_o^j$, there is $N_{ij}\epsilon\mathcal{B}$ of μ-measure zero such that $\varphi_i(x) \geq \varphi_j(x)$ $(x\epsilon X \, N_{ij})$. Define N to be the union of all such N_{ij} and

$$\widetilde{\psi}_i := 1_{X \setminus N} \cdot \varphi_i \quad (i\epsilon I).$$

$\widetilde{\psi} := (\widetilde{\psi}_1,\ldots,\widetilde{\psi}_n)$ is clearly coherent and $\widetilde{\psi}_i$ is a level α test for every $i\epsilon I$ since

$$\alpha \geq \lim_m \int \psi_i^{n,m} dP_\vartheta = \int \varphi_i dP_\vartheta = \int \widetilde{\psi}_i dP_\vartheta \quad (i\epsilon I; \vartheta\epsilon\theta)$$

by (3.1). It follows from lemma 3.1 that $\widetilde{\psi}\epsilon\Phi_\alpha$. Finally,

$$\beta = \lim_m \sup_{\vartheta\epsilon\theta} R(\vartheta, \psi^{n,m}) \geq \sup_{\vartheta\epsilon\theta} \lim_m \int \Sigma_{i=1}^n 1_{H_1^i}(\vartheta) \cdot (1-\psi_i^{n,m}) dP_\vartheta =$$

$$\sup_{\vartheta\epsilon\theta} R(\vartheta, \varphi) = \sup_{\vartheta\epsilon\theta} R(\vartheta, \widetilde{\psi})$$

again by (3.1), which completes the proof. ✓

REFERENCES

MARCUS, R., PERITZ, E. and GABRIEL, K. R., 1976: On closed testing procedures with special reference to ordered analysis of variance. Biometrika 63, 655-660.

SONNEMANN, E., 1982: Allgemeine Lösungen multipler Testprobleme. EDV in Medizin und Biologie 13, 120-128.

WITTING, H., 1978: Mathematische Statistik. Teubner, Stuttgart.

VOLLSTÄNDIGKEITSSÄTZE FÜR MULTIPLE TESTPROBLEME

Von E. SONNEMANN und H. FINNER

Universität Trier

Zusammenfassung: Die kohärenten Tests zum multiplen Niveau α bilden eine vollständige Klasse unter allen multiplen Tests zum multiplen Niveau α. Dieses Ergebnis, das für nicht-randomisierte Tests bekannt sein sollte, wird für randomisierte Tests verallgemeinert. Ebenso wird das Abschlußprinzip von Marcus, Peritz, Gabriel (1976) zur Konstruktion kohärenter Tests zum multiplen Niveau α auf den allgemeineren Fall übertragen.

Schlagwörter: Randomisierte multiple Tests, multiples Niveau α, Vollständigkeitssätze, Abschlußprinzip, Abschlußtest.

COMPLETE CLASS THEOREMS FOR TESTING MULTIPLE HYPOTHESES

Summary: Among all multiple tests with multiple level α the coherent tests form a complete class. This result which should be known for non-randomized tests is generalized to the randomized case, and it is shown that the closure principle of Marcus, Peritz, Gabriel (1976) can be extended in the same direction.

AMS 1980 subject classifications. Primary 62C07; secondary 62J15.

Key words and phrases. Randomized multiple tests, multiple level of significance, complete class theorems, closure principle, closed test procedure.

1. Einleitung

Beliebige endliche multiple Testprobleme sollen untersucht werden, wenn randomisierte Tests für die einzelnen Hypothesen zugelassen sind. Gegeben seien also ein statistischer Raum und eine endliche Hypothesenfamilie

$$(1.1) \qquad (\mathfrak{X}, \mathfrak{B}, \{P_{\vartheta} : \vartheta \in \Theta\}), \quad \mathfrak{X} = \{H_O^i : i \in I\}$$

mit Nullhypothesen $H_O^i \subseteq \Theta$, zugehörigen Alternativhypothesen $H_1^i := \Theta - H_O^i$ und endlicher Indexmenge $I = \{1, \ldots, n\}$. Es sei betont, daß $H_O^i = \phi$ oder $H_O^i = \Theta$ und auch $H_O^i = H_O^j$ für $i \neq j$ zunächst zugelassen werden.

Für die Hypothesen H_O^i seien

$$(1.2) \qquad \varphi_i : (\mathfrak{X}, \mathfrak{B}) \longrightarrow ([0,1], [0,1]_{\mathfrak{B}}^1), \quad i \in I,$$

randomisierte Tests, d.h. Funktionen $\varphi_i : \mathfrak{X} \longrightarrow [0,1]$, die bezüglich $\mathfrak{B}$ und der Spur-σ-Algebra $[0,1]_{\mathfrak{B}}^1$ der borelschen Mengen über $[0,1]$ meßbar sind. $\varphi_i(x)$ ist dann die bedingte Wahrscheinlichkeit der Entscheidung für H_1^i bei gegebener Stichprobe $x \in \mathfrak{X}$. Sind alle φ_i nicht-randomisiert, gilt also $\varphi_i : \mathfrak{X} \longrightarrow \{0,1\}$, so ist der multiple Test $\varphi = (\varphi_i : i \in I)$ eine Abbildung vom Stichprobenraum $\mathfrak{X}$ in den Entscheidungsraum $\Delta := \{0,1\}^I$. Er liefert damit zu jedem $x \in \mathfrak{X}$ eine eindeutige Entscheidung, welche der H_O^i verworfen und welche angenommen werden sollen. Echt randomisierte ultiple Tests ergeben aber erst dann Entscheidungen $d \in \Delta$, wenn für jedes x ein Randomisierungsexperiment festgelegt ist. Dies bedeutet, daß Wahrscheinlichkeitsmaße $\delta(.,x)$, $x \in \mathfrak{X}$, auf dem Entscheidungsraum $(\Delta, \mathcal{D})$ mit der Potenzmenge $\mathcal{D}$ von Δ als σ-Algebra gegeben sein müssen, die als Randverteilungen gerade die Tests $\varphi_i(x)$ besitzen. Es muß also gelten

$$(1.3) \qquad \forall i \in I : \delta(D_1^i, .) = \varphi_i ,$$

wobei D_1^i die Menge der Entscheidungen bezeichnet, die zur Ablehnung von H_O^i führen, d.h.

$$D_1^i := \{d \in \Delta : d_i = 1\} , \quad i \in I .$$

Da man überdies alle Wahrscheinlichkeiten für Fehlentscheidungen berechnen will, ist es notwendig, von vornherein randomisierte Entscheidungsfunktionen

(1.4) $\delta : \mathcal{D} \times \mathcal{X} \longrightarrow [0,1]$ mit

$\forall\, x \in \mathcal{X} : \delta(.,x)$ Wahrscheinlichkeitsmaß auf $(\Delta, \mathcal{D})$

$\forall\, D \in \mathcal{D} : \delta(D,.) : (\mathcal{X}, \mathcal{B}) \longrightarrow ([0,1], [0,1]_{\mathcal{B}^1})$

zu untersuchen.

Im folgenden Abschnitt werden die für nicht-randomisierte multiple Tests bekannten Begriffe des multiplen Niveaus α und der Kohärenz erweitert für randomisierte Entscheidungsfunktionen, und es wird gezeigt, daß die kohärenten Entscheidungsfunktionen zum multiplen Niveau α eine vollständige Klasse im Sinne der Entscheidungstheorie bilden. Darüberhinaus zeigt sich, daß man bei multiplen Testproblemen sogleich von durchschnittsabgeschlossenen Hypothesenfamilien mit paarweise verschiedenen nicht-leeren Hypothesen ausgehen kann. Entscheidungsfunktionen zum multiplen Niveau α hierfür lassen sich aber immer aus solchen zum lokalen Niveau α konstruieren, indem man die Kohärenz erzwingt. Das bekannte Abschlußprinzip von Marcus, Peritz und Gabriel (1976) für nicht-randomisierte multiple Tests läßt sich also auf randomisierte Entscheidungsfunktionen übertragen.

Im dritten Abschnitt schließlich wird der Zusammenhang zwischen Entscheidungsfunktionen und multiplen Tests diskutiert. Insbesondere wird die Frage untersucht, wie man aus vorgegebenen randomisierten Tests φ_i zum Niveau α für die Nullhypothesen H_o^i einer durchschnittsabgeschlossenen Familie randomisierte Entscheidungsfunktionen zum multiplen Niveau α gewinnen kann.

2. Randomisierte Entscheidungsfunktionen zum multiplen Niveau α

Gegeben sei das multiple Testproblem (1.1) mit dem Entscheidungsraum $(\Delta, \mathcal{D})$. Eine Entscheidung $d = (d_1, \dots d_n) \in \Delta$ führt zur Ablehnung der Nullhypothese $H_o^i \in \mathcal{H}$, wenn $d_i = 1$ bzw. gleichbedeutend $d \in D_1^i$ gilt. Sie ergibt also einen Fehler 1. Art, wenn der wahre Parameter ϑ Element von H_o^i ist. Will man für jede Nullhypothese einzeln die Wahrscheinlichkeit, sie fälschlich abzulehnen, kontrollieren, so führt dies zu dem Begriff des lokalen Niveaus α für eine Entscheidungsfunktion (1.4). Stärker ist die Forderung der simultanen Kontrolle aller Fehler 1. Art, die im multiplen Niveau α zum Ausdruck kommt. Dabei hat man zu jedem $\vartheta \in \Theta$ die Menge aller "unter ϑ wahren" Nullhypothesen zu betrachten, die sich durch ihre Indexmenge

$$I(\vartheta) := \{i \in I : H_o^i \ni \vartheta\} \ , \quad \vartheta \in \Theta ,$$

charakterisieren läßt. Definiert man für beliebige Teilmengen J der Indexmenge I

$$D_1^J := \bigcup_{j \in J} D_1^j , \quad J \subseteq I ,$$

mit der üblichen Konvention $D_1^{\phi} = \phi$, so tritt bei wahrem ϑ genau dann ein Fehler 1. Art auf, wenn $d \in D_1^{I(\vartheta)}$ gilt.

Definition 2.1: Sei δ eine randomisierte Entscheidungsfunktion (1.4) für das multiple Testproblem (1.1) und sei $\alpha \in [0,1]$.

(i) δ heißt Entscheidungsfunktion zum lokalen Niveau α für $\varkappa$, wenn gilt

(2.1) $\quad \forall i \in I : \quad \forall \vartheta \in H_o^i : \quad E_\vartheta \delta(D_1^i,.) \leq \alpha$.

(ii) δ heißt Entscheidungsfunktion zum multiplen Niveau α für $\varkappa$, wenn gilt

(2.2) $\quad \forall \vartheta \in \theta : \quad E_\vartheta \delta(D_1^{I(\vartheta)},.) \leq \alpha$.

Es ist klar, daß (2.1) aus (2.2) folgt. Eine hinreichende Bedingung für die umkehrende Folgerung wird später angegeben. Betont werden soll, daß in dieser Arbeit das multiple Niveau α die zentrale Forderung an alle Entscheidungsfunktionen und multiplen Tests ist. Zum Vergleich zweier Entscheidungsfunktionen zum multiplen Niveau α für $\varkappa$ verwenden wir das folgende allgemeine Optimalitätskriterium.

Definition 2.2: Sind δ^* und δ zwei Entscheidungsfunktionen zum multiplen Niveau α für $\varkappa$, dann heißt

(i) δ^* größer gleich δ (kurz: $\delta^* \geq \delta$) genau dann, wenn gilt

$$\forall J \subseteq I: \quad \delta^*(D_1^J,.) \geq \delta(D_1^J,.) ,$$

(ii) δ^* größer als δ (kurz: $\delta^* > \delta$), wenn gilt $\delta^* \geq \delta$ und

$$\exists J \subseteq I : \exists x \in \varkappa : \quad \delta^*(D_1^J,x) > \delta(D_1^J,x) .$$

(iii) δ heißt zulässig, wenn kein δ^* existiert mit $\delta^* > \delta$.

Im Falle $\delta^* \geq \delta$ gilt also, daß δ^* niemals weniger Nullhypothesen ablehnt als δ, gleichgültig welche Stichprobe $x \in \varkappa$ gegeben ist und welche Teilmenge von Hypothesen H_o^j , $j \in J$, betrachtet wird. Es folgt insbesondere, daß die zugehörigen Tests φ_i^* (vgl. (1.3)) gleichmäßig nicht schlechtere Gütefunktionen haben als die φ_i, d. h.

$$\forall i \in I : \quad \forall \vartheta \in \theta : \quad E_\vartheta \varphi_i^* = E_\vartheta \delta^*(D_1^i,.) \geq E_\vartheta \delta(D_1^i,.) = E_\vartheta \varphi_i .$$

Für diese letztere Eigenschaft wird der Ausdruck verwendet (s. z. B. Shaffer 1986), daß $\varphi^* = (\varphi_i : i \in I)$ gleichmäßig nicht schlechter (uniformly non less powerful) als $\varphi = (\varphi_i : i \in I)$ ist. Dieses oder andere speziellere Optimalitätskriterien sind jedoch nicht Gegenstand der folgenden Überlegungen, die völlig auf den Begriffsbildungen der Definitionen 2.1 und 2.2 beruhen.

Vorweg sei noch bemerkt, daß die scheinbare Asymmetrie in den Definitionen, in denen einmal Eigenschaften für alle $J \subseteq I$ und zum anderen nur für die $I(\vartheta) \subseteq I$ gefordert werden, aufgelöst wird durch die folgende Aussage.

__Proposition 2.1__ (vgl. Sonnemann 1982, Lemma 3.3): δ ist genau dann Entscheidungsfunktion zum multiplen Niveau α für $\varkappa$, wenn gilt:

$$(2.3) \qquad \forall\, J \subseteq I : \forall\, \vartheta \in H_o^J : E_\vartheta \delta(D_1^J, .) \leq \alpha \ .$$

Hierbei sei definiert

$$H_o^J := \bigcap_{j \in J} H_o^i \ , \ J \subseteq I \ ,$$

mit der Konvention $H_o^\phi = \theta$.

__Beweis:__ Seien $J \subseteq I$, o.B.d.A. $H_o^J \neq \phi$ und $\vartheta \in H_o^J$. Dann gilt $J \subseteq I(\vartheta)$ und damit $D_1^J \subseteq D_1^{I(\vartheta)}$, so daß (2.3) aus (2.2) folgt. Die Umkehrung gilt wegen $\vartheta \in H_o^{I(\vartheta)}$. $\square$

Ebenso wichtig wie die Kontrolle bzw. Minimierung der Wahrscheinlichkeiten für Fehlentscheidungen ist das Verhindern von widersprüchlichen Entscheidungen. Die treten dann auf, wenn die Reihe der Null- und Alternativhypothesen, für die man sich letztendlich entscheidet, einen leeren Durchschnitt haben. Lehmann (1957 I, II) und Gabriel (1969) prägten die Begriffe Kompatibilität, Kompatibilität 1. Art, Kohärenz und Konsonanz, um verschiedene Grade der Widerspruchsfreiheit von Entscheidungsfunktionen bzw. multiplen Tests zu beschreiben (s. Sonnemann 1982). Wir benötigen hier nur die Kohärenz, und zwar in der allgemeineren Definition, wie sie von Lehmann (1957 II) gefordert wird.

__Definition 2.3:__ (i) Eine Entscheidung $d \in \Delta$ heißt kohärent, wenn gilt

$$\forall\, i, j \in I : \ [\ H_o^i \subseteq H_o^j \ \Rightarrow\ d_i \geq d_j \ ] \ .$$

Δ_K bezeichne die Menge aller kohärenten Entscheidungen $d \in \Delta$.
(ii) Eine Entscheidungsfunktion δ heißt kohärent, wenn gilt

$$\forall\, x \in \varkappa : \delta(\Delta_K, x) = 1 \ .$$

Kohärente Entscheidungsfunktionen vermeiden also Widersprüche der Art, daß von zwei durch Inklusion geordneten Nullhypothesen die größere abgelehnt und die kleinere beibehalten wird. Die kohärenten Entscheidungen, aufgefaßt als Abbildungen von $(\mathcal{H}, \subseteq)$ in $(\{0,1\}, \leq)$ sind gerade antiton.

Sei δ eine Entscheidungsfunktion zum multiplen Niveau α für $\mathcal{H}$, die zu einer nicht-kohärenten Entscheidung d führe. Gilt also $d_i = 0$ und $d_j = 1$ für zwei Hypothesen $H_o^i \subseteq H_o^j$, dann ist die Vermutung richtig, daß man $d_i = 1$ setzen kann, ohne das multiple Niveau α zu verändern. Die folgende Definition dient gerade dazu, in diesem Sinne nicht-kohärente Entscheidungen durch kohärente zu ersetzen.

<u>Definition 2.4:</u> Zu jedem $d \in \Delta$ sei $\bar{d}$ definiert durch

$$\bar{d}_i := \begin{cases} 1 & , \ \exists \ j \in I : \ H_o^j \supseteq H_o^i \ \text{und} \ d_j = 1 \\ 0 & , \ \text{sonst} . \end{cases}$$

$\bar{d}$ ist also die kleinste kohärente Entscheidung , die größer gleich d ist, wobei der Vergleich komponentenweise geführt wird. Nennt man zwei Entscheidungen $d, d' \in \Delta$ im Falle $\bar{d} = \bar{d}'$ äquivalent, so ist eine Äquivalenzrelation gegeben, und die Äquivalenzklassen

$$(2.4) \qquad D_d := \{d' \in \Delta : \bar{d}' = d\} \ , \quad d \in \Delta_K \ ,$$

liefern eine Zerlegung des Entscheidungsraumes.

<u>Proposition 2.2:</u> Mit obigen Bezeichnungen gilt:

(i) $\qquad \forall \ J \subseteq I : \ D_1^J \quad \subseteq \sum\limits_{d \in D_1^J \Delta_K} D_d$,

(ii) $\qquad \forall \ \vartheta \in \Theta : \ D_1^{I(\vartheta)} = \sum\limits_{d \in D_1^{I(\vartheta)} \Delta_K} D_d$.

<u>Beweis:</u> (i) Ist $d' \in D_1^J$, so existiert ein $i \in J$ mit $d_i' = 1$. Nach Definition 2.4 gilt dann $\bar{d}_i' = 1$ und damit $\bar{d}' \in D_1^J$. Also folgt die Behauptung aus

$$d' \in D_{\bar{d}'} \subseteq \sum\limits_{d \in D_1^J \Delta_K} D_d \ .$$

(ii) Wegen (i) ist nur noch die zweite Inklusion zu zeigen. Es gilt

$$d' \in \sum\limits_{d \in D_1^{I(\vartheta)} \Delta_k} D_d \ \Leftrightarrow \ d' \in D_{\bar{d}'} \ \text{und} \ \bar{d}' \in D_1^{I(\vartheta)} \ .$$

Daraus folgt die Existenz eines $i \in I(\vartheta)$ mit $\overline{d}_i' = 1$, und dies hat nach Definition 2.4 zur Folge

$$\exists \; j \in I : \; H_o^j \supsetneq H_o^i \quad \text{und} \quad d_j' = 1 \quad .$$

Wegen

$$H_o^j \supsetneq H_o^i \supsetneq \bigcap_{i \in I(\vartheta)} H_o^i = H_o^{I(\vartheta)}$$

gilt $j \in I(\vartheta)$, und somit folgt die Behauptung aus

$$d' \in D_1^j \subseteq D_1^{I(\vartheta)} \quad . \qquad\qquad \square$$

Nach diesen formalen Vorbereitungen ist es einfach den Hauptsatz zu beweisen.

Satz 2.1: Innerhalb der randomisierten Entscheidungsfunktionen zum multiplen Niveau α bilden die kohärenten eine vollständige Klasse in dem Sinne, daß zu jedem nicht-kohärenten δ ein kohärentes $\overline{\delta}$ existiert mit $\overline{\delta} > \delta$ (vgl. Definition 2.2).

Beweis: Zu δ definiere man $\overline{\delta}$ durch

$$\forall \; D \in \mathcal{D} : \quad \overline{\delta}(D,.) \quad := \delta(\sum_{d \in D \cap \Delta_K} D_d,.)$$

bzw. gleichbedeutend durch $\overline{\delta}(\{d\},.) := \delta(D_d,.)$ für $d \in \Delta_K$ und $\overline{\delta}(\{d\},.) := 0$ sonst.

Dann ist $\overline{\delta}$ eine randomisierte Entscheidungsfunktion (1.4). Dies folgt direkt aus den Eigenschaften von δ, und ebenso erhält man die Kohärenz von $\overline{\delta}$ aus

$$\overline{\delta}(\Delta_K,.) = \delta(\sum_{d \in \Delta_K} D_d,.) = \delta(\Delta,.) = 1 \quad .$$

Die Proposition 2.2 liefert $\overline{\delta} \geq \delta$ mit ihrem Teil (i) und das multiple Niveau α mit Teil (ii).

Ist δ bereits kohärent, so gilt $\overline{\delta} = \delta$. Andernfalls existieren ein $d \in \Delta - \Delta_K$ und ein $x \in \mathfrak{x}$ mit $\delta(\{d\},x) > 0$. Vergleicht man d mit dem nach Definition 2.4 zugehörigen $\overline{d}$, so gibt es ein $j \in I$ mit $d_j = 0$ und $\overline{d}_j = 1$. Daraus folgt $\overline{d} \in D_1^j$ und $d \notin D_1^j$ und somit

$$\delta(D_1^j,x) < \delta(D_1^j + \{d\},x) = \overline{\delta}(D_1^j,x) \quad . \qquad\qquad \square$$

Der Satz 2.1 zeigt, daß sich die Kohärenz in natürlicher Weise aus dem Konzept des multiplen Niveaus α ergibt. Sie muß also nicht zusätzlich als Eigenschaft einer "vernünftigen" Entscheidungsfunktion gefordert werden.

Nicht-kohärente Entscheidungsfunktionen sind also nicht zulässig. Daraus folgt, daß man sich bei multiplen Testproblemen stets auf Hypothesenfamilien $\mathcal{H}$ beschränken kann, deren Elemente H_0^i paarweise verschieden sind. Eine kohärente Entscheidungsfunktion ergibt nämlich für zwei gleiche Hypothesen $H_0^i = H_0^j$ mit $i \neq j$ dieselben Entscheidungen, beide werden abgelehnt oder beide werden angenommen. Außerdem kann man voraussetzen, daß alle H_0^i nicht-leer sind, da ein $H_0^i = \phi$ stets abgelehnt werden muß. Man überlegt sich leicht, daß eine kohärente Entscheidungsfunktion, die ein $H_0^i = \phi$ nicht für alle $x \in \mathcal{X}$ mit Wahrscheinlichkeit 1 ablehnt, nicht zulässig ist. Will man auch Nullhypothesen $H_0^i = \theta$ ausschließen (Sonnemann (1982) fordert dies), so läßt sich das nicht aus den Definitionen 2.1 und 2.2 ableiten, da lediglich die Beschränkung der Wahrscheinlichkeiten für Fehler 1. Art durch α, nicht aber eine denkbare Minimierung verlangt wird.

Natürlich ist man mit der Einschränkung der konkurrierenden Entscheidungsfunktionen auf die kohärenten zum multiplen Niveau α von der Bestimmung der Menge aller zulässigen Entscheidungsfunktionen noch weit entfernt. Aber die erreichte Menge hat den Vorteil, daß man ihre Elemente in einfacher Weise konstruieren kann aus der Menge der Entscheidungsfunktionen zum lokalen Niveau α. Beim Übergang von einer beliebigen Entscheidungsfunktion zum lokalen Niveau α zu einer kohärenten Entscheidungsfunktion zum multiplen Niveau α läßt sich die Kohärenz einfach erzwingen. Wenn überhaupt Probleme auftreten, dann beim Sicherstellen des multiplen Niveaus. Diese werden überwunden durch die Einführung der durchschnittsabgeschlossenen Hypothesenfamilie $\bar{\mathcal{H}}$ von $\mathcal{H}$. Im folgenden setzen wir für alle betrachteten Hypothesenfamilien voraus, daß ihre Elemente paarweise verschieden und nicht-leer sind. Wir nennen eine Familie $\mathcal{H} = \{H_0^i : i \in I\}$ durchschnittsabgeschlossen (kurz: $\cap$ - a b g e s c h l o s s e n), wenn für alle $J \subseteq I$ mit $J \neq \phi$ entweder $\cap_{j \in J} H_0^i \in \mathcal{H}$ oder $\cap_{j \in J} H_0^j = \phi$ gilt (s. Sonnemann 1982, vgl. Hommel 1986). Ist $\mathcal{H} = \{H_0^i : i \in J\}$ die gegebene Familie des Ausgangsproblems, so bezeichne $\bar{\mathcal{H}}$ die in diesem Sinne $\cap$-abgeschlossene Hülle von $\mathcal{H}$. Formal läßt sich $\bar{\mathcal{H}}$ beschreiben durch

$$\bar{\mathcal{H}} = \{H_0 \in 2^\theta - \{\phi\} \mid \exists\, J \subseteq I : H_0^J = H_0\} \ ,$$

und dabei bezeichnet 2^θ die Potenzmenge von θ. Diese Familie ist deshalb von besonderem Interesse, weil die Hypothesen

$$H_0^{I(\vartheta)} := \bigcap_{i \in I(\vartheta)} H_0^i \quad \text{mit} \quad I(\vartheta) \neq \phi \ ,$$

die implizit über die Definition 2.1 in der Proposition 2.1 auftreten, gerade die Elemente von $\bar{\mathcal{H}}$ sind. Wir verzichten auf den Beweis dieser Aussage und stellen zunächst den Zusammenhang zwischen den Entscheidungsfunktionen für $\varkappa$ und denen für $\bar{\varkappa}$ her.

Satz 2.2: Seien $\varkappa = \{H_o^1, \ldots, H_o^n\}$ und $\bar{\varkappa} = \{H_o^1, \ldots, H_o^n, H_o^{n+1}, \ldots, H_o^{n+m}\}$ die gegebene Hypothesenfamilie und ihre $\cap$-abgeschlossene Hülle sowie $\Delta = \{0,1\}^n$ und $\bar{\Delta} = \{0,1\}^{n+m}$ die zugehörigen Entscheidungsräume. Dann gilt:

i) Jede kohärente Entscheidungsfunktion δ zum multiplen Niveau α für $\varkappa$ ist Projektion eines $\bar{\delta}$ mit diesen Eigenschaften für $\bar{\varkappa}$, d. h. es gibt ein (im allgemeinen nicht eindeutiges) $\bar{\delta}$ mit

$$(2.5) \quad \forall\, d \in \Delta : \quad \delta(\{d\},.) = \sum_{pr(d')=d} \bar{\delta}(\{d'\},.) \;.$$

Hierin ist über alle $d' \in \bar{\Delta}$ zu summieren, für die $pr(d') = d$, d.h. $d_i' = d_i$ für $i = 1, \ldots, n$ gilt.

(ii) Ist umgekehrt $\bar{\delta}$ eine kohärente Entscheidungsfunktion zum multiplen Niveau α für $\bar{\varkappa}$, so auch die über (2.5) definierte Projektion δ für $\varkappa$.

Auf einen ausführlichen Beweis wollen wir verzichten und uns stattdessen mit einem Hinweis begnügen. Ordnet man jedem $d \in \Delta_K$ ein $\tilde{d} \in \bar{\Delta}_K$ mit

$$\tilde{d}_i := \begin{cases} 1 \,, & \exists\, j \in \{1,\ldots,n\} : H_o^i \supseteq H_o^i \text{ und } d_j = 1 \\ 0 \,, & \text{sonst} \end{cases} \;, \quad i = 1,\ldots,n+m,$$

zu, so läßt sich δ zu einem $\bar{\delta}$ für $\bar{\varkappa}$ fortsetzen mit

$$\bar{\delta}(\{d'\},.) := \begin{cases} \delta(\{d\},.) \,, & d' = \tilde{d} \text{ und } d \in \Delta_K \\ 0 & , \text{ sonst} \end{cases} \;, \quad d' \in \bar{\Delta} \;.$$

Dann erhält man aus $\bar{\delta}$ durch (2.5) gerade δ zurück, und $\bar{\delta}$ besitzt die gewünschten Eigenschaften. Diese muß man einfach nachrechnen, ebenso wie für den zweiten Teil der Aussage, wenn ein $\bar{\delta}$ gegeben ist und δ über (2.5) bestimmt wird.

Satz 2.3: (vgl. Marcus et. al. (1976), Sonnemann (1982), Satz 4.3): Gegeben seien das Testproblem (1.1) mit endlicher $\cap$-abgeschlossener Hypothesenfamilie $\varkappa = \bar{\varkappa}$ und hierzu eine Entscheidungsfunktion δ zum lokalen Niveau α.

(i) Dann ist der Abschluß $\underline{\delta}$ von δ eine kohärente Entscheidungsfunktion zum multiplen Niveau α für $\varkappa$.

(ii) Ist δ bereits kohärent, so gilt $\underline{\delta} = \delta$, und δ hält damit schon das multiple Niveau α.

Hierbei ist der A b s c h l u ß $\underline{\delta}$ von δ gerade so definiert, daß man jede Entscheidung $d \in \Delta$, die δ liefert, ersetzt durch die größte kohärente Entscheidung $\underline{d} \in \Delta$, die komponentenweise kleiner gleich d ist.

Beweis: Definiert man analog zur Definition 2.4, aber in gegensätzlicher Richtung zu jedem $d \in \Delta$ ein $\underline{d}$ durch

$$\underline{d}_i := \begin{cases} 0, & \exists j \in I : \ H_o^j \subseteq H_o^i \text{ und } d_j = 0 \\ 1, & \text{sonst} \end{cases}$$

so ist $\underline{d}$ kohärent, und für jedes kohärente d gilt $\underline{d} = d$. Nennt man wieder d, $d' \in \Delta$ äquivalent im Falle $\underline{d}' = \underline{d}$, so wird eine Äquivalenzrelation definiert. Für die Äquivalenzklassen E_d, $d \in \Delta_K$, läßt sich zeigen

$$\forall \ i \in I : \quad \sum_{d \in D_1^i \Delta_K} E_d \subseteq D_1^i \ .$$

Definiert man den Abschluß $\underline{\delta}$ von δ über

$$(2.6) \qquad \forall \ D \in \mathcal{D} : \quad \underline{\delta}(D,.) := \delta(\sum_{d \in D \Delta_K} E_{d'}, .) \ ,$$

so überprüft man direkt, daß $\underline{\delta}$ eine randomisierte Entscheidungsfunktion ist. Die Kohärenz von $\underline{\delta}$ gilt per definitionem, und das lokale Niveau α erhält man über (2.6) aus

$$\forall \ \vartheta \in H_o^i : \quad E_\vartheta \underline{\delta}(D_1^i,.) \ = \ E_\vartheta \delta(\sum_{d \in D_1^i \Delta_K} E_{d'},.) \ \leq \ E_\vartheta \delta(D_1^i,.) \ \leq \ \alpha \ .$$

Da klar ist, daß $\delta = \underline{\delta}$ gilt im Falle eines kohärenten δ, bleibt nur noch zu zeigen, daß eine kohärente Entscheidungsfunktion δ zum lokalen Niveau α für $\mathcal{H}$ auch das multiple Niveau α hält. Für $\vartheta \in \theta$ und o.B.d.A. $I(\vartheta) \neq \phi$ gilt

$$\vartheta \in H_o^{I(\vartheta)} \ = \ \bigcap_{i \in I(\vartheta)} H_o^i \ .$$

Da $\mathcal{H}$ $\cap$-abgeschlossen ist, folgt

$$\exists \ j \in I : \ H_o^j = H_o^{I(\vartheta)} \quad \text{und } j \in I(\vartheta) \ .$$

Daraus ergibt sich zunächst

$$D_1^j \subseteq D_1^{I(\vartheta)} \ = \ \bigcup_{i \in I(\vartheta)} D_1^i \ = \ \bigcup_{i : H_o^i \supseteq H_o^j} D_1^i \ .$$

Die letzte Gleichung hierin folgt aus der Äquivalenz von $i \in I(\vartheta)$ mit $H_o^i \supseteq H_o^j$. Aus der Kohärenz von δ erhält man einerseits

$$\forall \ i \in I : \ \forall \ x \in \mathcal{x} : \ \delta(D_1^i,x) = \delta(D_1^i \Delta_K, x)$$

und andererseits

$$D_1^i \Delta_K \subseteq D_1^j \Delta_K \quad \text{für alle } i \text{ mit } H_o^i \supseteq H_o^j \ ,$$

so daß zusammenfassend folgt

$$\forall \, x \in \mathfrak{x} \, : \quad \bigcup_{i:H^i_0 \supseteq H^j_0} D^i_1 \subseteq D^j_1 \quad \delta(.,x)\text{-fast sicher.}$$

Somit ist $\delta(D^{I(\vartheta)}_1,x) = \delta(D^j_1,x)$ für alle $x \in \mathfrak{x}$ gezeigt, und die Behauptung folgt aus dem lokalen Niveau α von δ

$$E_\vartheta \delta(D^{I(\vartheta)}_1 \,,.) = E_\vartheta \delta(D^j_1,.) \leq \alpha \; . \qquad\qquad \Box$$

Die Ergebnisse dieses Abschnittes zusammenfassend, stellen wir fest: Alle im Sinne der Definition 2.2 zulässigen Entscheidungsfunktionen δ zum multiplen Niveau α für $\mathfrak{H}$ sind kohärent. Die kohärenten Entscheidungsfunktionen δ zum multiplen Niveau α für $\mathfrak{H}$ erhält man als Projektionen kohärenter Entscheidungsfunktionen $\bar{\delta}$ zum multiplen Niveau α für die $\cap$-abgeschlossene Hülle $\bar{\mathfrak{H}}$ von $\mathfrak{H}$. Diese $\bar{\delta}$ wiederum sind Abschlüsse von Entscheidungsfunktionen zum lokalen Niveau α für $\bar{\mathfrak{H}}$.

3. Randomisierte multiple Tests zum multiplen Niveau α

Im folgenden gehen wir von einem multiplen Testproblem (1.1) mit endlicher $\cap$-abgeschlossener Hypothesenfamilie $\mathfrak{H} = \bar{\mathfrak{H}}$ und zugehörigem Entscheidungsraum $(\Delta, \mathscr{D})$ aus. Eine Entscheidungsfunktion δ beschreiben wir jetzt durch

(3.1) $\delta : \Delta \times \mathfrak{x} \longrightarrow [0,1]$ mit

   $\forall \, d \in \Delta : \delta(d,.) : (\mathfrak{x}, \mathscr{B}) \longrightarrow ([0,1], [0,1]_{\mathscr{B}^1})$,

   $\forall \, x \in \mathfrak{x} : \sum_{d \in \Delta} \delta(d,x) = 1$.

Die Fortsetzung von δ auf $\mathscr{D}$ ist gegeben durch

$$\forall \, D \in \mathscr{D} : \delta(D,.) = \sum_{d \in D} \delta(d,.) \; .$$

Ist δ kohärent zum multiplen Niveau α, so gilt nach Definition und Satz 2.3

(3.2) $\delta(\Delta_K,.) = 1$,

(3.3) $\forall \, i \in I : \forall \, \vartheta \in H^i_0 : E_\vartheta \delta(D^i_1,.) \leq \alpha$.

Jeder solchen Entscheidungsfunktion ist über

(3.4) $\varphi_i := \delta(D^i_1,.) = \sum_{d \in D^i_1 \Delta_K} \delta(d,.), \; i \in I$,

ein multipler Test $\varphi = (\varphi_i : i \in I)$ zugeordnet. φ ist ein T e s t   z u m   l o k a - l e n   N i v e a u α für $\mathfrak{H}$, d.h. alle φ_i sind Tests zum Niveau α für H^i_0. Aus der Kohärenz von δ folgt

(3.5) $\forall \, i,j \in I : [H^i_0 \subseteq H^i_0 \Rightarrow \varphi_i \geq \varphi_j]$.

Diese Eigenschaft (3.5) wollen wir die s c h w a c h e   K o h ä r e n z von φ
nennen. Im Falle, daß die φ_i sämtlich nicht-randomisiert sind, ist die schwache
Kohärenz gleichbedeutend mit der bekannten Kohärenz multipler Tests (s. Gabriel 1969,
Sonnemann 1982). Wir können aber zeigen, daß schwach kohärente Tests durchaus
nicht-kohärente Entscheidungen ergeben können, wenn die zugehörige Entscheidungsfunktion nicht kohärent ist. Deshalb sprechen wir erst dann von einem k o h ä r e n -
t e n   m u l t i p l e n   T e s t, wenn die zugehörige Entscheidungsfunktion kohärent
ist.

In der Praxis stellt sich die Problematik so dar: Für alle Hypothesen $H_o^i \in \mathcal{H}$ kann man
i.a. einfach Niveau-α-Tests ψ_i angeben. Wir setzen voraus, daß wir eine "gute" Wahl
der ψ_i treffen. Anschließend lassen sich daraus durch

$$\varphi_i := \min_{j:H_o^j \subseteq H_o^i} \psi_j, \; i \in I \; ,$$

Niveau-α-Tests konstruieren, die schwach kohärent sind, die also (3.5) erfüllen. Wie
eingangs erwähnt müssen jetzt noch die Randomisierungen bzw. Entscheidungsfunktionen
δ festgelegt werden, und das sollte wenn möglich geschehen, ohne die φ_i nochmals zu
verkleinern. Man wird deshalb von δ die Eigenschaften (3.4) und die Kohärenz (3.2)
verlangen. Gegeben ist also ein schwach kohärenter Test $\varphi = (\varphi_i : i \in I)$ zum lokalen
Niveau α für $\mathcal{H}$, und gesucht wird eine Entscheidungsfunktion (3.1), die das
Gleichungssystem (3.2), (3.4) erfüllt. Um es vorwegzusagen, es existiert immer eine
Lösung, aber sie ist im allgemeinen nicht eindeutig.

<u>Beispiel 3.1:</u> Seien $\mathcal{H} = \{H_o^1, H_o^2, H_o^3\}$ mit paarweise verschiedenen nicht-leeren H_o^i und
$H_o^1 = H_o^2 \cap H_o^3$ sowie $\varphi = (\varphi_1, \varphi_2, \varphi_3)$ ein schwach kohärenter Test zum lokalen Niveau α
für $\mathcal{H}$. Es gilt also $\varphi_1 \geq \max\{\varphi_2, \varphi_3\}$, und die kohärenten Entscheidungen sind

$$\Delta_K = \{(0,0,0),(1,0,0),(1,1,0),(1,0,1),(1,1,1)\} \; .$$

Gesucht sind alle Lösungen $\delta(ijk) := \delta((i,j,k),.), (i,j,k) \in \Delta_K$ mit

$$\delta(ijk) : (\mathcal{X}, \mathcal{B}) \longrightarrow ([0,1], [0,1]\mathcal{B}^1)$$

und

$$
\begin{bmatrix}
1 & 1 & 1 & 1 & 1 \\
0 & 1 & 1 & 1 & 1 \\
0 & 0 & 1 & 0 & 1 \\
0 & 0 & 0 & 1 & 1
\end{bmatrix}
\begin{bmatrix}
\delta(000) \\
\delta(100) \\
\delta(110) \\
\delta(101) \\
\delta(111)
\end{bmatrix}
=
\begin{bmatrix}
1 \\
\varphi_1 \\
\varphi_2 \\
\varphi_3
\end{bmatrix} .
$$

Die erste Zeile dieses Gleichungssystems entspricht (3.2), die übrigen repräsentieren
(3.4). Wählt man als $\delta(111)$ eine beliebige meßbare Funktion f, so lautet die Lösung

$$\begin{bmatrix} \delta(000) \\ \delta(100) \\ \delta(110) \\ \delta(101) \\ \delta(111) \end{bmatrix} = \begin{bmatrix} 1 - \varphi_1 \\ \varphi_1 - \varphi_2 - \varphi_3 + f \\ \varphi_2 - f \\ \varphi_3 - f \\ f \end{bmatrix} .$$

Damit immer $0 \leq \delta(ijk) \leq 1$ gilt, muß man die Wahl von f einschränken durch die Forderung

$$\max \{0, \varphi_2 + \varphi_3 - \varphi_1\} \leq f \leq \min \{\varphi_2, \varphi_3\} .$$

Aus $\varphi_1 \geq \max \{\varphi_2, \varphi_3\}$ folgt $\varphi_2 + \varphi_3 - \varphi_1 \leq \min \{\varphi_2, \varphi_3\}$, so daß immer eine Lösung existiert. Sie ist eindeutig genau dann, wenn für alle $x \in \mathfrak{X}$ gilt

$$\min \{\varphi_2(x), \varphi_3(x)\} = 0 \quad \text{oder} \quad \min \{\varphi_2(x), \varphi_3(x)\} = \varphi_2(x) + \varphi_3(x) - \varphi_1(x) ,$$

wobei die zweite Bedingung wiederum äquivalent ist mit $\varphi_1(x) = \max \{\varphi_2(x), \varphi_3(x)\}$. Die Eindeutigkeit ist zumindest für alle nicht-randomisierten Tests gegeben, und dann gilt $(\varphi_1(x), \varphi_2(x), \varphi_3(x)) \in \Delta_K$ für alle $x \in \mathfrak{X}$ und $\delta((\varphi_1, \varphi_2, \varphi_3), .) = 1$. Wählen wir im Falle der Nicht-Eindeutigkeit die beiden extremen Funktionen

$$f_1 := \max \{0, \varphi_2 + \varphi_3 - \varphi_1\} , \quad f_2 := \min \{\varphi_2, \varphi_3\} ,$$

so erhalten wir mit wenigen Zwischenrechnungen die Entscheidungsfunktionen

$$\delta_1 = \begin{bmatrix} 1 - \varphi_1 \\ \max \{0, \varphi_1 - \varphi_2 - \varphi_3\} \\ \min \{\varphi_2, \varphi_1 - \varphi_3\} \\ \min \{\varphi_3, \varphi_1 - \varphi_2\} \\ \max \{0, \varphi_2 + \varphi_3 - \varphi_1\} \end{bmatrix} , \quad \delta_2 = \begin{bmatrix} 1 - \varphi_1 \\ \varphi_1 - \max \{\varphi_2, \varphi_3\} \\ \varphi_2 - \min \{\varphi_2, \varphi_3\} \\ \varphi_3 - \min \{\varphi_2, \varphi_3\} \\ \min \{\varphi_2, \varphi_3\} \end{bmatrix} .$$

Während δ_1 die Wahrscheinlichkeiten für nicht-konsonante Entscheidungen, also $\delta(100)$, minimiert, maximiert δ_2 die Wahrscheinlichkeiten $\delta(111)$ alle drei Hypothesen abzulehnen (zur Konsonanz s. Sonnemann 1982). Beide Ziele können erstrebenswert sein, so daß ohne zusätzliche Optimalitätskriterien von konkurrierenden Entscheidungsfunktionen ausgegangen werden muß.   □

Zur Angabe einer Lösung des allgemeinen Gleichungssystems (3.2), (3.4) unter den genannten Voraussetzungen und Nebenbedingungen verallgemeinern wir die Lösung δ_2 aus dem Beispiel 3.1, indem wir die sogenannte 1-fach-Randomisierung einführen. Dazu führen wir unabhängig von dem statistischen Experiment, das uns die Stichprobe $x \in \mathfrak{X}$ liefert, ein Randomisierungsexperiment mit einer über $[0,1]$ gleichverteilten Zufallsvariablen Z durch und definieren mit deren Realisierung $z \in [0,1]$

$$\tilde{\varphi}_i(x) := \begin{cases} 1 , & \varphi_i(x) \geq z , \quad i \in I . \\ 0 & < \end{cases}$$

Der Test $\tilde{\varphi} = (\tilde{\varphi}_i : i \in I)$ ist nicht-randomisiert, und er ergibt nur kohärente Entscheidungen, d. h. es gilt für alle x und z

$$(\tilde{\varphi}_i(x) : i \in I) \in \Delta_K .$$

Für die zugehörige eindeutig bestimmte Entscheidungsfunktion δ gilt

(3.6) $\quad \delta(d,.) = \left[\min_{i:d_i=1} \varphi_i - \max_{j:d_j=0} \varphi_j \right]^+ .$

Hierbei bezeichnet $[f]^+$ den nicht-negativen Anteil der Funktion f. Man zeigt (3.6), indem man sich die $\varphi_i(x)$, $i \in I$, im Einheitsintervall eingetragen denkt und dann das Randomisierungsexperiment durchführt. In diesem Bild sieht man auch die Kohärenz von $\tilde{\varphi}$ sofort.

Die durch (3.6) gegebene Entscheidungsfunktion δ ist eine gesuchte Lösung.

Sie erfüllt die Nebenbedingungen (3.1). Die Beschränkung durch 0 und 1 und die Meß-barkeit folgen direkt mit (3.6) aus diesen Eigenschaften der φ_i. δ genügt auch dem Gleichungssystem (3.2), (3.4). Dabei folgt die Kohärenz (3.2) aus der Kohärenz der φ_i oder aber durch Nachrechnen an dem Bild mit den $\varphi_i(x)$, $i \in I$, in $[0,1]$. Dieses Bild erleichtert auch, die Gültigkeit der Gleichungen (3.4) nachzuweisen. Dem Leser wird empfohlen, sich die Ideen des allgemeinen Beweises am Beispiel 3.1 zu verdeutlichen. Dann erkennt er auch, daß die Entscheidungsfunktion (3.6) im Beispiel gerade δ_2 ergibt.

Abschließend sei bemerkt, daß die von Lehmann (1957 I) benutzte unabhängige n-fach-Randomisierung mit der Entscheidungsfunktion

$$\delta_u(d,.) := \prod_{i:d_1=1} \varphi_i \prod_{j:d_j=0} (1-\varphi_j) , \quad d \in \Delta ,$$

i. a. keine Lösung ergibt, da die Kohärenz zumindest dann nicht gewährleistet ist, wenn für ein x alle $\varphi_i(x)$ im offenen Einheitsintervall $]0,1[$ liegen.

4. Diskussion

Wesentliches Anliegen dieser Arbeit ist die Betonung der Vollständigkeitseigenschaft der kohärenten Entscheidungsfunktionen bzw. multiplen Tests. Noch immer sind zahl-reiche nicht-kohärente und damit nicht zulässige multiple Tests auf dem Markt. Auf dem Wege zu einer Optimalitätstheorie für multiple Tests kommt man an den randomi-sierten Tests nicht vorbei, will man das vorgegebene Testniveau möglichst ausschöpfen auch bei diskreten Verteilungen. Deshalb wurden die Aussagen sogleich für randomi-sierte Entscheidungsfunktionen formuliert. Für die Praxis bei Problemen mit stetigen Verteilungen, wenn man sich also auf nicht-randomisierte Tests beschränken kann, än-dert sich nichts. Das Abschlußprinzip ist nachwievor die Methode der Wahl, muß aber bei diskreten Problemen verfeinert werden. Wie sich die Klasse der kohärenten Entscheidungsfunktionen zum multiplen Niveau α und auch die Zahl der zulässigen Randomisationen durch Hinzunahme weiterer Optimalitätskriterien einschränken läßt, soll in einer folgenden Arbeit untersucht werden.

Wir danken den Referenten W. Maurer, J. Röhmel und B. Streitberg für ihre wertvolle Kritik. Sie hat uns veranlaßt die Arbeit völlig neu zu konzipieren und insbesondere um den dritten Abschnitt zu erweitern. Ob die Arbeit allerdings in der vorliegenden Form verständlich oder zumindest lesbar ist, muß nach bisherigen Erfahrungen bezweifelt werden.

LITERATUR

GABRIEL, K.R. (1969). Simultaneous test procedures - some theory of multiple comparisons. *Ann. Math. Statist.* 40 224-250.

HOMMEL, G. (1986). Multiple test procedures for arbitrary dependence structures. *Metrika* 33 321-336.

LEHMANN, E.L. (1957 I). A theory of some multiple decision problems I. *Ann. Math. Statist.* 28 1-25.

LEHMANN, E.L. (1957 II). A theory of some multiple decision problems II. *Ann. Math. Statist.* 28 547-572.

MARCUS, R., PERITZ, E. and GABRIEL, K.R. (1976). On closed testing procedures with special reference to ordered analysis of variance. *Biometrica* 63 655-660.

SONNEMANN, E. (1982). Allgemeine Lösungen multipler Testprobleme. *EDV in Medizin und Biologie* 13 120-128.

FB IV - Abteilung Mathematik
Universität Trier
Postfach 38 25
D-5500 Trier

Some structural aspects of multiple testing

Comments on
E. Sonnemann and H. Finner: Vollstaendigkeitssaetze
fuer multiple Testprobleme

by

B. Streitberg (Univ. Hamburg) and J. Roehmel (FU Berlin)

1. Introduction

A fascinating paper, which is, in our opinion, of fundamental importance for the general theory of multiple testing. It is, however, not particularily easy to read and understand. The following comments have the purpose to make this important paper more accessible to a broader public and to point out some open research problems. The difficulties appear to come from three different sources.

Firstly, the subject is inherently complex. As usual in mathematics this complexity can be reduced if one succeeds in showing that the basic concepts and patterns of argumentation follow from certain general constructions. Here these general constructions clearly are to be found in the theory of order structures (c.f. AIGNER, 1975 for a good introduction).

Secondly, the notation is rather typical for advanced statistical work. In order to be as precise as possible, statisticians often produce rather overloaded and, therefore, quite unreadable formulas. While *de gustibus non est disputandum* we believe in the dictum of HALMOS that good mathematical notation should not contain any formulas at all. Even if we did not succeed in reaching this noble goal, we at least tried to go into that direction.

Thirdly, the paper is not especially rich on examples. We try and give some simple illustrations for the basic concepts in the following comments.

We hope that these comments are not understood as a critique but instead as a first tutorial on SONNEMANN's and FINNER's paper (henceforth simply "S/F") which will motivate potential readers to go into a detailed study of this important work. We would like to warn our readers, however, that some of our statements are rather tentative and certainly need closer scrutiny.

A remark on *notation*: we denote single (null) hypotheses by small latin characters (h, g, ..), sets of hypotheses by large latin characters (H, G, ..), and sets of sets of hypotheses by fancy characters (H, G, ..). The sample space is denoted by X, the parameter space by Θ. All questions of measurability are happily neglected.

In S/F there appear *three fundamental order structures*. We begin our discussion with the most simple one: the set H of null hypotheses which specifies the given multiple testing problem. Note that we define this as a *set* and not as a *family*, thereby already stripping away one level of notational complexity.

2. The set of hypotheses

A testing problem is given by a pair (null hypothesis, alternative) of disjoint subsets of the parameter space. In S/F the alternative is always equal to the complement of the null hypothesis h, we therefore consider the testing problem to be completely specified by a subset h of the parameter space. A *multiple testing problem* then is specified by the simultaneous introduction of several such null hypotheses, i.e. by a set H of null hypotheses. We assume that H is finite and non-empty. Since the elements of H are subsets of the parameter space, H already has a natural order structure. For $g, h \in H$ we write $g \leq h$ if $g \subseteq h$, in order not to overload the set inclusion symbol and because in the following only the order relationships ("the order diagram") and not the actual sets are relevant. As the discussion in S/F, chapter 2 shows, no generality is lost by assuming that $(H, \leq)$ is a $\cap$-*semi-lattice*, i.e. that for all $g, h \in H$ also $g \cap h \in H$ (this is HOMMEL's "weak closure" property). If one starts with a set of elementary hypotheses, one simply has to enlarge this set by adjoining all possible intersections of elementary hypotheses.

Example 1: the bioequivalence problem

Let Θ=ℝ and fix two real numbers $\theta_1 < \theta_2$. The bioequivalence problem can, in abstracto, be regarded as a multiple testing problem with the two elementary null hypotheses $h = \{ \theta : \theta \leq \theta_1 \}$, $g = \{ \theta : \theta \geq \theta_2 \}$.

The ∩-half lattice H then has three points h,g,o with o=ø, the empty null hypothesis. In order to show bioequivalence both h and g have to be rejected.

The order diagram of H is given in Fig.1:

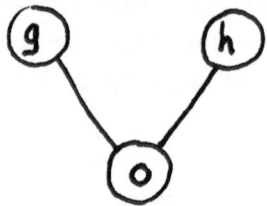

(Fig.1 : order diagram of example 1)

Example 2 : paired comparisons

$\Theta=\{$ $\theta=(\mu_1,\mu_2,\mu_3)$ $:\mu_1,\mu_2,\mu_3\in\mathbb{R}\}$. Hypotheses : $a=\{\theta:\mu_1=\mu_2\}$, $b=\{\theta:\mu_1=\mu_3\}$, $c=\{\theta:\mu_2=\mu_3\}$, and the intersection $d=\{\theta:\mu_1=\mu_2=\mu_3\}$, i.e. $H=\{a,b,c,d\}$.

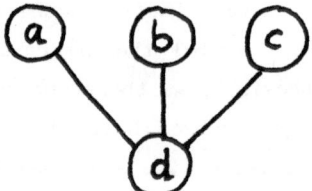

(Fig.2: Order diagram for example 2)

Example 3 : nested hypotheses

The simplest example is the case of two nested hypotheses: g,h with g≤h. Here H={g,h} is already a ∩-semi-lattice.

(Fig.3: Order diagram for example 3)

3. Decisions and randomization experiments

A decision D in a multiple testing problem is simply a subset of H, namely the set of rejected null hypotheses. The *decision space* $\mathbb{D}$ therefore is equal to the power set 2^H of H. In S/F decisions are denoted by their characteristic vectors d and the decision space by Δ.

The fundamental notion in S/F is that of coherence. A decision D is called *coherent*, if from h∈D and g≤h it follows that also g∈D. A coherent decision avoids contradictions of the following type: we reject that the true parameter θ is in h, but cannot reject that θ is in a subset g of h.

In the theory of order structures, coherence corresponds to a standard construction. Given an order structure (H,≤), an order *ideal* J of H is a subset J of H with the property that with h∈J also g∈J whenever g≤h. Ideals can be compared by set inclusion, therefore the set J(H)=J of all ideals of H is again an order structure (J,⊆).

Indeed, the set of ideals (coherent decisions) has more regularity. J is a lattice, since with $J_1, J_2 \in J$, also $J_1 \cap J_2$ and $J_1 \cup J_2 \in J$.

Example 1 (continued)
The ideal lattice of the bioequivalence problem is as follows:

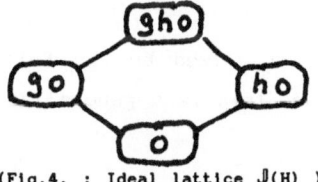

(Fig.4. : Ideal lattice J(H))

S/F introduce two fundamental maps $\mathbb{D} \to J$: the *closure* D ↦ $\bar{D}$ with
$$\bar{D} = \inf \{J \in J : J \supseteq D\}$$

and the *coclosure* D ↦ $\underline{D}$ with

$$\underline{D} = \sup \{J \in J : J \subseteq D\}.$$

These maps are closure (resp. dually defined coclosure) operators in the usual sense.

Example 1 (continued)
For D={g,h} the closure is $\bar{D}$={g,h,o}, the coclosure is $\underline{D}$={o}.

A *random decision* is given by a probability measure on $\mathbb{D}$. Since $\mathbb{D}$ is finite, a random decision can be described by a probability function $\delta:\mathbb{D}\to[0,1]$ with

$$\sum_{D\in\mathbb{D}} \delta(D) = 1 \quad.$$

Let $\mathbb{D}^*$ be the set of random decisions. The order structure on $\mathbb{D}^*$ is induced from the order on $\mathbb{D}$. Intuitively for $\delta,\eta\in\mathbb{D}^*$ we have $\delta\leq\eta$ if δ can be obtained from η by shifting mass from larger to smaller sets (note that this order relation is not the same one as that defined by S/F). The formal definition needs a bit of care. The *incidence algebra* $A(\mathbb{D})$ of $\mathbb{D}$ is defined as the set of all real-valued matrices

$$A = (\ A(D,E) \in \mathbb{R} : D,E \in \mathbb{D}\ )$$

with the property that $A(D,E)\neq 0$ only for $D\subseteq E$.

$A(\mathbb{D})$ is an associative algebra with respect to the usual operations of matrix addition and multiplication. We regard the elements $\delta\in\mathbb{D}^*$ as real-valued vectors and define $S(\mathbb{D})$ as the set of all matrices S $\in A(\mathbb{D})$ with $S\delta \in \mathbb{D}^*$ for all $\delta \in \mathbb{D}^*$, where $S\delta$ is the usual premultiplication of δ by S. Obviously $S(\mathbb{D})$ contains just the stochastic matrices in $A(\mathbb{D})$, i.e. the nonnegative matrices with column sums equal to unity.

Our intuitive idea then is formalized by the following definition: $\delta\leq\eta$ iff there exists $S\in S(\mathbb{D})$ with $\delta=S\eta$. This is a generalization of SCHUR-dominance to arbitrary order structures.

Example 3 (continued)
Consider a multiple testing problem with two nested hypotheses g≤h. Here $\mathbb{D}$={ø,{g},{h},{g,h}} or, in an short abbreviation $\mathbb{D}$={1,2,3,4}. A $\delta\in\mathbb{D}^*$ is a probabilty vector with 4 components, say $(\delta(1),\delta(2),\delta(3),\delta(4))$. The set of coherent decisions is J={ø,{g},{g,h}}, that is $\delta\in J^*$ iff $\delta(3)=0$. An arbitrary $S\in S(\mathbb{D})$ has the form:

$$\begin{pmatrix} s_{11} & s_{12} & s_{13} & s_{14} \\ 0 & s_{22} & 0 & s_{24} \\ 0 & 0 & s_{33} & s_{34} \\ 0 & 0 & 0 & s_{44} \end{pmatrix}$$

with column sums equal to 1 and $s_{ij} \geq 0$. As one sees, the application of S to a $\eta \in \mathbb{D}^*$ indeed transports probability from larger to smaller sets.

Note that $\mathbb{D}^*$ is not a lattice, because infima are not unique. As an example, take $\eta = (.12, .14, .14, .60)$ and $\eta' = (.10, .40, .40, .10)$, then both $\delta = (.12, .40, .38, .10)$ and $\delta' = (.12, .38, .40, .10)$ are incomparable maxima of the set of all probability vectors which are smaller than both η and η'.

$\mathbb{J}^*$ is the subset of $\mathbb{D}^*$, which consists of all probability functions δ that are concentrated on $\mathbb{J}$, i.e. which have $\delta(D)=0$ unless $D \in \mathbb{J}$. $\mathbb{J}^*$ is the set of coherent random decisions. The order relation on $\mathbb{J}^*$ is inherited from $\mathbb{D}^*$.

Closure and coclosure operators on $\mathbb{D}$ induce corresponding operators on $\mathbb{D}^*$. We define $\bar{\delta}$ for $\delta \in \mathbb{D}^*$ by :

$$\bar{\delta}(J) = \sum_{D: \bar{D}=J} \delta(D)$$

and $\underline{\delta}$ is defined analogously.

A *randomization experiment* is a (measurable) map $X \to \mathbb{D}^*$, which assigns to each observation $x \in X$ a random decision $\delta_x \in \mathbb{D}^*$. In order to simplify the notation we again use the symbol δ for a generic randomization experiment, now regarding δ as a random variable defined on the sample space X with values in $\mathbb{D}^*$. Closure and coclosure operations are carried out pointwise, for each $x \in X$. We define $\eta \geq \delta$ if for all $x \in X$ the relation $\eta_x \geq \delta_x$ holds. We believe that this order relation is more adaequate for the comparison of randomization experiments than the one defined by S/F in Def.2.2., because the definition of S/F does not take the order relation on $\mathbb{D}$ into account.

4. The main results of S/F

The *local level* $\lambda(\delta)$ of a randomization experiment is defined by

$$\lambda(\delta) = \sup_{\theta\in\Theta}\ \sup_{h\in H}\ E_\theta\ \sum_{D\in\mathbb{D}} \delta(D)\ \{\theta\epsilon h\}\ \{h\epsilon D\}$$

and the multiple level $\mu(\delta)$ is defined by

$$\mu(\delta) = \sup_{\theta\in\Theta}\ E_\theta\ \sum_{D\in\mathbb{D}} \delta(D)\ \sup_{h\in H} \{\theta\epsilon h\}\ \{h\epsilon D\}\ .$$

Here we use the convention that the expression $\{q\}$ counts 1 if the proposition q is true and is equal to 0 otherwise.

These definitions warrant close scrutiny, since they give a unified formulation to local and multiple level of a decision procedure. We call a decision procedure δ a local (multiple)level-α procedure, if $\lambda(\delta)$ (resp. $\mu(\delta))\leq\alpha$.

The two main theorems of S/F now can be stated as follows:

Theorem 2.1. For all randomization experiments δ :

$$\mu(\bar{\delta}) = \mu(\delta).$$

Theorem 2.3. For all randomization experiments δ :

$$\mu(\underline{\delta}) = \lambda(\delta).$$

5. An open problem

An open problem is the determination of the "best" randomization experiments δ, given a family $\phi = (\phi_h)_{h\in H}$ of local level-α tests. Given theorem 2.3., it is clear that δ should be coherent. We can search therefore for a solution $\delta_x \in J^*$ of the following inequality system :

$$\sum_{J\in\mathbb{J}} \delta_x(J)\ \{h\epsilon J\} \leq \phi_h(x)\ .$$

The set of solutions (for fixed, but arbitrary x) is a convex polyhedron. The best randomization experiments are the maxima of this set with respect to generalized SCHUR-dominance. For the examples given here, optimal δ can be constructed easily.

Example 1 (continued)
The system of inequalities is as follows:

$$
\begin{aligned}
\delta(gho)+\delta(go) &\leq \phi_g \\
\delta(gho)+\delta(ho) &\leq \phi_h \\
\delta(o) &\leq 1 \\
\delta(gho)+\delta(go)+\delta(ho)+\delta(o) &\leq 1 .
\end{aligned}
$$

The best solution is obtained by giving $\delta(gho)$ as much probability as possible:
$$\delta(gho) = \min(\phi_g, \phi_h).$$

The other probabilities then are determined:
$$
\begin{aligned}
\delta(go) &= \phi_g - \delta(gho) \\
\delta(ho) &= \phi_h - \delta(gho) \\
\delta(o) &= 1 - \max(\phi_g, \phi_h).
\end{aligned}
$$

For the other examples, an optimal δ is constructed in a completely analogous way, starting with the maximal ideals. The reader is especially invited to carry out this construction for example 2 and general paired comparison experiments.

The general theory of optimal randomization experiments, however, still is open.

References:

AIGNER, M. (1975): Kombinatorik I. Berlin Heidelberg New York

Multiple Tests und Fehler III. Art

Helmut Finner
FB IV – Mathematik/Statistik
Universität Trier
Postfach 38 25
D–5500 Trier

Zusammenfassung:

Es werden sequentiell verwerfende Testprozeduren für Hypothesen mit zweiseitigen Alternativen betrachtet. Bis heute ist nur in wenigen Spezialfällen bekannt, welche dieser Testprozeduren auch einseitige Entscheidungen liefern, ohne dadurch das multiple Niveau a zu verletzen. Es wird gezeigt, daß der modifizierte Scheffé–Test in Normalverteilungsmodellen mit bekannter Varianz diese Eigenschaft hat.

Schlagwörter: Multiple Tests, multiples Niveau a, Abschlußprinzip, Abschlußtest, Fehler III. Art, einseitige Hypothesen, lineare Kontraste, modifizierter Scheffé–Test.

Multiple Tests and Directional Errors

Summary:

In this paper sequentially rejective test procedures for hypotheses with two–sided alternatives are considered. Until today it is known only in a few cases which of these procedures yield in addition one–sided decisions without violating the multiple level of significance a. It is shown that the modified Scheffé procedure in models assuming normal distributions with known variance has this property.

AMS 1980 subject classification: Primary 62J15, 62F99, secondary 62F05.

Key words and phrases: Multiple tests, multiple level of significance, closure principle, closed test procedure, directional errors, one–sided hypotheses, linear contrasts, modified S–procedure.

1. Einleitung

Sind in einem statistischen Experiment zwei Behandlungsmethoden zu vergleichen, so will man im allgemeinen nicht nur prüfen, ob sich die beiden Methoden unterscheiden, sondern auch, welche Methode der anderen überlegen ist. Dennoch wird in solchen Situationen häufig eine Hypothese der Form $H_0 : \mu_1 = \mu_2$ formuliert und ein Test φ zum Niveau a der Gestalt

$$(1.1) \qquad \varphi(x) = \begin{cases} 1 \\ 0 \end{cases}, \ T(x) \begin{matrix} \notin \\ \in \end{matrix} [c_1, c_2]$$

durchgeführt. Trifft man danach zusätzlich die Entscheidung $\mu_1 < \mu_2$ im Falle $T(x) < c_1$ bzw. $\mu_1 > \mu_2$ bei $T(x) > c_2$, so kann ein sogenannter Fehler III. Art auftreten. Dieser Fehlertyp ist gegeben, wenn man sich für $\mu_1 > \mu_2$ entscheidet, obwohl $\mu_1 < \mu_2$ richtig ist bzw. umgekehrt. Will man bei der beschriebenen Interpretation des zweiseitigen Tests beide Wahrscheinlichkeiten, sowohl die für Fehler I. Art als auch die für Fehler III. Art, durch das vorgegebene Niveau a kontrollieren, so ist nur sicherzustellen, daß die schwache Zusatzvoraussetzung

$$(1.2) \qquad \begin{aligned} &\forall\, \mu_1 < \mu_2 : P_{\mu_1, \mu_2}(T(x) > c_2) \leq a \\ &\forall\, \mu_2 < \mu_1 : P_{\mu_1, \mu_2}(T(x) < c_1) \leq a \end{aligned}$$

erfüllt ist.

Etwas komplizierter wird die Situation, wenn mehr als eine Hypothese mit zweiseitigen Alternativen zu prüfen ist. Klassische Vertreter dieses Problemkreises sind

(1.3)   Vergleiche unbekannter Parameter μ_i mit bekannten μ_{i0} :

$$H_0^i : \mu_i = \mu_{i0} \ \text{ vs. } \ H_1^i : \mu_i \neq \mu_{i0} \ , \quad i = 1, \ldots, k \ ,$$

(1.4)   Vergleiche mit einer Kontrolle:

$$H_0^i : \mu_i = \mu_0 \ \text{ vs. } \ H_1^i : \mu_i \neq \mu_0 \ , \quad i = 1, \ldots, k \ ,$$

(1.5)   Paarweise Vergleiche:

$$H_0^{ij} : \mu_i = \mu_j \ \text{ vs. } \ H_1^{ij} : \mu_i \neq \mu_j \ , \quad 1 \leq i < j \leq k \ ,$$

(1.6)   Prüfen von Linearkombinationen von $\mu = (\mu_1, \ldots, \mu_k)$:

$$H_0^a : a'\mu = 0 \ \text{ vs. } \ H_1^a : a'\mu \neq 0 \ , \quad a \in A \subseteq \mathbb{R}^k \ .$$

Für viele dieser Testprobleme existieren Simultantests zum multiplen Niveau a, die gleichzeitig einseitige Entscheidungen liefern, ohne daß dadurch die Wahrscheinlichkeit für irgendeine Fehlentscheidung das vorgegebene multiple Niveau a überschreitet. Beispiele dafür sind etwa der Dunnett-Test für (1.4), der Tukey–Test für (1.5) oder der Scheffé–Test für (1.6) in Normalverteilungsmodellen. Diese Tests lassen sich jedoch alle mit Hilfe des Abschlußprinzips (Marcus et al. (1976), Sonnemann (1982)) gleichmäßig verbessern. Für die hieraus resultierenden sequentiell verwerfenden Varianten der klassischen Simultantests ist bis heute nur in wenigen Spezialfällen die Frage beantwortet, ob bei zusätzlicher einseitiger Entscheidung das multiple Niveau a eingehalten wird.

Die erste grundlegende Arbeit zu dieser Problemstellung stammt von Shaffer (1980) und behandelt ausschließlich den modifizierten Bonferroni–Holm Test mit unabhängigen Teststatistiken T_i, $i=1,\ldots,k$ für den Fall (1.3). Unter einigen zusätzlichen Voraussetzungen an die Verteilungen der Teststatistiken konnte Shaffer zeigen, daß die Bonferroni–Holm Prozedur auch dann das multiple Niveau a einhält, wenn man einseitige Entscheidungen trifft.

Ist $F_i(x,\mu_i) := P_i(T_i \leq x)$ die Verteilungsfunktion der i–ten Teststatistik und $F_i'(x,\mu_i)$ die Ableitung von F_i nach μ_i, so ist neben der Forderung

(1.7) $F_i(x,\mu_i)$ ist monoton nicht–wachsend in μ_i ,

folgende Monotonieeigenschaft wesentlich:

(1.8) $\forall\, i=1,\ldots,k : \forall\, x < x' : \forall\, \mu_i < \mu_i' : \dfrac{F_i'(x',\mu_i)}{F_i'(x,\mu_i)} \leq \dfrac{F_i'(x',\mu_i')}{F_i'(x,\mu_i')}$.

Die Bedingung (1.8) ist zum Beispiel unter schwachen Zusatzvoraussetzungen in 1–parametrigen Exponentialfamilien und bei absolut stetigen Verteilungen in Lokations– oder Skalenmodellen mit monotonen Dichtequotienten erfüllt. Da die Teststatistiken unabhängig sind, kann man auf der j–ten Stufe des Bonferroni–Holm Tests anstelle von $a_j = a_j/(k+1-j)$, $j=1,\ldots,k$, die etwas größeren a–Werte

(1.9) $a_j = 1 - (1-a)^{1/(k+1-j)}$, $j = 1,\ldots,k$

verwenden. Eine Hypothese H_0^i wird auf der j–ten Stufe genau dann abgelehnt, wenn auf jeder vorherigen Stufe mindestens eine Hypothese $H_0^j \neq H_0^i$ abgelehnt wurde und zusätzlich entweder $T_i < c_{ij}$ oder $T_i > c_{ij}'$ mit $c_{ij} < c_{ij}'$ gilt. Im Falle $T_i < c_{ij}$ wird für $\mu_i < \mu_{i_0}$, bei $T_i > c_{ij}'$ für $\mu_i > \mu_{i_0}$ entschieden. Gewichtet man die einseitigen Hypothesen mit Konstanten η_i bzw. $1-\eta_i$, $0 \leq \eta_i \leq 1$, so sind die kritischen Werte c_{ij}, c_{ij}', $i,j=1,\ldots,k$ definiert als die maximalen bzw. minimalen Werte, die

(1.10) $P_{\mu_{i0}}(T_i < c_{ij}) \geq (1-\eta_i)\, a_j$ bzw. $P_{\mu_{i0}}(T_i > c_{ij}') \geq \eta_i\, a_j$

erfüllen.

Holm (1979b) verwendete die Beweisidee von Shaffer, um in Normalverteilungsmodellen mit unbekannter Varianz σ^2 für das Testproblem (1.3) ein ähnliches Resultat zu erzielen. Die Voraussetzung der Unabhängigkeit der Teststatistiken wird dabei insofern abgeschwächt, daß nur noch die bedingte Unabhängigkeit der Statistiken $T_1/\hat{\sigma},\ldots,T_k/\hat{\sigma}$ bzgl. $\hat{\sigma}$ gefordert wird.

Für die Testprobleme (1.4) und (1.5) sind bis heute keine entsprechenden Resultate bekannt. Für das Prüfen von Linearkombinationen (Kontrasten) von μ wird zwar von Scheffé (1970) für das ANOVA–Modell eine zweistufige Prozedur für einseitige Entscheidungen angegeben (modified S–procedure), jedoch kein Beweis für die Einhaltung des multiplen Niveaus geliefert. Auch läßt sich kein Hinweis auf die Problematik der Fehler III. Art finden. Im folgenden Abschnitt wird – allerdings nur für die vereinfachte Situation mit bekannter Varianz – ein Beweis für Scheffés Behauptung angegeben.

Der Versuch, zum Beispiel das Testproblem (1.3) durch Paare von einseitigen Hypothesen (vgl. Holm (1977,1979a)) zu beschreiben und mit dem Abschlußprinzip zu lösen, wird im ersten Ansatz mit der Bonferroni–Holm–Prozedur mit den a–Werten

$$(1.11) \qquad a_j = \frac{a}{2k+1-j} \quad , \quad j=1,\ldots,2k$$

enden. Bauer et al. (1986) zeigen, daß sich diese Werte, falls keine zusätzlichen Voraussetzungen an die Verteilungen der Teststatistiken getroffen werden, nur noch geringfügig verbessern lassen. Ein Vergleich mit (1.10) mit $\eta_j = 1/2$ zeigt die deutliche Überlegenheit der von Shaffer betrachteten Bonferroni–Holm Prozedur auf Basis der Hypothesen mit zweiseitigen Alternativen.

2. Kontrolle der Fehler III. Art beim Testen von Kontrasten in Normalverteilungsmodellen

Gegeben sei das allgemeine ANOVA–Modell

$$(2.1) \qquad Y = D\beta + e$$

mit $D \in \mathbb{R}^{n \times p}$, $\mathrm{rg}\, D = p \leq n-1$, $\beta \in \mathbb{R}^p$, $e \sim N_n(0,\sigma^2\, I_n)$,

$\sigma^2 > 0$ unbekannt.

Sei V_k ein k–dimensionaler Unterraum des Bildraums von D' mit $0 < k \leq p$. Zu prüfen seien die Hypothesen

$$(2.2) \qquad H_0^a : a'\beta = 0 \text{ vs. } H_1^a : a'\beta \neq 0 \quad , \quad a \in V_k \setminus \{0\} .$$

Scheffé (1970) schlägt zum Prüfen der Hypothesen (2.2) einen modifizierten Scheffé–Test vor, der ein Test zum multiplen Niveau a ist und im Vergleich zum klassischen Scheffé–Test (1953) einen Freiheitsgrad in der Prüfverteilung einspart. Es wird sich als Vorteil erweisen, den modifizierten Scheffé–Test für ein transformiertes Modell und die entsprechend transformierten Hypothesen zu formulieren. Bekanntlich läßt sich jedes lineare Modell von Typ (2.1) durch eine Orthonormaltransformation in das folgende lineare Modell in kanonischer Gestalt überführen (vgl. Lehmann (1986)):

(2.3)   Seien $U_1, \ldots, U_k$, $V_1, \ldots, V_{p-k}$, $V_1, \ldots, V_{n-p}$ stochastisch unabhängig normalverteilt mit gemeinsamer unbekannter Varianz $\sigma^2 > 0$ und

$$EU_i = \mu_i, \; i = 1, \ldots, k \; , \; EV_i = \nu_i, \; i = 1, \ldots, p-k \; , \; EV_i = 0, \; i = 1, \ldots, n-p \; .$$

Mit $\mu := (\mu_1, \ldots, \mu_k)' \in \mathbb{R}^k$ sind die entsprechend transformierten Hypothesen gegeben durch

(2.4) $H_0^a : a'\mu = 0$ vs. $H_1^a : a'\mu \neq 0$, $a \in \mathbb{R}^k \setminus \{0\}$.

Gebräuchlich ist es, anstelle von (2.4) nur die normierten Hypothesen

(2.5) $H_0^a : a'\mu = 0$ vs. $H_0^a : a'\mu \neq 0$, $a \in A := \{a \in \mathbb{R}^k \setminus \{0\} : a'a = 1\}$

zu betrachten. Bildet man den Durchschnitt aller Nullhypothesen in (2.5), so erhält man die sogenannte Globalhypothese

(2.6) $H_0 : \mu = 0$.

Zur Definition des modifizierten Scheffé–Tests benötigen wir die Prüfgrößen

$$SS_t := \frac{1}{k} \sum_{i=1}^{k} u_i^2 \; ,$$

$$SS_t^a := \sum_{i=1}^{k} a_i u_i \; ,$$

$$SS_e := \frac{1}{n-p} \sum_{i=1}^{n-p} w_i^2 \; ,$$

und für die Globalhypothese H_0 den F–Test zum Niveau α

(2.7) $\varphi = \begin{cases} 1 \\ 0 \end{cases}$, $SS_t \overset{>}{\underset{\leq}{}} SS_e \cdot F_{k, n-p, \alpha}$

mit $F_{k, n-p, \alpha} := \alpha$–Fraktil der F–Verteilung mit k und $n-p$ Freiheitsgraden. Damit ist der modifizierte Scheffé–Test $(\varphi_a : a \in A)$ für $\{H_0^a : a \in A\}$ gegeben durch

(2.8) $\varphi_a = \begin{cases} 1 & , \; \varphi = 1 \text{ und } |SS_t^a| > (SS_e \cdot (k-1) \cdot F_{k-1, n-p, \alpha})^{1/2} \\ 0 & , \; \text{sonst} \end{cases}$.

Scheffé behauptet, daß dieser Test auch einseitige Entscheidungen liefert, ohne dadurch das multiple Niveau α zu verletzen. Diese Behauptung ist äquivalent dazu, daß der Test $(\varphi_a^\leq : a \in A)$ mit

(2.9) $\varphi_a^\leq = \begin{cases} 1 & , \; \varphi = 1 \text{ und } SS_t^a > (SS_e \cdot (k-1) \cdot F_{k-1, n-p, \alpha})^{1/2} \\ 0 & , \; \text{sonst} \end{cases}$

ein Test zum multiplen Niveau α für $\{H_{0\leq}^a : a \in A\}$ mit $H_{0\leq}^a : a'\mu \leq 0$ und den einseitigen Alternativen $H_{1>}^a : a'\mu > 0$ ist.

Wir werden diese Behauptung für den Spezialfall $\sigma^2 = 1$ (bekannt) beweisen. Das entspricht dem Fall "n–p = ∞" . Mit $u := (u_1, \ldots, u_k)'$ gehen die Tests (2.7) und (2.9) über in

$$(2.10) \qquad \varphi = \begin{cases} 1 \\ 0 \end{cases}, \quad u'u \begin{array}{c} > \\ \leq \end{array} \chi^2_{k,a}$$

und

$$(2.11) \qquad \varphi^a_{\leq} = \begin{cases} 1 & , \ \varphi = 1 \ \text{und} \ a'u > \sqrt{\chi^2_{k-1,a}} \\ 0 & , \ \text{sonst} \end{cases}$$

mit $\chi^2_{\nu,a} := a$–Fraktil der Chi–Quadrat–Verteilung mit ν Freiheitsgraden.

<u>Satz:</u> Der durch (2.11) definierte Test $(\varphi^a_{\leq} : a \in A)$ ist ein Test zum multiplen Niveau a für $\{H^a_{0\leq} : a \in A\}$.

<u>Beweis:</u> Sei $\mu \in \mathbb{R}^k$ der wahre Parameter. Falls $\mu = 0$ ist, so folgt die Behauptung. Ist $\mu \neq 0$, so kann man o.B.d.A. $\mu = (0, \ldots, 0, \mu_k)'$ mit $\mu_k > 0$ annehmen. (Anderenfalls wird auf Modell und Hypothesen eine geeignete Orthonormaltransformation angewendet.) Dann ist eine Hypothese $H^a_{0\leq} : a'\mu \leq 0$ genau dann wahr, wenn $a_k \leq 0$ gilt. Sei

$$B_{\leq} := \{a = (a_1, \ldots, a_k) \in A : a_k \leq 0\}$$

die Menge der Indizes der wahren Nullhypothesen und

$$G := \{x \in \mathbb{R}^k : x'x \leq \chi^2_{k,a}\}$$

der Annahmebereich des Vortests (vgl. Abb. unten für k=2).
Eine Hypothese $H^a_{0\leq}$, $a \in B_{\leq}$, wird genau dann angenommen, wenn für den beobachteten Wert u gilt

$$u \in G \cup \{x \in \mathbb{R}^k : a'x \leq \sqrt{\chi^2_{k-1,a}}\} \ .$$

Damit ist das Ereignis, keine wahre Nullhypothese abzulehnen, gegeben durch (für disjunkte Vereinigung von zwei Mengen wird anstelle von "∪" das Zeichen "+" verwendet)

$$C := G + F_+$$

mit $\qquad F_+ := G^c \cap \bigcap_{a \in B_{\leq}} \{x \in \mathbb{R}^k : a'x \leq \sqrt{\chi^2_{k-1,a}}\} \ .$

Seien weiter

$$B_{\geq} := \{a = (a_1, \ldots, a_k) \in A : a_k \geq 0\} \ ,$$

$$B_{=} := B_{\leq} \cap B_{\geq} \ ,$$

$$F_- := G^C \cap \bigcap_{a \in B_\geq} \{x \in \mathbb{R}^k : a'x \leq \sqrt{\chi^2_{k-1,a}}\} \, ,$$

$$H := \bigcap_{a \in B_=} \{x \in \mathbb{R}^k : a'x \leq \sqrt{\chi^2_{k-1,a}}\} \, .$$

Für H erhält man

$$H = \{x \in \mathbb{R}^k : \sum_{i=1}^{k-1} x_i^2 \leq \chi^2_{k-1,a}\} = F_+ + F_- + (G \cap H) \, .$$

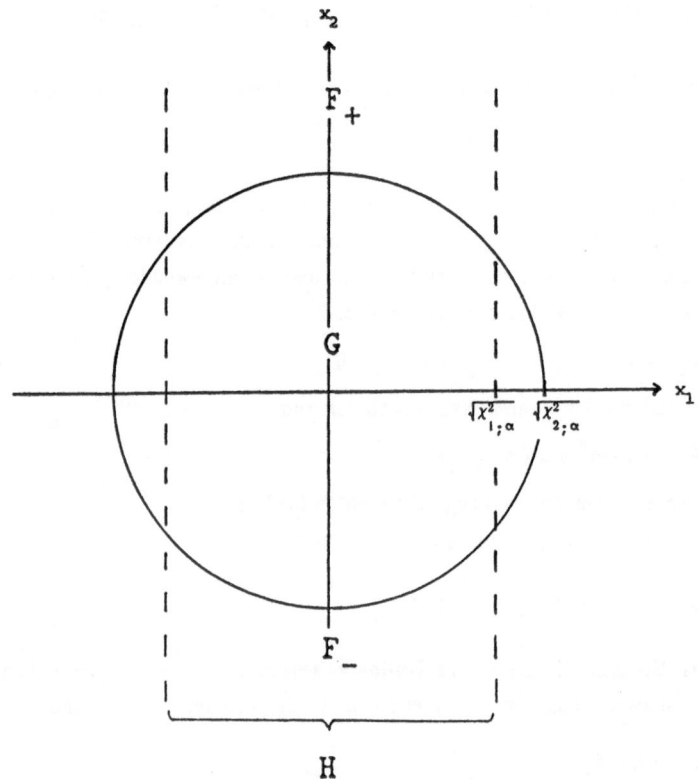

Sei $Q(\mu_k) := P_{\mu_k}(C)$ die Wahrscheinlichkeit dafür, keine wahre Nullhypothese abzulehnen. Offensichtlich ist $Q(0) > 1-a$ und $\lim_{\mu_k \to \infty} Q(\mu_k) = P_0(H) = 1-a$.

Für $\mu_k \in (0,\infty)$ zeigen wir jetzt noch

(2.12) $P_{\mu_k}(G \cap H^C) > P_{\mu_k}(F_-) \, ,$

denn hieraus folgt wegen

$$Q(\mu_k) = P_{\mu_k}(G + F_+)$$

$$= P_{\mu_k}(G \cap H^c) + P_{\mu_k}(G \cap H) + P_{\mu_k}(F_+)$$

$$> P_{\mu_k}(F_-) + P_{\mu_k}(G \cap H) + P_{\mu_k}(F_+)$$

$$= P_{\mu_k}(H)$$

$$= 1 - \alpha$$

die Behauptung des Satzes.

Zum Beweis von (2.12) benutzen wir folgenden Hilfssatz.

<u>Hilfssatz:</u> Seien P_i Wahrscheinlichkeitsmaße auf $(\mathfrak{X}, \mathfrak{L})$ mit ν–Dichten f_i, $i = 1,2$. Gilt für $D, E \in \mathfrak{L}$

$$(2.13) \qquad \forall x \in D : \forall y \in E : f_1(x)\, f_2(y) \le f_1(y)\, f_2(x) \ ,$$

so folgt

$$(2.14) \qquad P_1(D)\, P_2(E) \le P_1(E)\, P_2(D) \ .$$

Die Behauptung des Hilfssatzes folgt unmittelbar durch Integration von $f_1(x)\, f_2(y) \le f_1(y)\, f_2(x)$ über D und E. $\square$

Um (2.12) zu zeigen, seien $x = (x_1, \ldots, x_k)' \in G \cap H^c$ und $y = (y_1, \ldots, y_k)' \in F_-$. Dann gilt $y_k < - (\chi_{k,a}^2 - \chi_{k-1,a}^2)^{1/2} < x_k$. Ist φ_{μ_k} die zu P_{μ_k} gehörende Dichte, so folgt, daß der Dichtequotient

$$\frac{\varphi_{\mu_k}(x)}{\varphi_{\mu_k}(y)} = \exp \left\{ -\frac{1}{2} \sum_{i=1}^{k-1} (x_i - y_i)^2 + \mu_k (x_k - y_k) \right\}$$

monoton wachsend in μ_k ist, d.h.,

$$(2.15) \qquad \forall \mu_k > 0 : \forall x \in G \cap H^c : \forall y \in F_- : \varphi_0(x)\varphi_{\mu_k}(y) \le \varphi_0(y)\varphi_{\mu_k}(x) \ .$$

Anwendung des Hilfssatzes ergibt nun

$$(2.16) \qquad \forall \mu_k > 0 : P_0(G \cap H^c)\, P_{\mu_k}(F_-) \le P_0(F_-)\, P_{\mu_k}(G \cap H^c) \ .$$

Aus $P_0(G \cap H^c) = 2\, P_0(F_-)$ folgt schließlich (2.12). $\square$

Die hier verwendete Beweistechnik, die letztendlich auf dem trivialen Hilfssatz beruht, läßt sich leider nicht auf den Fall mit unbekanntem σ^2 übertragen. Für diese Situation müssen etwa Methoden wie in Holm (1979b) verwendet werden, auf die hier nicht weiter eingegangen und an anderer Stelle berichtet wird. Andererseits zeigt der hier geführte Beweis recht elementar, daß die Richtigkeit des Resultats sehr stark vom Monotonieverhalten der Normalverteilung abhängt. Das folgende Beispiel zeigt, daß eine analoge Aussage für beliebige Verteilungen nicht möglich ist (vgl. auch Bauer et al. (1986)).

<u>Beispiel:</u> Seien X_i , i=1,2 stochastisch unabhängig mit λ^1–Dichte

$$f_i(x) = (1 + (x_i - \mu_i)^2)^{-1} / \pi \; , \; i=1,2 \; .$$

Für die Hypothesen $(H_{0\leq}^a : a \in A)$ definieren wir in Analogie zu (2.11) die Tests

(2.17) $\qquad \forall \, a \in A : \psi_a := \begin{cases} 1 & , \; x_1^2 + x_2^2 > c_2^2(a) \text{ und } a'x > c_1(a) \\ 0 & , \text{ sonst} \end{cases}$.

Dabei sei $a \in (0,1)$ und $c_i(a)$, i=1,2, definiert durch

(2.18) $\qquad P_{(0,0)} \, (\sum_{j=1}^{i} X_j^2 \leq c_i^2(a)) = 1 - a \; .$

Ist $\mu_1 = 0$, μ_2 beliebig und G, H, F_+, F_- wie im Beweis des Satzes, so gilt:

$$\forall \, x \in G^c \cap H : \forall \, y \in F_- : \lim_{\mu_2 \to \infty} \frac{f_1(x_1) f_2(x_2)}{f_1(y_1) f_2(y_2)} = \frac{1 + x_1^2}{1 + y_1^2} > 1 \; .$$

Hieraus folgt:

$$\exists \, \mu_2 > 0 : P_{(0,\mu_2)} \, (G^c \cap H) < P_{(0,\mu_2)} \, (F_-) \; ,$$

also

$$P_{(0,\mu_2)} \, (G + F_+) < 1 - a \; . \; \square$$

Zum Abschluß betrachten wir noch zwei interessante Spezialfälle des hier bewiesenen Satzes.

a) Im Fall k = 2 ist der Test (2.11) äquivalent mit

(2.19) $\qquad \psi_a^{\leq} = \begin{cases} 1 & , \; x_1^1 + x_2^2 > \chi_{2,a}^2 \text{ und } a'x > u_{a/2} \\ 0 & , \text{ sonst} \end{cases}$.

Dabei ist $u_{a/2}$ das $a/2$–Fraktil der $N(0,1)$–Verteilung. Wird also die Globalhypothese $H_0 : \mu_1 = \mu_2 = 0$ aufgrund von $x_1^2 + x_2^2 > \chi_{2,a}^2$ abgelehnt, so kann man anschließend für jede einseitige Hypothese $H_{0\leq}^a : a'\mu \leq 0$ einen einseitigen Gauß–Test zum Niveau $a/2$ durchführen.

b) Sind im Fall k=3 die Hypothesen

(2.20) $\qquad H_{0\leq}^a : a'\mu \leq 0 \; , \; a \in \mathcal{X} := \{ a \in \mathbb{R}^3 : a'1_3 = 0 \text{ und } a'a = 1 \}$

zu prüfen, so läßt sich diese Situation auf den Satz mit k=2 zurückführen. Man erhält die Tests

(2.21) $\qquad \psi_a^{\leq} := \begin{cases} 1 & , \; \sum_{i=1}^{3} (x_i - \bar{x}.)^2 > \chi_{2,a}^2 \text{ und } a'x > u_{a/2} \\ 0 & , \text{ sonst} \end{cases}$

Nach Ablehnung der Globalhypothese $H_0 : \mu_1 = \mu_2 = \mu_3$ wird auch hier jede Kontrasthypothese $H_{0\leq}^a$ mit einem einseitigen Gaußtest zum Niveau $\alpha/2$ geprüft. Hierin sind insbesondere die Hypothesen $H_0^{ij} : \mu_i \leq \mu_j$, $i \neq j$, enthalten. $\square$

Literatur:

BAUER, P., HACKL, P., HOMMEL, G., SONNEMANN, E. (1986). Multiple testing of pairs of one–sided hypotheses. Metrika 33, 121–127.

HOLM, S. (1977). Sequentially rejective multiple test procedures. Statistical Research Report, Inst. Math. Statist. Univ. Umea, Sweden.

HOLM, S. (1979a). A simple sequentially rejective multiple test procedure. Scand. J. Statist. 6, 65–70.

HOLM, S. (1979b). A stagewise directional test based on t statistics. Research Report 1979–3, Institute of Mathematics, Chalmers University of Technology, Gothenburg 1979 A.

LEHMANN, E.L. (1986). Testing Statistical Hypotheses. 2nd Ed., John Wiley & Sons, New York.

MARCUS, R., PERITZ, E. and GABRIEL, K.R. (1976). On closed testing procedures with special reference to ordered analysis of variance. Biometrika 63, 655–660.

SCHEFFE, H. (1953). A method for judging all contrasts in the analysis of variance. Biometrika 40, 87–104.

SCHEFFE, H. (1970). Multiple testing versus multiple estimation. Improper confidence sets. Estimation of directions and ratios. Ann. Math. Stat. 41, 1–29.

SHAFFER, J.P. (1980). Control of directional errors with stagewise multiple test procedures. Ann. Stat. 8, 1342–1347.

SONNEMANN, E. (1982). Allgemeine Lösungen multipler Testprobleme. EDV in Medizin und Biologie 13, 120–128.

CONTROLLED UNCERTAINTY

G. Hommel, T. Hoffmann

Institut für Medizinische Statistik und Dokumentation
Universität Mainz

Summary

Usually it is required for a multiple test procedure that the multiple level α is controlled, i.e. the probability of one or more false significances is at most α. Since this requirement is often very restrictive, Victor (1982) has proposed that one should allow (for $z > 1$ given) up to $(z-1)$ false significances and only ensure that the probability of z or more false significances is at most α.
By means of Rüger's (1978) inequality one can easily find a general multiple test procedure satisfying this condition; moreover, it is possible to sequentialize it, in analogy to Holm's (1979) procedure.
Furthermore, "two-stage" multiple test procedures are investigated. These procedures consist of the combination of two well-matched multiple test procedures, for which it is to be ensured that the probability of obtaining one or more false rejections by the first procedure or z or more false rejections by the second one, is at most α. It is possible to find a corresponding generalisation to "multi-stage" procedures.
More details of some proofs can be found in Hoffmann (1987).

KONTROLLIERTE UNSICHERHEIT

Zusammenfassung

An eine multiple Testprozedur wird üblicherweise die Forderung gestellt, daß sie das multiple Niveau α kontrolliert, d.h. die Wahrscheinlichkeit für eine oder mehr falsche Signifikanzen soll höchstens α betragen. Da diese Forderung oft sehr restriktiv ist, schlug Victor (1982) vor, man solle (bei gegebenem $z > 1$) bis zu $(z-1)$ falsche Signifikanzen tolerieren und nur sichern, daß die Wahrscheinlichkeit für z oder mehr falsche Signifikanzen höchstens α beträgt.
Mittels der Ungleichung von Rüger (1978) läßt sich leicht eine allgemeine multiple Testprozedur finden, die diese Bedingung erfüllt; weiterhin ist eine Sequentialisierung dieser Prozedur, analog zur Prozedur von Holm (1979), möglich.
Schließlich werden "zweistufige" multiple Testprozeduren untersucht. Diese entstehen aus der Kombination zweier zueinander passender multipler Testprozeduren, wobei gesichert werden soll, daß die Wahrscheinlichkeit, bei der ersten dieser Prozeduren eine oder mehr falsche Ablehnungen oder bei der zweiten Prozedur z oder mehr falsche Ablehnungen zu erhalten, kleiner oder gleich α ist. Eine entsprechende Verallgemeinerung auf "mehrstufige" Prozeduren ist möglich.
Genauere Ausführungen zu einigen Beweisen finden sich bei Hoffmann (1987).

Keywords: Multiple testing, control of multiple z-level, Rüger's
        inequality.
Schlüsselwörter: Multiples Testen, Kontrolle des multiplen z-Niveaus,
        Rügersche Ungleichung.

1. Introduction

Let there be given, in a statistical space $(X, B, \{P_\theta : \theta \epsilon \theta\})$, n (≥ 2) test problems H_{oi} against H_{1i}, with $H_{oi} \cup H_{1i} = \theta$, $i = 1, \ldots, n$, and a non-randomized multiple test procedure $\phi = (\phi_1, \ldots, \phi_n)$. For each $\theta \epsilon \theta$, we define

$$F_\theta = F_\theta(x) = |\{i: \phi_i(x) = 1, \theta \epsilon H_{oi}, i = 1, \ldots, n\}|,$$

the number of false rejections of the null hypotheses for the observation x. For $z \geq 1$, and α, $0 < \alpha < 1$, given, we define that the multiple test procedure controls the multiple z-level α, if, for each $\theta \epsilon \theta$, $P_\theta(F_\theta \geq z) \leq \alpha$.

For $z = 1$, this is clearly the usual definition of the multiple level α (Holm, 1979; Sonnemann, 1982).

It has been suggested by Victor (1982) that in many cases it would be more appropriate to control the multiple z-level α (with some $z > 1$ and $z << n$) than the multiple level α. For example, in clinical studies with many statistical tests, a general evidence of treatment effects may be maintained even if a few of the single statements are false; often one can find "patterns" of significances in the sense of "Descriptive Data Analysis" (Abt, 1987).

Another suggestion of Victor has been that not the number of false rejections F_θ should be kept under control, but rather the proportion F_θ/R, where R is the number of all rejections of null hypotheses. The latter proposal seems to be still more appropriate, but up to now we could not find suitable procedures satisfying this criterion. In the following, we shall therefore only discuss general multiple test procedures which are based on the concept of controlling the multiple z-level α.

We assume that there exist p-values for each separate test problem H_{oi} against H_{1i}, i.e. one has random variables p_i with $P_\theta (p_i \leq \alpha) \leq \alpha$ for all $\alpha \epsilon [0, 1]$, $\theta \epsilon H_{oi}$, $i = 1, \ldots, n$.

We denote by $SP(\alpha_1, \ldots, \alpha_n)$ the stagewise rejective multiple test procedure which rejects H_{oi}, $i = 1, \ldots, n$, iff $p_{(j)} \leq \alpha_j$ for $j = 1, \ldots, i$ (where $p_{(i)}$, $i = 1, \ldots, n$, are the ordered p-values and $H_{o(i)}$ the corresponding null hypotheses).

2. Solution of the problem

In the following, we assume that $z \geq 1$ and α, $0 < \alpha < 1$, are fixed.

Theorem 1. (generalized Bonferroni procedure)
The multiple test procedure $SP(z \cdot \alpha/n, \ldots, z \cdot \alpha/n)$ (i.e. H_{oi} is rejected iff $p_i \leq z \cdot \alpha/n$) controls the multiple z-level α.

Proof: Let, for given $\theta \epsilon \theta$, $I(\theta) = \{i \epsilon I : \theta \epsilon H_{oi}\}$ and $m = |I(\theta)|$. Then, by Rüger's (1978) inequality, it follows that $P_\theta(F_\theta \leq z) = P_\theta(p_i \leq z \cdot \alpha/n$ for at least z indices $i \epsilon I(\theta)) \leq (m/z) \cdot (z \cdot \alpha/n) = m \cdot \alpha/n \leq \alpha$. $\quad \cdot/.$

Theorem 2. (generalized Bonferroni-Holm procedure)
The multiple test procedure $SP(\alpha_1, \ldots, \alpha_n)$ with $\alpha_1 = \ldots = \alpha_z = z \cdot \alpha/n$, $\alpha_{z+1} = z \cdot \alpha/(n-1)$, $\alpha_{z+2} = z \cdot \alpha/(n-2), \ldots, \alpha_{n-1} = z \cdot \alpha/(z+1)$, $\alpha_n = \alpha$, controls the multiple z-level α.

The proof can be performed along similar lines as in Holm (1979); instead of the Bonferroni inequality, Rüger's inequality has to be used.

Remarks.
1.) The usual Rüger test is only an overall test of $H_o = \bigcap \{H_{oi} : i = 1, \ldots, n\}$ ("reject H_o iff $p_{(z)} \leq z \cdot \alpha/n$"). It is known that it may be not consistent against $H_1 = \bigcup H_{1i}$, even if all tests of the H_{oi} are consistent against H_{1i}. However, in Theorem 1 and 2 we have given multiple test procedures with decisions on all H_{oi}, $i = 1, \ldots, n$, with a less restrictive demand on the control of type I error. Therefore, consistency of the tests of the H_{oi} guarantees consistency also within the corresponding multiple test procedure.

2.) If one puts $\alpha_1 = \ldots = \alpha_{z-1} = 1$ in the above procedures, one can show that the multiple z-level α is still kept, since z false rejections cannot occur in the first $(z-1)$ steps. As Prof. Victor pointed out, this strategy is not appropriate, because a hypothesis should only be rejected if the p-value is sufficiently small, and he proposed to reject H_{oi} only when $p_i \leq \alpha$, in addition. But even with this demand there may occur incongruities because the mappings $(p_1(x), \ldots, p_n(x)) \rightarrow \phi_i(x)$ are not decreasing (suppose $n = 3$, $z = 2$, $\alpha = .05$; then for $p_1 = .04$, $p_2 = p_3 = 1$ H_{o1} is rejected, whereas for $p_1 = .04$, $p_2 = .02$, $p_3 = 1$ H_{o1} is not rejected since $p_1 = p_{(z)} > z \cdot \alpha/n$). This undesirable property can be avoided if one assumes that the α_i are non-decreasing, as it is in Theorem 1 and 2. By the following theorem it is shown that, under this assumption, the bounds of Theorem 2 are sharp is a certain sense.

Theorem 3.

Let there be given a multiple test procedure $SP(\alpha'_1,\ldots,\alpha'_n)$ and k, $z \leq k \leq n$, such that $\alpha'_i = \alpha_i$ for $i = 1, \ldots, k-1$, and $\alpha'_k > \alpha_k$, where the α_i are defined as in Theorem 2. Then this multiple test procedure does not control the multiple z-level α.

The proof can be performed by constructing suitable discrete probability measures on $[0,1]^n$, depending on k, which represent the common distribution of the p-values.

As a corollary, it follows for $z = 1$, that Holm's (1979) procedure is sharp in the described sense.

3. Two-stage procedures

When one has decided to apply a multiple test procedure ϕ controlling the multiple z-level α $(z > 1)$ one might nevertheless be interested in more reliable statements about the single hypotheses. Therefore, it could be desirable to combine ϕ with another multiple test procedure ψ which controls the usual multiple level α. If two multiple test procedures ϕ and ψ of this kind are given, we denote the event $\phi_i = 1$ as a "weak" significance, and $\psi_i = 1$ as a "strong" significance. For each $\theta \in \Theta$, we define $F_\theta = F_\theta(x)$ as the number of false weak significances (see the Introduction), and

$$F^*_\theta = F^*_\theta(x) = |\{i : \psi_i(x) = 1, \theta \in H_{oi}, \; i = 1, \ldots, n\}|$$

as the number of false strong significances.

For $z > 1$ and α, $0 < \alpha < 1$, we say that the combination (ψ, ϕ) controls the multiple (1;z)-level α, if, for each $\theta \in \Theta$, $P_\theta(A) \leq \alpha$, where $A = A(\psi, \phi) = \{F^*_\theta \geq 1 \text{ or } F_\theta \geq z\}$ is the "undesired event" under this concept. Clearly, if (ψ, ϕ) controls the multiple (1;z)-level α, ψ controls the multiple level α and ϕ controls the multiple z-level α; the converse may be not true.

One should reasonably demand that $\phi_i \geq \psi_i$, $i = 1, \ldots, n$, i.e. a strong significance is also a weak significance. This demand is fulfilled for the following two general multiple test procedures:

$\phi^{(0)} = SP(\alpha_1, \ldots, \alpha_n) =$ the generalized Bonferroni-Holm procedure

(see Theorem 2) ;

$$\psi^{(0)} = \begin{cases} SP(\alpha^*_1, \ldots, \alpha^*_n) & \text{if } P_{(s)} \leq 2\alpha/(n-s+2) \\ (0, \ldots, 0) & \text{otherwise,} \end{cases}$$

where $1 \leq s \leq z$ and $\alpha_1^* = \ldots = \alpha_s^* = \alpha/(n-s+1)$, $\alpha_{s+1}^* = \alpha/(n-s)$, $\alpha_{s+2}^* = \alpha/(n-s-1)$, ..., $\alpha_{n-1}^* = \alpha/2$, $\alpha_n^* = \alpha$.

If $s=1$, $\psi^{(0)}$ is the usual Holm (1979) procedure.

We have the following

Lemma 1:

1.) $\phi_i^{(0)} \geq \psi_i^{(0)}$, $i=1, \ldots, n$.

2.) $\phi^{(0)}$ controls the multiple z-level α.

3.) $\psi^{(0)}$ controls the multiple level α.

4.) If $s=z$ and $\theta \in H_o = \bigcap \{H_{oi} : i=1, \ldots, n\}$, one has $P_\theta(A(\psi^{(0)}, \phi^{(0)})) \leq \alpha$.

Proof: 1.) follows from $\alpha_i \geq \alpha_i^*$, $i=1, \ldots, n$.

2.) see Theorem 2.

3.) $\psi^{(0)}$ is the multiple Rüger procedure of Hommel (1986), 3.2.3, which controls the multiple level α.

4.) Because of $\theta \in H_o$, each significance is false. If $F_\theta^* \geq 1$, one has $p_{(z)} \leq 2\alpha/(n-z+2) \leq z \cdot \alpha/n$, and therefore at least z (false) significances by $\phi^{(0)}$.

Hence $\{F_\theta^* \geq 1\} \subseteq \{F_\theta \geq z\}$, and $P_\theta(A(\psi^{(0)}, \phi^{(0)})) \leq \alpha$.

Remark: The argument $\{F_\theta^* \geq 1\} \subseteq \{F_\theta \geq z\}$ in the last part of the above proof is only true for $\theta \in H_o$ (assume $n=3$, $z=2$, $\theta \in H_{o2} \cap H_{o3}$, $\theta \notin H_{o1}$, then for $p_1 = p_2 = \alpha/2$, $p_3 > \alpha$ one obtains $F_\theta^* = F_\theta = 1$). Therefore one cannot conclude that $(\psi^{(0)}, \phi^{(0)})$ controls the multiple $(1;z)$-level α. In the following, we give an upper bound for this level.

Lemma 2 (Röhmel/Streitberg, 1987):

Let $1 \leq m \leq n$, $0 < \gamma < 1$, and $0 = c_o \leq c_1 \leq c_2 \leq \ldots \leq c_m$ with $\sum_{i=1}^{m} (c_i - c_{i-1}) \cdot m/i \leq \gamma$. Then, for $\theta \in H_{o1} \cap \ldots \cap H_{om}$, one has

$$P_\theta(\bigcup \{p_i \leq c_i : i=1, \ldots, m\}) \leq \gamma.$$

Lemma 3: Let $I_o = I(\theta) = \{i : \theta \in H_{oi}, i=1, \ldots, n\}$ and $m = |I_o|$. Then, with $A = A(\psi^{(0)}, \phi^{(0)})$, one has

a) $P_\theta(A) \leq (2 - 1/z) \cdot \alpha$ for $m \leq n-s+1$;

b) $P_\theta(A) \leq [1 + 2m(n-m+z-s)/(z \cdot (n-s+2)(m+s-n))] \cdot \alpha$ for $m > n-s+1$.

The essential aspects of the proof are the following:

$A = (B \cap C) \cup D = (B \cup D) \cap (C \cup D)$, where $B = \{p_{(s)} \leq 2\alpha/(n-s+2)\}$,

$C = \{SP(\alpha_1^*, \ldots, \alpha_n^*)$ rejects at least one H_{oi}, $i \in I_o\}$, $D = \{\phi^{(0)}$ rejects at least z of the H_{oi}, $i \in I_o\}$.

By $p_{k:I_o}$, $k = 1, \ldots, m$, we denote the k-th smallest value of the p_i, $i \in I_o$.

One can show that

$D \subseteq D_1 = \{p_{z:I_o} \leq z \cdot \alpha/m\}$,

$C \subseteq C_1 = \{p_{1:I_o} \leq \alpha/m\}$ if $m \leq n-s+1$,

$C \subseteq C_2 = \{p_{1:I_o} \leq \alpha/(n-s+1)\}$ if $m > n-s+1$, and

$B \subseteq B_1 = \{p_{(m+s-n):I_o} \leq 2\alpha/(n-s+2)\}$ if $m > n-s+1$.

a) The case $m \leq n-s+1$:

   $P(A) \leq P(C \cup D) \leq P(C_1 \cup D_1) \leq (2-1/z) \cdot \alpha$, by application of Lemma 2.

b) The case $m > n-s+1$:

   $P(A) \leq \min (P(B_1 \cup D_1), P(C_2 \cup D_1))$.

   By Lemma 2, one obtains

   $P(B_1 \cup D_1) \leq \{1 + 2m(n-m+z-s)/[z \cdot (n-s+2)(m+s-n)]\} \cdot \alpha =: y_1$, and

   $P(C_2 \cup D_1) \leq \{1 + m(z-1)/[z \cdot (n-s+1)]\} \cdot \alpha =: y_2$.

   It can be shown that $y_1 \leq y_2$, and therefore $P(A) \leq y_1$. $\cdot/.$

Theorem 4: The combination $(\psi^{(0)}, \phi^{(0)})$ controls the multiple $(1;z)$-level γ, whenever

$$\gamma \geq \begin{cases} (2-1/z) \cdot \alpha & \text{for } z \leq n-s+1, \\ \{1 + 2(n-s)/[(n-s+2)(s+z-n)]\} \cdot \alpha & \text{for } z > n-s+1. \end{cases}$$

Proof: For $n-s+2 \leq m \leq n$, $y_1 = y_1(m)$ (see the proof of Lemma 3) is decreasing in m, and $y_1(n-s+2) = (2-1/z) \cdot \alpha$. On the other hand, for $m > z$ one has $P(D) = 0$ and therefore $P(A) \leq \alpha$. Hence, the "least favorable case" is $m = \max\{z; n-s+1\}$, and one obtains for $z \leq n-s+1$: $P(A) \leq (2-1/z) \cdot \alpha$; for $z > n-s+1$: $P(A) \leq y_1(z) = \{1 + 2(n-s)/[(n-s+2)(s+z-n)]\} \cdot \alpha$. $\cdot/.$

Remark: By the Bonferroni inequality, one would easily obtain that for all $\gamma \geq 2\alpha$ the statement of Theorem 4 is true. The bounds given in Theorem 4 are always (though often only slightly) sharper than 2α. In the cases of practical interest the proportion z/n should be rather small; then always the bound $(2-1/z) \cdot \alpha$ holds. This is only for small z (in particular $z=2$) an essential improvement compared with 2α.

It seems, however, that the bounds given in Theorem 4 cannot be improved for $\alpha \leq 1/2$, since the Röhmel/Streitberg inequality is sharp.

4. Multi-stage procedures

Sometimes one might want to combine $r \geq 2$ multiple test procedures
$\phi^{(1)}, \ldots, \phi^{(r)}$ which lead to significances of different "strength". In
this case, one can choose integers $z_1, \ldots, z_r$ with $1 \leq z_1 < z_2 < \ldots < z_r \leq n$ and
defines the number of false significances of $\phi^{(j)}$ by

$$F_\theta^{(j)} = F^{(j)}(x) = |\{ i : \phi_i^{(j)}(x) = 1, \; \theta \varepsilon H_{oi}, \; i = 1, \ldots, n \}|, \; j = 1, \ldots, r.$$

Given α with $0 < \alpha < 1$, we say that the combination $(\phi^{(1)}, \ldots, \phi^{(r)})$
controls the multiple $(z_1, \ldots, z_r)$-level α, if

$$P_\theta (\bigcup \{ F_\theta^{(j)} \geq z_j : j = 1, \ldots, r \}) \leq \alpha, \; \text{for each } \theta \varepsilon \Theta .$$

In the following Theorem, a construction is given which seems to be the
most important one for this concept.

Theorem 5: Let there be given multiple test procedures $\phi^{(j)} =$
$SP(\alpha_1, \ldots, \alpha_n) =$ generalized Holm procedures as in Theorem 2 with $z = z_j$,
respectively, $j = 1, \ldots, r$, and $\psi = \psi^{(0)}$ as in Chapter 3, with $s \leq z_2$.
Then

1.) $\phi_i^{(1)} \leq \phi_i^{(2)} \leq \ldots \leq \phi_i^{(r)}$, and $\psi_i \leq \phi_i^{(2)}$, $i = 1, \ldots, n$.

2.) $(\phi^{(1)}, \ldots, \phi^{(r)})$ controls the multiple $(z_1, \ldots, z_r)$-level γ, and
$(\psi, \phi^{(2)}, \ldots, \phi^{(r)})$ controls the multiple $(1, z_2, \ldots, z_r)$-level γ, for
all γ with

$$\gamma \leq (r - \sum_{i=1}^{r-1} z_i / z_{i+1}) \cdot \alpha .$$

The proof is performed by using similar ideas as in the proofs of Lemma
3 and Theorem 4; as before, the application of Lemma 2 is essential.

Acknowledgement

The authors are grateful to Prof. Abt and Prof. Victor for their
constructive criticism.

References

Abt, K. (1987). Descriptive Data Analysis: a concept between Confirmatory and Exploratory Data Analysis. Meth. Inf. Med. 26, 77-88.

Hoffmann, T. (1987). Kontrollierte Unsicherheit. Diploma thesis, Mainz.

Holm, S. (1979). A simple sequentially rejective multiple test procedure. Scand. J. Statist. 6, 65-70.

Hommel, G. (1986). Multiple test procedures for arbitrary dependence structures. Metrika 33, 321-336.

Röhmel, J., Streitberg, B. (1987). Zur Konstruktion globaler Tests. EDV in Medizin und Biologie 18, 7-11.

Rüger, B. (1978). Das maximale Signifikanzniveau des Tests: "Lehne H_o ab, wenn k unter n gegebenen Tests zur Ablehnung führen". Metrika 25, 171-178.

Sonnemann, E. (1982). Allgemeine Lösungen multipler Testprobleme. EDV in Medizin und Biologie 13, 120-128.

Victor, N. (1982). Exploratory data analysis and clinical research. Meth. Inf. Med. 21, 53-54.

Prof. Dr. G. Hommel
Institut für Medizinische Statistik
und Dokumentation
Langenbeckstr. 1
Postfach 3960

6500 Mainz

HIERARCHICAL TEST PROBLEMS AND THE CLOSURE PRINCIPLE

Raimund ALT
Scheibenbergstr. 13

A-1180 Vienna
AUSTRIA

SUMMARY

This paper deals with the application of the closure test concept, introduced by MARCUS/PERITZ/GABRIEL (1976), to hierarchical (nested) test structures. First it is demonstrated that hierarchical test procedures, which were used, for example, by ANDERSON (1962,1971) to determine the degree of a polynomial regression, can be formulated in terms of closed test procedures. In this context the procedure of BAUER/HACKL (1987) is discussed, which generally improves the classical hierarchical test procedure. Then a generalized test procedure is introduced, which contains these two test procedures as special cases. This generalized test procedure makes it possible to combine hierarchical specification tests and tests for linear hypotheses (e.g. within a linear regression model) in such a way that the resulting test procedure is a closure test. Finally the results of some simulation experiments show the superiority of the Bauer/Hackl procedure over the classical hierarchical test procedure.

Key words: Multiple Test Procedures, Hierarchical Test Structures, Specification
           Tests.

HIERARCHISCHE TESTPROBLEME UND DAS ABSCHLUSSPRINZIP

ZUSAMMENFASSUNG

Diese Arbeit behandelt die Anwendung des Abschlußtestkonzepts von MARCUS/PERITZ/ GABRIEL (1976) auf hierarchische Teststrukturen. Zunächst wird gezeigt, daß hierar- chische Testprozeduren, die z.B. von ANDERSON (1962,1971) zur Bestimmung des Grades einer polynomialen Regressionsfunktion herangezogen wurden, als abgeschlossene Test- prozeduren dargestellt werden können. In diesem Zusammenhang wird auch die Prozedur von BAUER/HACKL (1987) erörtert, die i.a. zu einer Verbesserung der klassischen hierarchischen Testprozedur führt. Danach wird eine verallgemeinerte Testprozedur vorgestellt, die die beiden genannten Testverfahren als Spezialfälle enthält. Mit Hilfe dieser verallgemeinerten Testprozedur lassen sich dann Spezifikationstests und Tests auf lineare Hypothesen (z.B. im Rahmen eines linearen Regressionsmodells) zu einem globalen Abschlußtest zusammenfassen. Abschließend wird an Hand der Ergeb- nisse einiger Simulationsexperimente die Überlegenheit der Bauer/Hackl-Prozedur gegenüber der klassischen hierarchischen Testprozedur empirisch nachgewiesen.

Schlüsselwörter: Multiple Testprozeduren, Hierarchische Teststrukturen,
                Spezifikationstests.

1. Introduction

In the last two decades or so many econometricians have dealt with the construction of suitable specification tests for the linear regression model. In order to test the various assumptions of this model it has become common practice to apply different specification tests to the same data set, although it is well known that this multiple test approach raises some difficult and mostly unsolved statistical problems. One important problem, for instance, is the control of the overall significance level while performing several tests.

To overcome this problem, some authors, e.g. PHILLIPS (1984), PHILLIPS/McCABE (1983, 1985), KIVIET/PHILLIPS (1985), have emphasized the application of a sequential test procedure to hierarchical (nested) specification hypotheses. ANDERSON (1962,1971), for example, used the same procedure to determine the degree of a polynomial regression.

In view of these problems it is interesting to note that in other fields of research like biometrics or medical statistics more and more classical test procedures are replaced by the so-called closed test procedures or closure tests. The reason for this is that these test procedures generally have better power properties. Closure tests which were developed by MARCUS/PERITZ/GABRIEL (1976) seem to be quite unknown in econometrics. In particular, PHILLIPS (1984) etc. did not mention them. Now, the first aim of this paper is to show that the above mentioned hierarchical test procedure is just a special case of such a closure test. Then the procedure of BAUER/ HACKL (1987) is presented, which is also a closure test and which is uniformly better than the former procedure in the following sense: Each null hypothesis which is rejected by the former hierarchical test procedure is also rejected by the procedure of Bauer/Hackl. But, in general, the latter procedure is able to reject more null hypotheses because the significance levels of the single tests can be enlarged without exceeding the overall level α. In principle, the procedure of Bauer/Hackl is a special form of the Holm test (HOLM (1979)) applied to hierarchical hypotheses. Finally a generalized hierarchical test procedure is introduced which is again a closure test and which allows the combination of specification tests and tests for linear hypotheses.

The exact order of the presentation is as follows:
In Section 2, a simple example is given which demonstrates how to test some hierarchical hypotheses using the classical Bonferroni procedure. In Section 3, the basic concepts for closed test procedures are presented, especially the so-called closure

principle which is the crucial element of these test procedures. In Section 4, the application of the closure principle to hierarchical test problems is demonstrated. This results in the construction of three different test procedures: the classical hierarchical test procedure, the Bauer/Hackl procedure and a generalized hierarchical test procedure, the last procedure containing the former two as special cases. Finally the presentation of simulation results in Section 5 is followed by some conclusions in Section 6.

2. Hierarchical Hypotheses and the Bonferroni Procedure: An Example

Let us consider the following simple regression model:

$$\begin{bmatrix} y_1 \\ y_2 \end{bmatrix} = \begin{bmatrix} X_1 & 0 \\ 0 & X_2 \end{bmatrix} \begin{bmatrix} \beta_1 \\ \beta_2 \end{bmatrix} + \begin{bmatrix} u_1 \\ u_2 \end{bmatrix} .$$

y_1 and y_2 are $T_1 \times 1$ and $T_2 \times 1$ vectors containing the observations of the dependent variable, the matrices X_1 and X_2 are nonstochastic with rank$(X_1)=K$ and $T_i>K$ for $i=1,2$. The $K \times 1$ vectors β_1 and β_2 are unknown parameter vectors and u_1 and u_2 are $T_1 \times 1$ and $T_2 \times 1$ disturbance vectors, where $u_i \sim N(0, \sigma_i^2 I_{T_i})$ with $\sigma_i^2>0$ for $i=1,2$ and $E(u_1 u_2')=0$. Let us further assume that

$$H_{01}: \sigma_1^2 = \sigma_2^2$$

$$H_{02}: \sigma_1^2 = \sigma_2^2, \ \beta_1 = \beta_2$$

are the respective null hypotheses. Now the problem is to find an appropriate way, in which H_{01} and H_{02} can be tested, where the overall significance level should be controlled too by some given level α. To test these hypotheses, PHILLIPS/McCABE (1983) suggested the following procedure:

The hypothesis H_{01} is tested first. If it is rejected, the hypothesis H_{02} is rejected as well and the procedure stops. Otherwise, if H_{01} is not rejected, the hypothesis H_{02} can be tested (where it is assumed that $\sigma_1^2 = \sigma_2^2$!).

In order to test H_{01} PHILLIPS/McCABE (1983) used the VR test (Variance Ratio test), which is based on the statistic

$$F_1 = \frac{T_1 - K}{T_2 - K} \cdot \frac{RSS_2}{RSS_1} \sim F(T_2 - K, T_1 - K)$$

RSS_1 and RSS_2 being the residual sums of squares of the two submodels. The second hypothesis is tested by the AOC test (Analysis Of Covariance test), which is based on the following statistic

$$F_2 = \frac{T_1+T_2-2K}{K} \cdot \frac{RSS-(RSS_1+RSS_2)}{RSS_1+RSS_2} \sim F(K, T_1+T_2-2K)$$

where RSS is the residual sum of squares based on all $T_1+T_2=T$ observations. In this context it should be noted that (under H_{01}) the distribution of F_1 does not depend on the assumption $\beta_1=\beta_2$, which has been demonstrated by PHILLIPS/McCABE (1983). Finally, if each test is carried out at the 2.5 percent level, for example, the overall significance level is always smaller than or equal to 5 percent. This is just a consequence of the Bonferroni inequality. (A detailed proof for this statement is given in Section 4.)

This simple example should serve as an illustration of the characteristic feature of hierarchical test problems. Before we consider hierarchical hypotheses in a more general set-up, a short introduction to closed test procedures is given in the next section.

3. Closed Test Procedures

Let $H_{01},\ldots,H_{0n}$ be a finite number of arbitrary null hypotheses with $H_{0i} \neq H_{0j}$ for $i \neq j$ and $H_{0i} \subset \Theta$ for $i=1,\ldots,n$, where Θ is the global parameter space. If ϕ_i is a test for the hypothesis H_{0i}, $1 \leq i \leq n$, then $\Phi = (\phi_1,\ldots,\phi_n)$ is called a multiple test procedure. Now, the following definitions are crucial for further investigations of multiple test procedures.

Definition 3.1: Let $0<\alpha<1$. A multiple test procedure $\Phi = (\phi_1,\ldots,\phi_n)$ keeps the multiple level α, if the probability of rejecting at least one of the true null hypotheses does not exceed α. In formulas:

$$\forall \theta \in \Theta \qquad P_\theta(\bigcup_{i \in I(\theta)} \{\phi_i=1\}) \leq \alpha \quad,$$

where $I(\theta) = \{i: \theta \in H_{0i}\}$ is the index set of the true null hypotheses and $\{\phi_i=1\}$ is the critical region of the test ϕ_i, $i \in I(\theta)$.

Definition 3.2: A multiple test procedure $\Phi = (\phi_1,\ldots,\phi_n)$ is called a coherent procedure, if the rejection of any null hypothesis H_{0i} implies the rejection of all subhypotheses $H_{0j} \subset H_{0i}$.

To define closed test procedures or closure tests, it is necessary to assume that the set of hypotheses $\{H_{01},\ldots,H_{0n}\}$ is closed under intersection, i.e.

$$H_{0i} \cap H_{0j} \in \{H_{01},\ldots,H_{0n}\} \quad \text{or} \quad H_{0i} \cap H_{0j} = \emptyset$$

for any two indices i and j.

Definition 3.3: Let $\{H_{01},\ldots,H_{0n}\}$ be closed under intersection. A multiple test procedure $\Phi = (\phi_1,\ldots,\phi_n)$ is called a closure test, if it is coherent and keeps the multiple level α.

Considering the fact that a level-α-test for the hypothesis H_{0i} has a rejection probability (under H_{0i}), which is smaller than or equal to α, we can now formulate the fundamental theorem for closed test procedures.

Theorem 3.4: (MARCUS/PERITZ/GABRIEL (1976), SONNEMANN (1982))

Let $\{H_{01},\ldots,H_{0n}\}$ be closed under intersection and let $\Phi = (\phi_1,\ldots,\phi_n)$ be a multiple test procedure, where the components $\phi_1,\ldots,\phi_n$ are assumed to be level-α-tests for the hypotheses $H_{01},\ldots,H_{0n}$. Then the multiple test procedure $\Psi = (\psi_1,\ldots,\psi_n)$, defined by

$$\psi_i(x) = \begin{cases} 1 & \text{if } \phi_j(x)=1 \text{ for all subhypotheses } H_{0j} \subseteq H_{0i} \\ 0 & \text{otherwise} \end{cases}$$

is a closure test.

Proof: From the definition of ψ_i it is clear that $\Psi = (\psi_1,\ldots,\psi_n)$ is a coherent procedure.

It remains to show that $\Psi = (\psi_1,\ldots,\psi_n)$ keeps the multiple level α. To show this, let $I(\theta) \neq \emptyset$ be the index set of the true null hypotheses. θ being the true parameter value, it follows that

$$\theta \in \bigcap_{i \in I(\theta)} H_{0i} \quad.$$

Now, since $\{H_{01},\ldots,H_{0n}\}$ is closed under intersection, there exists an index j with

$$H_{0j} = \bigcap_{i \in I(\theta)} H_{0i} \quad.$$

Therefore $j \in I(\theta)$ and $\{\psi_j=1\} \subset \bigcup_{i \in I(\theta)} \{\psi_i=1\}$, where $\{\psi_i=1\}$ is the critical region of the test ψ_i, $i \in I(\theta)$.

Taking into account that $\Psi = (\psi_1,\ldots,\psi_n)$ is a coherent procedure, we can now conclude that

$$P_\theta(\bigcup_{i \in I(\theta)} \{\psi_i=1\}) = P_\theta(\psi_j=1) \leq P_\theta(\phi_j=1) \quad.$$

And since ϕ_j is a level-α-test for H_{0j}, we get

$$P_\theta(\bigcup_{i \in I(\theta)} \{\psi_i=1\}) \leq \alpha$$

which completes the proof.

The statement of this theorem is just as follows:

If there exists a level-α-test ϕ_i for each null hypothesis H_{0i} within a closed system of null hypotheses, then, in order to get a test procedure which keeps the multiple level α, one can easily apply the following test rule ('closure principle'):

Reject H_{0i}, if each subhypothesis $H_{0j} \subset H_{0i}$ is rejected by its specific level-α-test ϕ_j.

In case of testing null hypotheses which are not closed under intersection, it is necessary to consider the system of all intersection hypotheses. And if there exists a single test for each intersection hypothesis, then the closure principle can be applied as well.

4. Hierarchical Test Procedures and the Closure Principle: A General Approach

In this section a hierarchical test structure is introduced which allows us to consider hierarchical test problems from a more general point of view. Let us assume that $\Theta_1, \Theta_2, \ldots, \Theta_n$ are nonempty subsets (subspaces) of a global parameter space Θ, where $\Theta = \Theta_1 \supset \Theta_2 \supset \ldots \supset \Theta_n$ and $\Theta_i \neq \Theta_j$ for $i \neq j$. With these sets we are now able to construct a particular sequence of statistical test problems. In order to show this, let ϕ_i be a test for the hypothesis H_{0i}^i within the parameter (sub-)space Θ_i, $1 \leq i \leq n$, where H_{0n}^n is an arbitrary (nonempty) subset of Θ_n and $H_{0i}^i := \Theta_{i+1}$ for $i = 1, \ldots, n-1$. Then these single test problems can easily be ordered in the following way:

Stage 1   parameter space: Θ_1

        test problem: $H_{01}^1 : \Theta_1 - H_{01}^1$

            test: ϕ_1

Stage 2   parameter space: Θ_2

        test problem: $H_{02}^2 : \Theta_2 - H_{02}^2$

            test: ϕ_2

   .

   .

   .

Stage n   parameter space: Θ_n

        test problem: $H_{0n}^n : \Theta_n - H_{0n}^n$

            test: ϕ_n

Of course, $\Theta_i - H_{0i}^i$ means the alternative hypothesis relating to H_{0i}^i within the parameter space Θ_i. We will call this sequence a __hierarchical test structure__ because of the specific ordering of the parameter spaces.

The following theorem will demonstrate that the classical hierarchical test procedure is simply obtained by applying the closure principle to the test structure defined above.

<u>Theorem 4.1:</u> (Classical Hierarchical Test Procedure)

If the significance level of each test ϕ_i is smaller than or equal to α/n, then the multiple test procedure $\Psi = (\psi_1, \ldots, \psi_n)$, defined by

$$\psi_i(x) = \begin{cases} 1 & \text{if } \max_{1 \leq j \leq i} \phi_j(x) = 1 \\ 0 & \text{otherwise} \end{cases}$$

$$i = 1, \ldots, n$$

is a closure test relating to the set $\{H_{0i} : H_{0i} := H_{01}^1 \cap \ldots \cap H_{0i}^i, \ 1 \leq i \leq n\}$ of interesting null hypotheses.

<u>Proof:</u> It is easy to verify that $\{H_{01}, \ldots, H_{0n}\}$ is closed under intersection. Since ψ_i is a level-α-test for the hypothesis H_{0i},

$$P_\theta(\psi_i = 1) = P_\theta(\max_{1 \leq j \leq i} \phi_j = 1) = P_\theta(\bigcup_{j=1}^{i} \{\phi_j = 1\}) \leq$$

$$\leq \sum_{j=1}^{i} P_\theta(\phi_j = 1) \leq$$

$$\leq i \cdot \alpha/n \leq$$

$$\leq \alpha \qquad \forall \ \theta \ \varepsilon \ H_{0i}$$

the assumptions of theorem 3.4 are fulfilled. The corresponding closure test is just identical with $\Psi = (\psi_1, \ldots, \psi_n)$ because $\Psi = (\psi_1, \ldots, \psi_n)$ is a coherent procedure by definition.

The above presentation of the classical hierarchical test procedure simply serves as as an example demonstrating the application of the closure principle in the case of hierarchical test problems. For practical purposes the procedure should be performed (as usual) in the following way:

<u>Step 1:</u> H_{01}^1 is tested first by ϕ_1 at level α/n. If H_{01}^1 is rejected, then all hypotheses $H_{01}, \ldots, H_{0n}$ are rejected as well and the procedure stops. Otherwise $\rightarrow$ Step 2.

<u>Step 2:</u> H_{02}^2 is tested by ϕ_2 at level α/n. If H_{02}^2 is rejected, then $H_{02}, \ldots, H_{0n}$ are rejected as well and the procedure stops. Otherwise $\rightarrow$ Step 3.

<u>Step 3:</u> . . . . .

.

.

.

<u>Step n:</u> H_{0n}^n is tested by ϕ_n at level α/n. If H_{0n}^n is rejected, then H_{0n} is rejected as well and the procedure stops. Otherwise no hypothesis can be rejected and the procedure stops too.

<u>Remarks:</u> (1) The crucial point of theorem 4.1 is that the significance level of each

test ϕ_i is always restricted by α/n, independently of the validity of the hypotheses H_{0j}^j, i<j≤n! This condition can easily be fulfilled, if, for example, the distribution of ϕ_i (under H_{0i}^i) does not depend on the validity of H_{0j}^j, i<j≤n, which is the case with the Phillips/McCabe procedure in Section 2.

(2) Referring to the test problem described in Section 2, let ϕ_1 and ϕ_2 be defined by

$$\phi_1(x) = \begin{cases} 1 & \text{if } p_1(x) \le \alpha/2 \\ 0 & \text{otherwise} \end{cases}$$

$$\phi_2(x) = \begin{cases} 1 & \text{if } p_2(x) \le \alpha/2 \\ 0 & \text{otherwise} \end{cases}$$

where $p_1(x)$ and $p_2(x)$ are the p-values (critical probabilities, significance probabilities) of the corresponding test statistics F_1 and F_2. Then, according to theorem 4.1, the test procedure $\Psi = (\psi_1, \psi_2)$, with

$$\psi_1(x) = \begin{cases} 1 & \text{if } p_1(x) \le \alpha/2 \\ 0 & \text{otherwise} \end{cases}$$

$$\psi_2(x) = \begin{cases} 1 & \text{if } \min(p_1(x), p_2(x)) \le \alpha/2 \\ 0 & \text{otherwise} \end{cases}$$

is a closure test and this procedure is just identical to the procedure suggested by PHILLIPS/McCABE (1983). That means, the Phillips/McCabe procedure keeps the multiple level α and therefore the maintained overall level α.

(3) If $\phi_1, \ldots, \phi_n$ are independent tests, it is possible to use $1-(1-\alpha)^{\frac{1}{n}}$ instead of α/n without violating the assumptions of the closure principle. There is a little improvement because

$$\frac{\alpha}{n} \le 1-(1-\alpha)^{\frac{1}{n}}$$

and, in general, the inequality is strict. But for small α the difference is negligible and so we will ignore this modification.

A modification which is of much greater importance was recently suggested by BAUER/ HACKL (1987). Their sequentially rejective hierarchical test procedure is described in the next theorem. (Corresponding to the authors' presentation, we will use p-values to test the hypotheses $H_{01}, \ldots, H_{0n}$.)

Theorem 4.2: (BAUER/HACKL (1987))
Let $T_1, \ldots, T_n$ be test statistics for the hypotheses $H_{01}, \ldots, H_{0n}$ and let $p_1(x), \ldots$ $\ldots, p_n(x)$ be the corresponding p-values. Then the multiple test procedure $\Psi = (\psi_1, \ldots, \psi_n)$, defined by

$$\psi_i(x) = \begin{cases} 1 & \text{if } \phi_j(x) = 1 \quad i \leq j \leq n \\ 0 & \text{otherwise} \end{cases}$$

and

$$\phi_j(x) = \begin{cases} 1 & \text{if } \min_{1 \leq k \leq j} p_k(x) \leq \frac{\alpha}{j} \\ 0 & \text{otherwise} \end{cases}$$

is a closure test relating to $\{H_{01}, \ldots, H_{0n}\}$.

Proof: It is sufficient to show that ϕ_j is a level-α-test for H_{0j}:

$$P_\theta(\phi_j = 1) = P_\theta(\min_{1 \leq k \leq j} p_k \leq \frac{\alpha}{j}) = P_\theta(\bigcup_{k=1}^{j} \{p_k \leq \frac{\alpha}{j}\}) \leq$$

$$\leq \sum_{k=1}^{j} P_\theta(p_k \leq \frac{\alpha}{j}) =$$

$$= j \cdot \frac{\alpha}{j} =$$

$$= \alpha \qquad \forall \; \theta \; \epsilon \; H_{0j} \qquad .$$

Since $\{H_{01}, \ldots, H_{0n}\}$ is closed under intersection, the closure principle can be applied and this results in the construction of the test procedure $\Psi = (\psi_1, \ldots, \psi_n)$.

The most interesting feature of the procedure of Bauer/Hackl can be formulated as follows:

Each null hypothesis which is rejected by the classical hierarchical test procedure is also rejected by the procedure of Bauer/Hackl. But, what is more, the procedure of Bauer/Hackl is able to reject more null hypotheses, as the critical values α/j can be enlarged sequentially (corresponding to the number of rejected null hypotheses) instead of the fixed level α/n, which is used in the classical hierarchical test procedure. Nevertheless the procedure of Bauer/Hackl always keeps the multiple level α.

The simulation results in Section 5 indicate that the difference between the two hierarchical test procedures can be quite substantial.

The Bauer/Hackl procedure should be carried out as follows:

Step 1: Let $p_k(x) = \min(p_j(x), 1 \leq j \leq n)$. If $p_k(x) > \alpha/n$, then no hypothesis is rejected and the procedure stops. If $p_k(x) \leq \alpha/n$, then all hypotheses H_{0j}, $k \leq j \leq n$, are rejected $\rightarrow$ Step 2.

Step 2: Let $p_m(x) = \min(p_j(x), 1 \leq j \leq k-1)$. If $p_m(x) > \alpha/(k-1)$, then no other hypothesis is rejected and the procedure stops. If $p_m(x) \leq \alpha/(k-1)$, then all hypotheses H_{0j}, $m \leq j \leq k-1$, can be rejected. If $m=1$, the procedure stops. Otherwise $\rightarrow$ Step 2 (exchanging the indices k and m).

While Bauer/Hackl modified the classical hierarchical test procedure by sequentially enlarging the significance levels of the single tests, another modification can be obtained by considering a more general hierarchical test structure. Therefore we will assume that not only a single hypothesis but even a finite number of hypotheses can be tested at each stage of the procedure.

In addition to the assumptions which were made at the beginning of this section let H_{0ij}, $j=1,\ldots,n_i$, be a finite number of arbitrary null hypotheses satisfying the following conditions:

a) $H_{0ij} \neq \emptyset$, $H_{0ij} \neq H_{0ik}$ for $j \neq k$, $H_{0ij} \neq \Theta_i$ for $j=1,\ldots,n_i$, $i=1,\ldots,n$,

b) $\{H_{0ij}, j=1,\ldots,n_i\}$ is closed under intersection for $i=1,\ldots,n$,

c) $H_{0i1} \cap \ldots \cap H_{0in_i} = \Theta_{i+1}$ for $i=1,\ldots,n-1$.

In contrast to the other hierarchical procedures, we have now a multiple test problem at each stage of the hierarchical structure. On the basis of this <u>generalized hierarchical test structure</u> we can state the following theorem:

<u>Theorem 4.3:</u> (Generalized Hierarchical Test Procedure)
Consider the set of all hypotheses of the form $H_{01j_1} \cap H_{02j_2} \cap \ldots \cap H_{0ij_i}$, $j_1=1,\ldots$
$\ldots,n_1$, $j_2=1,\ldots,n_2$, $\ldots$, $j_i=1,\ldots,n_i$, where $i=1,\ldots,n$.
Then the following statements are true:

(1) The set of all these hypotheses is closed under intersection.

(2) If there exists a level-α-test for each intersection hypothesis, then the application of the closure principle results in a special closure test.

<u>Proof:</u> It is enough to show (1).
Let $H_{01j_1} \cap \ldots \cap H_{0ij_i}$ and $H_{01k_1} \cap \ldots \cap H_{0mk_m}$ be two arbitrary intersection hypotheses. Without loss of generality it is assumed that $i \leq m$. Then the intersection

$$(H_{01j_1} \cap \ldots \cap H_{0ij_i}) \cap (H_{01k_1} \cap \ldots \cap H_{0mk_m}) =$$
$$= (H_{01j_1} \cap H_{01k_1}) \cap \ldots \cap (H_{0ij_i} \cap H_{0ik_i}) \cap \ldots \cap H_{0mk_m}$$

is again an element of the set of hypotheses defined above, because for each index i the set of hypotheses H_{0ij} is closed under intersection.

<u>Remarks:</u> (1) It is easy to verify that the other two hierarchical procedures are just special cases of the generalized procedure, as a single hypothesis is clearly closed under intersection.

(2) A level-α-test for any intersection hypothesis can simply be defined by using p-values of the corresponding test statistics.

Example 1: If we consider the regression model

$$y_t = \beta_1 x_{t1} + \beta_2 x_{t2} + \beta_3 + u_t \qquad t=1,\ldots,T$$

where $\quad u_t = \rho u_{t-1} + \varepsilon_t \qquad \varepsilon_t \sim N(0,\sigma^2)$

and $\quad \Theta = \{(\beta_1,\beta_2,\beta_3,\sigma^2,\rho): \beta_i \in R, \ i=1,2,3, \ \sigma^2>0, \ |\rho|<1\}$

then we can define a test structure containing the following null hypotheses:

$$H_{011}: \rho=0 \hspace{4cm} (\Theta_1 = \Theta)$$

$$H_{021}: \beta_1=0 \hspace{3cm} H_{022}: \beta_2=0 \hspace{2cm} (\Theta_2 = H_{011})$$

$$H_{023}: \beta_1=\beta_2=0$$

The set of all intersection hypotheses consists of

$$H_{01}: \rho=0$$

$$H_{02}: \rho=0, \ \beta_1=0 \hspace{3cm} H_{03}: \rho=0, \ \beta_2=0$$

$$H_{04}: \rho=0, \ \beta_1=\beta_2=0$$

Now, if the Durbin-Watson statistic is used to test H_{011} (its distribution does not depend on H_{021}, H_{022} and H_{023} !) and if the t- and F-statistics are used to test H_{021}, H_{022} and H_{023}, then, using the corresponding p-values, we can define level-α--tests for the intersection hypotheses and the closure principle can be applied imm-ediately.

Example 2: On the basis of the linear regression model described in Section 2

$$\begin{bmatrix} y_1 \\ y_2 \end{bmatrix} = \begin{bmatrix} X_1 & 0 \\ 0 & X_2 \end{bmatrix} \begin{bmatrix} \beta_1 \\ \beta_2 \end{bmatrix} + \begin{bmatrix} u_1 \\ u_2 \end{bmatrix}$$

we can enlarge the system of hypotheses to be tested by adding some linear hypothe-ses. So, using two specific linear hypotheses, for example, the test structure gets the following form:

$$H_{011}: \sigma_1^2=\sigma_2^2 \hspace{4cm} (\Theta_1 = \Theta)$$

$$H_{021}: \beta_1=\beta_2 \hspace{4cm} (\Theta_2 = H_{011})$$

$$H_{031}: \overline{\beta}_1=0 \hspace{3cm} H_{032}: \overline{\beta}_2=0 \hspace{2cm} (\Theta_3 = H_{021})$$

$$H_{033}: \overline{\beta}_1=\overline{\beta}_2=0$$

where $\overline{\beta}_1$ and $\overline{\beta}_2$ denote two components of the vector $\beta=\beta_1=\beta_2$ within the null hypothesis H_{021}: $\beta_1=\beta_2$. The system of the intersection hypotheses has the form:

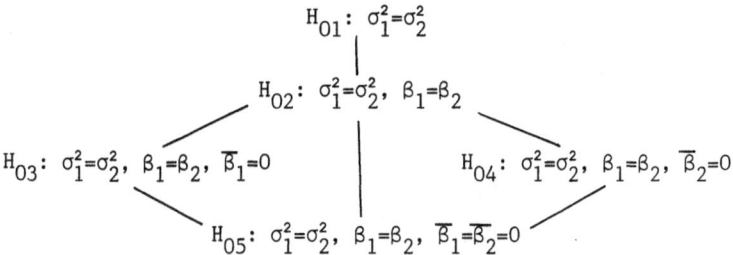

$$H_{01}: \sigma_1^2=\sigma_2^2$$

$$H_{02}: \sigma_1^2=\sigma_2^2, \beta_1=\beta_2$$

$$H_{03}: \sigma_1^2=\sigma_2^2, \beta_1=\beta_2, \overline{\beta}_1=0 \qquad H_{04}: \sigma_1^2=\sigma_2^2, \beta_1=\beta_2, \overline{\beta}_2=0$$

$$H_{05}: \sigma_1^2=\sigma_2^2, \beta_1=\beta_2, \overline{\beta}_1=\overline{\beta}_2=0$$

Clearly, this system is closed under intersection and the application of the closure principle is straightforward.

5. Simulation Results

In this section some Monte Carlo experiments are presented, which were performed to
compare the classical hierarchical test procedure and the modified procedure of
Bauer/Hackl empirically. The construction of the latter procedure implies that its
rejection probability is always greater or equal than that of the classical procedure. Therefore the simulation results should demonstrate the superiority of the
Bauer/Hackl procedure.

The simulation program was written in FORTRAN, using subroutines from the NAG Libra-
ry to generate normally distributed random numbers and to calculate the required
p-values.

In order to attain some realistic design we considered a specific consumption type
model, where real economic time series (Austrian data, 1976–1985, quarterly values)
were used for the explanatory variables. The simulated model was

$$y_1 = \beta_{11}x_{11} + \beta_{12}x_{12} + \beta_{13}x_{13} + \beta_{14}\mathbf{1} + u_1$$
$$y_2 = \beta_{21}x_{21} + \beta_{22}x_{22} + \beta_{23}x_{23} + \beta_{24}\mathbf{1} + u_2$$

which is of the same type as the regression model described in Section 2, with

$$X_1 = (x_{11}, x_{12}, x_{13}, \mathbf{1}) \qquad X_2 = (x_{21}, x_{22}, x_{23}, \mathbf{1})$$
$$\beta_1' = (\beta_{11}, \beta_{12}, \beta_{13}, \beta_{14}) \qquad \beta_2' = (\beta_{21}, \beta_{22}, \beta_{23}, \beta_{24})$$

Both equations were based on $T_1 = T_2 = 20$ observations, where x_{i1} means permanent
income with lag 1, x_{i2} disposable income and x_{i3} disposable income with lag 1, $i=1,2$.
$\mathbf{1}$ denotes a column vector of ones.

The disturbance vectors u_1 and u_2 were normally independent distributed with $E(u_1) =$
$= E(u_2) = 0$ and $E(u_1u_2') = 0$ (according to the standard assumptions). Heteroscedas-

ticity was created by choosing the variance $\sigma_1^2 = 1.0$ and $\sigma_2^2 = 2.0, 3.0, \ldots, 10.0$. A structural shift in the regression coefficients was achieved by putting the coefficient $\beta_{23} = 0.21, 0.22, 0.23, 0.24, 0.25$, where the other coefficients were fixed as follows:

$$\beta_{11} = \beta_{21} = 0.4$$
$$\beta_{12} = \beta_{22} = 0.1$$
$$\beta_{13} = 0.2$$
$$\beta_{14} = \beta_{24} = 10.0$$

There were 45 combinations with different values of β_{23} and σ_2^2 which are given explicitly in the following tables. 1000 simulations were performed for each of the 45 combinations. Therefore, the largest value for the standard error of the estimate for a rejection probability is $(0.5 / 1000)^{1/2} = 0.016$ which occurs when the true rejection probability is 0.5. The global significance level was fixed at 0.05. At each simulation the two hierarchical hypotheses described in Section 2 were tested by the respective test statistics F_1 and F_2. The following tables show the empirical rejection probabilities of the two test procedures. (The rejection probabilities relating to H_{02} are identical for both procedures, which is due to the fact that in both cases the critical value $\alpha/2$ is used for the first test.)

Table 1: Rejection Probabilities
(σ_2^2=2.0)

β_{23}	Classical Procedure H_{01}	Modified Procedure H_{01}	Both Procedures H_{02}
0.21	.024	.025	.104
0.22	.016	.029	.342
0.23	.023	.046	.756
0.24	.029	.053	.977
0.25	.018	.037	1.000

Table 2: Rejection Probabilities
(σ_2^2=3.0)

β_{23}	Classical Procedure H_{01}	Modified Procedure H_{01}	Both Procedures H_{02}
0.21	.110	.112	.156
0.22	.109	.124	.354
0.23	.117	.170	.681
0.24	.099	.172	.981
0.25	.129	.204	.993

Table 3: Rejection Probabilities
(σ_2^2=4.0)

β_{23}	Classical Procedure H_{01}	Modified Procedure H_{01}	Both Procedures H_{02}
0.21	.260	.267	.317
0.22	.277	.301	.463
0.23	.248	.319	.686
0.24	.257	.337	.914
0.25	.293	.402	.982

Table 4: Rejection Probabilities
(σ_2^2=5.0)

β_{23}	Classical Procedure H_{01}	Modified Procedure H_{01}	Both Procedures H_{02}
0.21	.443	.449	.481
0.22	.431	.449	.543
0.23	.405	.476	.723
0.24	.449	.584	.921
0.25	.448	.575	.986

Table 5: Rejection Probabilities
$(\sigma_2^2=6.0)$

β_{23}	Classical Procedure H_{01}	Modified Procedure H_{01}	Both Procedures H_{02}
0.21	.583	.591	.614
0.22	.555	.571	.646
0.23	.542	.602	.761
0.24	.539	.655	.911
0.25	.558	.666	.981

Table 6: Rejection Probabilities
$(\sigma_2^2=7.0)$

β_{23}	Classical Procedure H_{01}	Modified Procedure H_{01}	Both Procedures H_{02}
0.21	.687	.692	.706
0.22	.673	.691	.731
0.23	.694	.738	.844
0.24	.672	.750	.916
0.25	.686	.765	.984

Table 7: Rejection Probabilities
$(\sigma_2^2=8.0)$

β_{23}	Classical Procedure H_{01}	Modified Procedure H_{01}	Both Procedures H_{02}
0.21	.753	.758	.784
0.22	.752	.778	.821
0.23	.807	.841	.880
0.24	.767	.842	.948
0.25	.773	.845	.981

Table 8: Rejection Probabilities
$(\sigma_2^2 =9.0)$

β_{23}	Classical Procedure H_{01}	Modified Procedure H_{01}	Both Procedures H_{02}
0.21	.814	.823	.835
0.22	.827	.842	.868
0.23	.827	.855	.904
0.24	.842	.888	.963
0.25	.829	.886	.979

Table 9: Rejection Probabilities
$(\sigma_2^2=10.0)$

β_{23}	Classical Procedure H_{01}	Modified Procedure H_{01}	Both Procedures H_{02}
0.21	.867	.872	.881
0.22	.874	.885	.895
0.23	.881	.897	.928
0.24	.870	.915	.963
0.25	.879	.929	.984

The results indicate that the differences between the two test procedures can be quite substantial, if the shift in the coefficient β_{23} increases. Sometimes the differences amount up to 10 or 12 percent points. But it should be noticed that the results depend considerably on the respective simulation design, e.g. on the explanatory variables and other experiments might produce somewhat different results. But, nevertheless, the construction of the Bauer/Hackl procedure guarantees that its rejection probabilities are always greater or equal than those of the classical procedure and the application of the modified procedure can lead to a nontrivial increase in power.

6. Conclusions

It was demonstrated that hierarchical test problems and test procedures can be formulated within the closure test concept of MARCUS/PERITZ/GABRIEL (1976). Furthermore the application of this concept resulted in the construction of a generalized hierarchical test procedure, which enables us to consider hierarchical test problems from a more general point of view. It might be useful to search for further examples of hierarchical test problems especially in the field of specification testing within the linear model context.

References

ANDERSON, T.W. (1962),"The Choice of the Degree of a Polynomial Regression as a Multiple Decision Problem", Annals of Mathematical Statistics 33, 255-265.
ANDERSON, T.W. (1971), The Statistical Analysis of Time Series, New York, Wiley.
BAUER, P./HACKL, P. (1987),"Multiple Testing in a Set of Nested Hypotheses", Statistics 17.
HOLM, S. (1979),"A Simple Sequentially Rejective Multiple Test Procedure", Scandinavian Journal of Statistics 6, 65-70.
KIVIET, J.F./PHILLIPS, G.D.A. (1985),"Testing Strategies for Model Specification", Faculty of Actuarial Science & Econometrics, University of Amsterdam.
MARCUS, R./PERITZ, E./GABRIEL, K.R. (1976),"On Closed Testing Procedures with Special Reference to Ordered Analysis of Variance", Biometrika 63, 655-660.
PHILLIPS, G.D.A. (1984),"Some Recent Developments in Econometric Test Methodology", Research Memorandum Nr. 205, Institute for Advanced Studies, Vienna.
PHILLIPS, G.D.A./McCABE, B.P.M. (1983),"The Independence of Tests for Structural Change in Regression Models", Economic Letters 12, 283-287.
PHILLIPS, G.D.A./McCABE, B.P.M. (1985),"A Sequential Approach to Testing for Misspecifications in Simultaneous Equation Models", Econometric Society 5th World Congress, MIT, Cambridge, Massachusetts, USA.
SONNEMANN, E. (1982)",Allgemeine Lösungen multipler Testprobleme", EDV in Medizin und Biologie 13, 120-128.

DER ABSCHLUßTEST ZUR UNTERSTÜTZUNG
BEI DER MODELLAUSWAHL LOGLINEARER MODELLE

Dr. Karla Schiller
Schober Direktmarketing/Abt. CMZP
Postfach 1000
7257 Ditzingen

Zusammenfassung: Es wird gezeigt, wie das Abschlußprinzip zur Lösung
des loglinearen Modellierungsproblems erfolgreich eingesetzt werden
kann. Im Gegensatz zu vielen bekannten Modellauswahlverfahren, die die
vorliegende simultane Testproblematik nur unzureichend berücksichtigen, liefert der hier vorgeschlagene Ansatz einen Test zum multiplen
Niveau α, der das loglineare Modellierungsproblem elegant und einfach
löst. Durch Erhöhung von α werden Modelle mit zunehmend guter Modellan-
passung als Lösung gefunden.

Schlüsselworte: Loglineare Modellbildung, Simultane Testproblematik,
Abschlußtest, multidirektionales Suchverfahren, variables α

A CLOSED TESTPROCEDURE FOR THE SELECTION OF LOGLINEAR MODELS

Summary: The principle of closed testing is applied to the problem of
loglinear modelling. In contrast to many well known selection
strategies which do not consider the multiple testproblem the closed
testprocedure for loglinear modelling controls the multiple α-level in
a very simple but not restrictive way. Increasing the error-I-
probability α leads to final models with better fit.

Keywords: loglinear modelling, simultaneous testproblem, closed testprocedure, multidirectional searchstrategy, variable α

Einleitung

Das Problem der Modellauswahl, d.h. das Finden geeigneter statistischer Modelle zur Beschreibung, Analyse und Prognose von Sachver-
halten oder Zusammenhängen gehört zu den zentralen Aufgaben der Statistik. Im allgemeinen gibt es jedoch für eine Problemstellung und den
zugehörigen Datensatz nicht ein eindeutig bestimmtes "richtiges
Modell" (vgl. z.B. McCullagh/Nelder (1983, S.6)). Damit steht der Anwender vor der oftmals schwierigen Aufgabe, zwischen "guten" und
"schlechten" Modellen zu unterscheiden. Häufig ist diese Aufgabe dahin-
gehend beschränkt, daß innerhalb einer bestimmten Klasse von Modellen,
wie z.B. Varianz- oder Regressionsanalysemodelle, loglineare Modelle
etc., entschieden werden muß, welche Parameter in das endgültige Modell einbezogen werden sollen. Hier liegt ein simultanes Testproblem
vor, das in der Praxis jedoch häufig nicht als solches behandelt wird.
Die großen statistischen Programmpakete bieten schrittweise Verfahren
zur Lösung des Modellierungsproblems an, ohne die simultane Testproblematik zu berücksichtigen.

Am Beispiel des loglinearen Modellierungsproblems wird gezeigt, wie man durch Ausnutzung des Abschlußprinzips der simultanen Testtheorie (vgl. Marcus/Peritz/Gabriel (1976), Sonnemann (1982)) zu einer einfachen und sehr eleganten Lösung des loglinearen Modellierungsproblems gelangt. Dazu wird das entsprechende simultane Testproblem definiert und die Voraussetzungen für seine Anwendung überprüft. Die möglichen Ergebnisse, die Eigenschaften und die Anwendbarkeit dieser Vorgehensweise werden diskutiert und anschließend an Hand eines Beispiels demonstriert.

Loglineare Modelle zur Analyse qualitativer Daten

Loglineare Modelle zur Analyse von Abhängigkeitsstrukturen bei qualitativen Variablen haben in den letzten Jahren wesentlich an Bedeutung gewonnen (vgl. Bishop/ Fienberg/Holland (1975) für einen Überblick). Zur Beschreibung der Verteilungsannahmen und Modelle wird hier die Vektorschreibweise von Andersen (1974) benutzt. Sei $Z=\{1,\ldots,p\}$ die Indexmenge von p qualitativen Variablen. Die Verteilung der zugehörigen Kontingenztafel $(n_i)_{i \in I}$, $i=(i_1,\ldots,i_p) \in I =_{j=1} \{1,\ldots,I_j\}$, wobei I_j die Anzahl der Kategorien der j-ten Variablen bezeichnet, wird bestimmt durch den Erwartungswert der Zellhäufigkeiten $(m_i)_{i \in I} = E(n_i)_{i \in I}$ oder der entsprechenden elementweisen Logarithmen $\theta=(\theta_i)_{i \in I} = (\ln m_i)_{i \in I}$. Dies gilt für alle üblichen Verteilungsannahmen über die gemeinsame Verteilung der $(n_i)_{i \in I}$, wie Produkt-Poisson-, Produktmultinomial- oder Multinomialverteilung.

Jeder beliebige Parameter $\theta \in R^I$ kann nun in einzelne Effekte u^W, $W \in P(Z)$ zerlegt werden, die den einzelnen p Variablen und ihren Mehrfach-Interaktionen zugeordnet werden können:

$$(1) \quad \theta = \sum_{W \in P(Z)} u^W, \quad u^W \in U^W \subseteq R^I.$$

Dabei ist U^W ein durch bestimmte Restriktionen, analog zur Varianzanalyse erzeugter Unterraum des gesamten Parameterraums R^I, und $P(Z)$ bezeichne die Potenzmenge von Z. Ein beliebiges <u>loglineares Modell</u> ist ein Unterraum des R^I und kann durch seine Indikatormenge $A \subseteq P(Z)$ beschrieben werden, die die Indizes aller im Modell nicht nullgesetzten Parameter enthält:

$$(2) \quad M^A : \theta = \sum_{W \in A} u^W.$$

Wenn alle möglichen Parameter im Modell enthalten sind ($A=P(Z)$), ist das Modell saturiert. Das saturierte Modell hat immer Gültigkeit und kann daher auch nicht mit einem Testverfahren überprüft werden. Ein Modell M^A heißt <u>hierarchisch</u>, falls mit jedem Parameter u^W auch alle zugehörigen Parameter $u^{W'}$, $W' \subseteq W$ niederer Ordnung ins Modell einbezogen werden, d.h. es gilt die Hierarchiebedingung:

(3) $\forall\ W\in A:\ \forall\ W'\subseteq W:\ W'\in A.$

Dann existiert ein eindeutig bestimmtes Erzeugendensystem Y, das die maximalen Elemente von A enthält und anstelle von A zur Spezifizierung des hierarchischen Modells benutzt werden kann.

Das loglineare Modellierungsproblem

Das loglineare Modellierungsproblem besteht darin, für eine Kontingenz-tafel (n_i), $i\in I$ diejenigen loglinearen Modelle aus einer bestimmten zulässigen Modellmenge M herauszufinden, die die Abhängigkeitsstruktur zwischen den Variablen (ausreichend) gut wiedergeben. Benedetti/Brown (1978) schlagen z.B. als Gütekriterien für ein Modell vor: Einfachheit des Modells (wenig Parameter), einfache Interpretation, "alle signi-fikanten Effekte", gute Anpassung.

Als zulässige Modellmenge M wird üblicherweise die Menge der <u>allgemei-nen loglinearen Modelle</u> (vgl. Abb.1 für eine graph. Darstellung)

(4) $M_a = \{M^A:\ A\subseteq P(Z)\},$

die Menge der <u>hierarchischen loglinearen Modelle</u> (vgl. Abb.2)

(5) $M_h = \{M^A:\ A\subseteq P(Z),\ A\ \text{gem. Hierarchie-Bedingung (3)}\},$

oder eine noch weiter eingeschränkte Modellmenge M_g, die <u>graphischen loglinearen Modelle</u>, verwendet (vgl. Schiller (1986)). Die entsprechen-den Modellfamilien sind in Abb.1 und Abb.2 graphisch dargestellt, wo-bei die durch die Enthaltenseinsrelation erzeugte Teilordnungsstruktur berücksichtigt wurde.

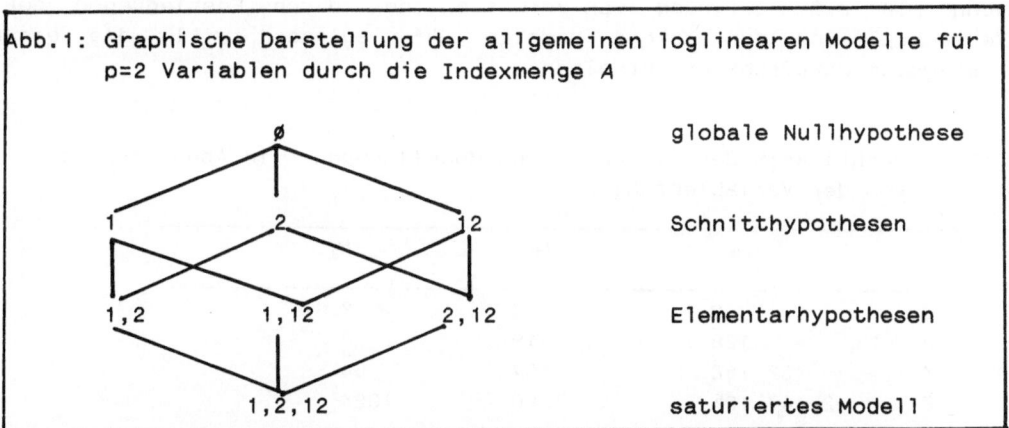

Abb.1: Graphische Darstellung der allgemeinen loglinearen Modelle für
        p=2 Variablen durch die Indexmenge A

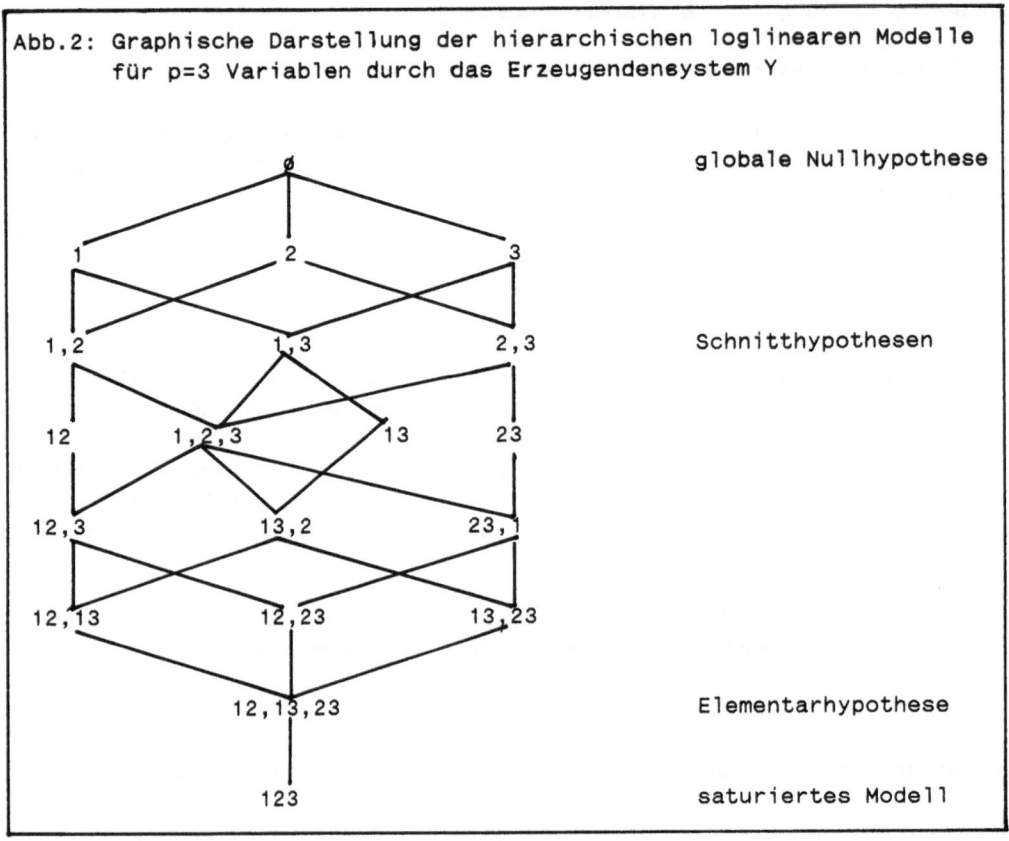

Abb.2: Graphische Darstellung der hierarchischen loglinearen Modelle
für p=3 Variablen durch das Erzeugendensystem Y

Die Mächtigkeit der Modellmengen wächst jedoch sehr schnell in Abhängigkeit von der Variablenanzahl p, so daß bei mehr als drei Variablen
die allgemeine Modellfamilie M_a kaum mehr in Frage kommt (s. Tab.1).
Diese Modellmengen können bei Bedarf noch weiter eingeschränkt werden,
wenn man z.B. aufgrund von Vorwissen oder durch Festlegungen der
Versuchsplanung nur solche Modelle M^A zulassen will, die einen
bestimmten Parameter u^V enthalten.

Tab.1: Mächtigkeit der verschiedenen Modellmengen M in Abhängigkeit
von der Variablenzahl p

p	M_a	M_h	M_g
2	8	5	2
3	128	19	8
4	32.768	167	64
5	$2.147 \cdot 10^6$	7580	1024

Dem Statistiker stehen gerade im Fall loglinearer Modelle eine Viel-
zahl von Verfahren zur Verfügung, die ihm beim Auffinden geeigneter
Modelle unterstützen können (vgl. z.B. Benedetti/Brown (1976,1978),
Goodman (1971,1973)). Die meisten dieser Verfahren bestimmen in einer
Vorwärts- bzw. Rückwärtsstrategie die (relative!) Wichtigkeit eines
Parameters für die Modellbildung, indem sie mit einer geeigneten
Teststatistik die Gültigkeit der Hypothese:

(6) $H_0{}^W: u^W = 0$

für alle interessierenden Parameter u^W überprüfen. Diese parameter-
orientierte Vorgehensweise weist jedoch einige Schwächen auf, z.B.
fehlende Eindeutigkeit der verwendeten Tests (Brown (1976)), erheb-
liche Einschränkungen bei der Modellauswahl, da nur uni- bzw. bidirek-
tionale Suchstrategie (Goodmann (1973)), keine oder zu konservative
Kontrolle des globalen Fehlerniveaus (Bonnett/Bentler (1983)). Stattdessen kann man aber auch modellorientiert vorgehen und alle Hypothesen der Form

(7) $H_0{}^A: \theta \in M^A \subset R^I$, $M^A \in M$,   mit $H_1{}^A: \theta \in R^I \backslash H_0{}^A$

überprüfen. Wird die entsprechende Hypothese zum Niveau α verworfen,
so gilt das zugehörige Modell als ungeeignet, ansonsten als geeignet.
Dies erscheint zunächst aufwendiger, da die Anzahl der zu überprüfenden Hypothesen wesentlich größer ist als im parameterorientierten
Fall. Es läßt sich jedoch zeigen, daß in beiden Fällen das gleiche Hypothesensystem H entsteht, wenn man zur durchschnittsabgeschlossenen
Obermenge übergeht (vgl. Schiller (1986)).

Loglineare Modellierung mit dem Abschlußtest

Voraussetzungen
Um den Abschlußtest gemäß Marcus/Peritz/Gabriel (1976), Sonnemann
(1982) zur Lösung des obigen simultanen Testproblems (7) einzusetzen,
muß man zunächst zeigen, daß die notwendigen Voraussetzungen erfüllt
sind.

(a) Durschnittsabgeschlossenes Hypothesensystem H
Läßt man alle loglinearen Modelle M^A zur Modellauswahl zu, so ist daß
zugehörige Hypothesensystem

(8a) $H^A = \{H_0{}^A: \theta \in M^A, A \subset P(Z)\}$

nach Konstruktion durchschnittsabgeschlossen, da seine Struktur äquivalent zu der Struktur einer Potenzmenge ist. Beschränkt man sich auf
die hierarchischen Modelle, so ist das entsprechende Hypothesensystem

(8b) $H^h = \{H_0{}^A: \theta \in M^A, A \subset P(Z), A \text{ gem. (3)}\}$

ebenfalls durchschnittsabgeschlossen, denn der Durchschnitt zweier hierarchischer Modelle $M^A \cap M^{A'} = M^{A \cap A'}$ ist ebenfalls hierarchisch, da gilt:

$$\forall \; W \in A \cap A': \; W \in A, \; A' \qquad \text{und daher auch}$$
$$\forall \; W' \subseteq W: \quad W' \in A, \; A' \qquad \text{und damit } W' \in A \cap A'$$

Die Durchschnittsabgeschlossenheit der Hypothesenfamilien wird auch durch die graphische Darstellung der Hypothesenfamilien und ihrer Ordnungsstruktur (vgl. Abb. 1/2) offensichtlich.

(b) Multipler Test ϕ

Weiterhin benötigt man für jede Hypothese H_0^A einen Test zum Niveau α. Hier stehen z.B. der Likelihood-Quotienten Test oder der Chi-Quadrat Test zur Verfügung (vgl. z.B. Bishop/Fienberg/Holland (1975)). Damit konstruiert man den Abschlußtest $\Psi = (\Psi_A: A \in M)$ zur loglinearen Modellauswahl gemäß:

$$(9) \qquad \Psi_A = \prod_{A' \subseteq A} \phi_{A'}$$

(c) Festlegung eines Testniveaus α

Schließlich muß ein Testniveau $\alpha \in (0,1)$ festgelegt werden. Da es letztlich das Ziel der Modellauswahl ist, Hypothesen anzunehmen und nicht abzulehnen, sollte α nicht zu niedrig gewählt werden. Hier ist vor allem die Fehlerwahrscheinlichkeit 2. Art zu kontrollieren, die ja bekanntlich mit sinkendem α wächst (siehe spätere Bemerkungen).

Vorgehensweise

Damit ist folgende Vorgehensweise für die Modellselektion mit dem Abschlußtest festgelegt:

- Start mit dem gröbsten Modell (globale Nullhypothese)

- Der Test eines Modells M^A setzt voraus, daß alle gröberen Modelle $M^{A'} \subseteq M^A$ getestet und verworfen wurden.

- wird ein Modell $M^{A'}$ nicht verworfen, also "angenommen", so werden damit auch alle feineren Modelle $M^A \supset M^{A'}$ angenommen. $M^{A'}$ heißt dann minimal akzeptables Modell.

Ergebnis

Das Ergebnis des Abschlußtests ist eine Zerlegung der Modell- bzw. Hypothesenfamilie in drei mögliche Klassen:

$$H = H_1 + H_{00} + H_0$$

mit H_1 = {Ho^A ∈ H: Ψ_A=1 }
abgelehnte Modelle

H_{00} = {Ho^A ∈ H: Ψ_A=0, ∀ Ho$^{A'}$ ⊂ Ho^A: Ψ_A=1 }
minimalakzeptable Modelle

H_0 = {Ho^A ∈ H: Ψ_A=0, ∃ Ho$^{A'}$∈H_{00}: Ho$^{A'}$ ⊂ Ho^A}
akzeptable Modelle

Die Modelle aus H_1 sind wegen ihrer schlechten Anpassung nicht akzeptabel. Die Modelle aus H_0 sind akzeptabel, weil sie ein minimal-
akzeptables Modell umfassen, d.h. sie enthalten die für die Modellbildung wesentlichen Parameter, sind aber durch zusätzliche Parameter auf-
gebläht. Am interessantesten für die Modellbildung sind die Modelle
aus H_{00}, weil sie am ehesten den Gütekriterien Sparsamkeit und gute
Anpassung genügen.

Wenn diese Modellmenge leer ist, wurden alle Modelle der zulässigen
Modellmenge M zum Niveau α verworfen und nur das saturierte Modell
kann zu diesem Niveau als geeignet angesehen werden. Enthält H_{00} ein
Modell, so hat man damit eine zum Niveau α eindeutige Lösung des Modellierungsproblems. Es kommt jedoch auch vor, daß H_{00} mehrere Elemente
enthält. In diesem Falle weisen die Daten nicht mit Eindeutigkeit auf
ein Modell hin, und auch dieses Ergebnis muß als ein gutes Ergebnis
der Modellierung akzeptiert werden. Es ist durchaus als positiv zu
betrachten, daß solche Mehrdeutigkeiten von diesem Modellbildungsver-
fahren erkannt werden können und so evt. Anlaß zu weiteren substanz-
wissenschaftlichen Überlegungen geben können.

Eigenschaften des Abschlußtests zur Modellauswahl

Zur Beurteilung des Abschlußtests zur loglinearen Modellierung werden
zunächst die statistischen Gütekriterien wie Logik der getroffenen
Entscheidung und die Fehlerwahrscheinlichkeiten untersucht.

Logik der getroffenen Entscheidungen

Gabriel (1969) führte die Kriterien Kohärenz und Konsonanz ein, um die
Logik multipler Entscheidungsprozeduren zu überprüfen. Die Kohärenz
(die Ablehnung einer feineren Hypothese setzt die Ablehnung einer zugehörigen gröberen Hypothese voraus) ist nach Konstruktion des Abschlußtests immer gewährleistet. Die Konsonanz (die Ablehnung einer gröberen
Hypothese führt zur Ablehnung einer zugehörigen feineren Hypothese)
ist beim Abschlußtests nicht automatisch erfüllt (vgl. Sonnemann
(1982)).

Die Konsonanzforderung ist zumindest für die Familie der hierarchischen Modelle aber auch überhaupt nicht sinnvoll, da es hier aufgrund
der Hierarchiebedingung nur eine Elementarhypothese gibt (das Modell,
das nur die Wechselwirkung p-ter Ordnung nicht enthält, vgl. auch

Abb. 2) und dieses Modell im Falle einer konsonanten Entscheidungsprozedur immer dann abgelehnt werden müßte, wenn das globale Nullmodell verworfen würde.

Anders verhält es sich mit den Familien der allgemeinen und der graphischen loglinearen Modelle, die mehrere Elementarhypothesen enthalten und bei denen alle Nichtelementarhypothesen eindeutig als Durchschnitt dieser Elementarhypothesen darstellbar sind (vgl. auch Abb. 1). Für solche "kompletten" Hypothesensysteme läßt sich ein konsonanter modifizierter Abschlußtest (vgl. Sonnemann (1982)) konstruieren, der vor allem für eine schnelle Modellsuche bei großen Modellmengen geeignet erscheint, da hier lediglich die einzelnen Elementarhypothesen getestet werden (vgl. Schiller (1986)).

Fehlerwahrscheinlichkeiten

Bezüglich der Fehlerwahrscheinlichkeiten ist zunächst festzustellen, daß der Abschlußtest nach Konstruktion ein Test zum multiplen Niveau α für das Modellierungsproblem (8) ist. Das bedeutet in diesem Fall, daß die Wahrscheinlichkeit, fälschlicherweise irgendein Modell der Modellfamilie abzulehnen, egal welche und wieviele Modelle tatsächlich Gültigkeit haben, durch α beschränkt ist. Dabei wird das multiple Niveau auf ausgesprochen einfache und elegante Art sichergestellt: Jedes Modell wird, ohne eine künstliche "α-Spalterei" zu betreiben, zu einem festem, vorgegebenen α getestet. Es ist lediglich die einzige, durch das Abschlußprinzip bedingte, Einschränkung zu berücksichtigen, daß bei Annahme eines minimalakzeptablen Modells M^A alle zugehörigen feineren Modelle $M^{A'} \supset M^A$ ohne zusätzliche Überprüfung ebenfalls angenommen werden müssen. Eine solche Vorgehensweise stellt jedoch keine "Behinderung" dar sondern nur eine logische Konsequenz, denn wenn für den wahren Parameter θ gilt: $\theta \in M^A$, so gilt auch $\theta \in M^{A'}$, $\forall A' \supset A$

Da die Zielsetzung des Testverfahrens das Auffinden und damit die Annahme geeigneter Modelle ist, ist auch der Fehler zweiter Art (die Annahme eines falschen Modells) von zentraler Bedeutung. Seine Wahrscheinlichkeit ist bei einem einfachen Testproblem der Form (7) abhängig von:

- der Abweichung von der Nullhypothese,
- dem Stichprobenumfang,
- der zugrundegelegten Teststatistik,
- dem zugrundegelegten α-Niveau.

Der Statistiker hat zumindest auf die letzten beiden Größen Einfluß. Für die hier untersuchten Testprobleme gibt es asymptotisch optimale Teststatistiken (Likelihood-Quotienten Test, Chi-Quadrat Anpassungstests), so daß über die Wahl der Teststatistik hier nicht diskutiert wird, obwohl sie bei mittlerem und kleinem Stichprobenumfang problematisch wird. Der α-Parameter kann jedoch vom Statistiker beliebig zwischen null und eins festgesetzt werden und wird damit zu einem wichtigen Steuerungsparameter bei der Modellsuche. Er sollte in

Abhängigkeit vom Stichprobenumfang zu Gunsten des Fehlers 2. Art jedoch auf keinen Fall zu niedrig gewählt werden.

Modellauswahl bei variablem α

Die Wahl von α ist entscheidend für die Komplexität der minimalakzeptablen Modelle. Mit der Erhöhung von α wird es zunehmend schwieriger, Modelle anzunehmen, und die Fehlerwahrscheinlichkeit 2. Art sinkt. Die Anpassungsgüte der minimalakzeptablen Modelle (gemessen an ihrem p-Wert) steigt, und diese Modelle werden zunehmend komplexer. Dies wird besonders deutlich, wenn man den Abschlußtest zur loglinearen Modellierung nicht für ein festes α sondern für beliebige $\alpha \epsilon (0,1)$ durchführt (vgl. Schiller (1986)). Eine ähnliche Strategie mit variablem α wurde von Calinski/Corsten (1985) zur Clusterung von Mittelwerten in ANOVA-Modellen vorgeschlagen.

Beim loglinearen Modellierungsproblem erhält man mit dem Abschlußtest nicht für alle $\alpha \epsilon (0,1)$ verschiedene Lösungen, sondern die Lösung ändert sich nur, wenn α größer als der p-Wert eines minimalakzeptablen Modells gewählt wird. Dann wird dieses Modell verworfen und eröffnet für komplexere Modelle die Möglichkeit zur Überprüfung. Somit hat man nur für eine begrenzte Anzahl (meist zwischen 5 und 15) verschiedener α's die Modellsuche durchzuführen. Das Ergebnis des Abschlußtests zur Modellsuche mit variablem α ist die Menge der minimalakzeptablen Modelle mit zugehörigem p-Wert. Dieses Ergebnis kann unter Ausnutzung der Ordnungsstruktur innerhalb der Modellfamilie graphisch dargestellt werden (vgl. Abb. 3). Gerade eine solche Darstellung erlaubt deutliche Rückschlüsse über die Wichtigkeit der einzelnen Parameter für die Modellbildung und damit über die Abhängigkeitsstruktur zwischen den Variablen.

Durchführbarkeit

Damit der Abschlußtest für die loglineare Modellierung nicht nur eine theoretisch reizvolle Spielerei bleibt, muß der Aufwand, der zu seiner praktischen Durchführung notwendig ist, in vergleichbarer Relation zu dem anderer Modellierungsverfahren stehen. Es wurde bereits betont, daß die Anwendung des Abschlußprinzips keinen zusätzlichen Aufwand für das Testen der modellorientierten Hypothesen mit sich bringt, sogar eher eine Erleichterung, da i.a. nur wenige Modelle einer Modellfamilie überprüft werden müssen, obwohl durch den Übergang von parameter- zu modellorientierten Hypothesen der Umfang der Hypothesenfamilie beträchtlich wächst.

An der Universität Karlsruhe wurde ein PASCAL-Programm (Bott (1985)) für die loglineare Modellierung mit dem Abschlußtest entwickelt. Die von diesem Programm benötigten Rechenzeiten sind i.w. abhängig von der Anzahl der Variablen p, der Anzahl der Zellen der Kontingenztafel $|I|$ und α bzw. einem evtl. Startmodell V, die beide Einfluß auf die Zahl der zu testenden Modelle haben. In Tab. 2 sind für zwei verschiedene bekannte Datensätze (Bartlett (1935), Ries/Smith (1963)) und verschiedene Startmodelle V die CPU-Rechenzeiten incl. Zeiten für die Ein- und Ausgabe dargestellt. Diese Zahlen lassen den Abschlußtest zur loglinearen Modellierung ebenfalls als einen ebenbürtigen Konkurrenten zu anderen Modellierungsverfahren erscheinen.

Tab.2: CPU-Rechenzeiten in sec. für das Programm zur Modellauswahl hierarchischer loglinearer Modelle mit dem Abschlußtest

Datensatz	p	Anzahl Zellen	Start-modell	Anzahl getestete Modelle	CPU-Zeit	CPU-Zeit incl. Ein- u. Ausgabe
Bartlett	3	8		18	0,32	2,41
Ries/Smith	4	24	(123)	19	1,02	3,18
			(1,2,3)	122	5,76	7,98
				166	7,13	9,42

Beispiel

In einem Experiment untersuchten Ries/Smith (1963) die Markenpräferenz für eine Waschmittelmarke (Var4) in Abhängigkeit von

Var1: Härtegrad des Wassers
(weich, mittel, hart)
Var2: vorherige Verwendung der Marke
(ja, nein)
Var3: Wassertemperatur
(hoch, niedrig)

Der zugehörige Datensatz ist zu einem Standarddatensatz der loglinearen Analyse geworden. Als übereinstimmende Ergebnisse der in der Literatur bekannten Modellierung zeigt sich (vgl. Bishop/Fienberg/Holland (1975)):

- der Parameter u^{24}, die Wechselwirkung zwischen vorheriger Verwendung und Markenpräferenz, erscheint als ganz wesentlich.

- viele Verfahren enden bei dem hierarchischen Modell mit Erzeugendemsystem $Y=(13,24,34)$.

Führt man die loglineare Modellierung mit dem Abschlußtest in der Menge der hierarchischen Modelle durch, so erhält man bei $\alpha=0.05$ das Modell mit $Y=(3,24)$ mit einem p-Wert von 0.244 als einziges minimal-akzeptables Modell. Für variables α ist das Ergebnis in Abb. 3 graphisch dargestellt. Man erkennt sofort die zentrale Bedeutung von u^{24}, da dieser Parameter in jedem Modell enthalten ist. Weiterhin erscheint auch hier das Modell mit Y=(13,24,34) als ein geeignetes, d.h. in diesem Falle minimalakzeptables Modell.

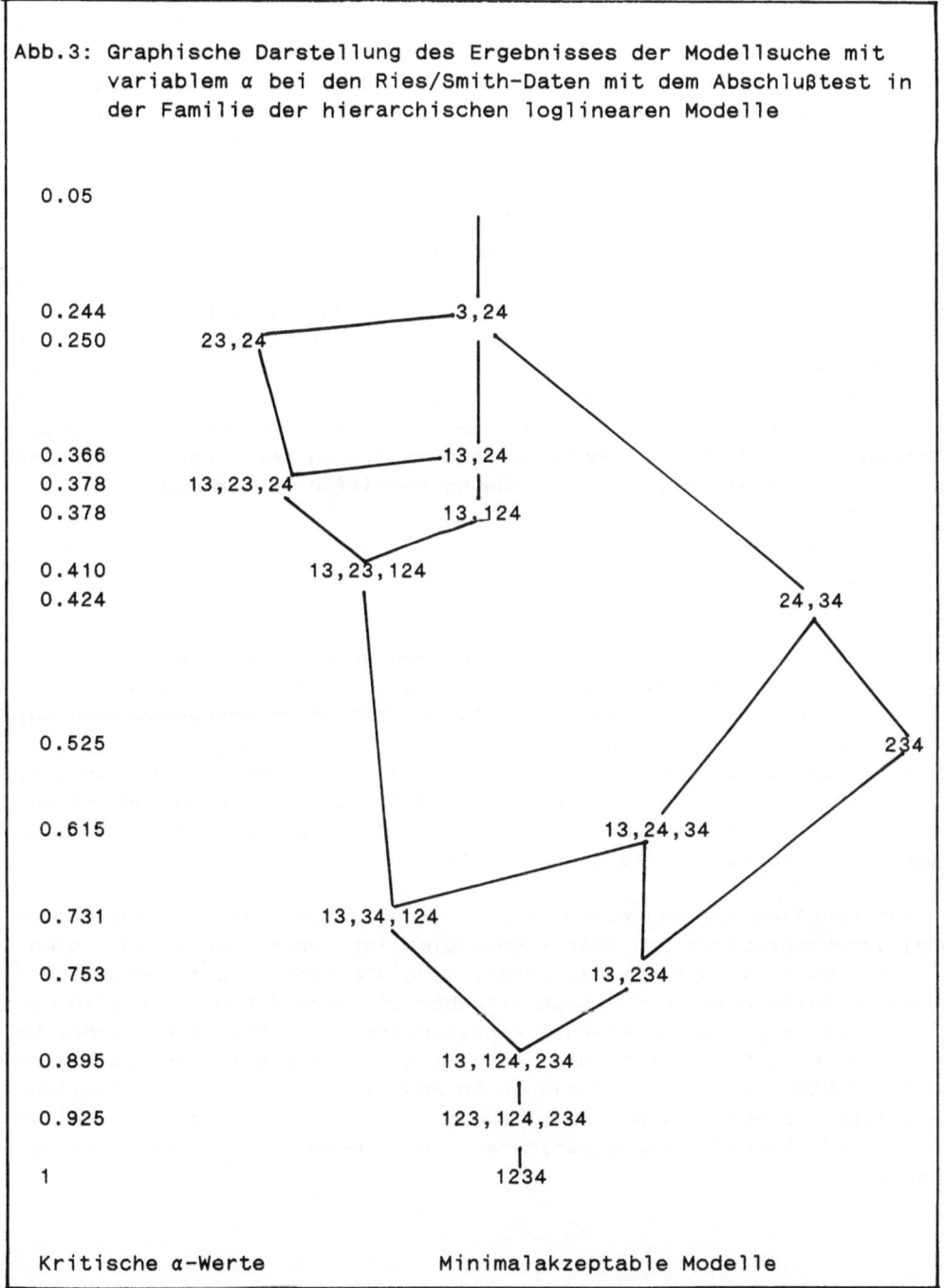

Abb.3: Graphische Darstellung des Ergebnisses der Modellsuche mit variablem α bei den Ries/Smith-Daten mit dem Abschlußtest in der Familie der hierarchischen loglinearen Modelle

Damit sind zunächst die Ergebnisse aus der Literatur durch den Abschlußtest i.w. bestätigt. Es können jedoch klarere Aussagen über die Fehlerwahrscheinlichkeiten gemacht werden, und man erhält einen deutlicheren Eindruck über die Abhängigkeitsstruktur der Variablen. Außerdem deutet der Abschlußtest hier, wie sonst auch, auch auf einfache Modelle hin, die von vielen Modellierungsverfahren kaum gefunden werden. Dies ist ein Vorteil der multidirektionalen, quasi alle Modelle überprüfenden, Suchstrategie des Abschlußtests gegenüber vielen Vor- bzw. Rückwärtsstrategien.

Außerdem liefert die graphische Darstellung einen guten Überblick über wichtige Parameter und zentrale Modelle. Es wird deutlich, daß in diesem Falle keine eindeutige Lösung des Modellierungsproblems naheliegt, weil sich die minimalakzeptablen Modelle schon bei recht kleinem α (>0.244) in zwei getrennte "Äste" aufspalten, die erst bei sehr großem α (>0.895) wieder vereint werden. Dabei erscheint der rechte Ast wesentlich attraktiver, da er die einfacheren Modelle enthält und bis zu einem $\alpha \leq 0.424$ bzw. $\alpha \leq 0.615$ ohne Wechselwirkungsparameter 3. Ordnung auskommt, während im linken Ast schon bei $\alpha > 0.366$ zu einer Wechselwirkung dritter Ordnung gegriffen werden muß.

Zusammenfassung und Ausblick

Der Abschlußtest stellt ein ausgesprochen brauchbares Instrument zur loglinearen Modellierung dar. Im Gegensatz zu vielen anderen, heuristisch geprägten Modellauswahlverfahren ist seine Vorgehensweise auf eine ausgebaute statistische Theorie gestützt und kontrolliert das multiple Niveau α auf sehr elegante Art. Seine Durchführung ist einfach, die Ergebnisse sind gut darzustellen und zu interpretieren und erlauben oftmals einen größeren Einblick in die Abhängigkeitsstrukturen zwischen den Variablen als andere Verfahren.

Es ist naheliegend, den Abschlußtest zur Modellauswahl auch auf andere Modellierungsprobleme zu übertragen. Dies ist insbesondere dann sinnvoll und auch einfach durchzuführen, wenn die Familie der interessierenden Modelle bereits durchschnittsabgeschlossen ist und für alle Modelle jeweils ein einheitlicher Anpassungstest zur Verfügung steht. So bieten sich z.B. Varianz- und Regressionsanalysemodelle an, da deren Modellstruktur zu der der loglinearen Modelle äquivalent ist. Mögliche Zielsetzung einer solchen Modellsuche ist z.B. festzustellen, welche Haupt- und Wechselwirkungsparameter ins Modell einbezogen werden müssen.

Literatur:

Andersen, A.H: (1974): Multidimensional contingency tables. Scand. J. Statist. 1, 115-242.

Bartlett, M.S. (1935): Contingency table interactions. J. Roy. Stat. Soc. Suppl. 2, 248-252.

Benedetti, J.K., Brown, M.B. (1976): Alternative methods for building log linear models. Proceedings of the 9th International Biometric Conference, 1976, Vol. 2, 209-227.

Benedetti, J.K., Brown, M.B. (1978): Strategies for the selection of log-linear models. Biometrics 34, 680 - 686.

Bishop, Y.M.M., Fienberg, St.E., Holland, P.W. (1975): Discrete Multivariate Analysis. MIT Press, Cambridge, Massachusetts, London.

Bonnett, D.G., Bentler, P.M. (1983): Goodness-of-fit procedures for the evaluation and selection of loglinear models. Psychological Bulletin 93, 149-166.

Bott, R. (1985): Entwicklung eines Verfahrens zur Erzeugung und Auswahl hierarchischer loglinearer Modelle und Implementierung eines Computerprogramms zur multivariaten Analyse qualitativer Daten. Diplomarbeit, Universität Karlsruhe.

Brown, M.B. (1976): Screening effects in multidimensional contingency tables. Appl. Stat. 25, 37 - 46.

Calinski, T., Corsten, L.C.A. (1985): Clustering means in ANOVA by simultaneous testing. Biometrics 41, 39-48.

Gabriel, K.R. (1969): Simultaneous test procedures - some theory of multiple comparisons. Ann. Math. Stat. 40, 224-250.

Goodman, L.A. (1971): The analysis of multidimensional contingency tables: stepwise procedures and direct estimation methods for building models for multiple classification. Technometrics 13, 33-61.

Goodman, L.A. (1973): Guided and unguided methods for the selection of models for a set of T multidimensional contingency tables. JASA 68, 165 - 175.

Marcus, R., Peritz, E., Gabriel, K.R. (1976): On closed testing procedures with special references to ordered analysis of variance. Biometrika 63, 655 - 660.

McCullagh, P., Nelder, J.A. (1983): Generalized Linear Models, Chapman and Hall, LTD, London, New York.

Ries, P.N., Smith, H. (1963): The use of chi-square for preference testing in multidimensional problems. Chem. Eng. Progress 59, 39-43.

Schiller, K. (1986): Loglineare Modellierung mit dem Abschlußtest - Ein Instrument für die empirische Marketingforschung, Verlag V. Florentz, München.

Sonnemann, E. (1982): Allgemeine Lösung multipler Testprobleme, EDV in Medizin und Biologie 13, 120 - 128.

MULTIPLE COMPARISONS AND CONDITIONAL JOINT CONFIDENCE REGIONS

Hanspeter   T h ö n i
Institut für Angewandte Mathematik und Statistik
Universität Hohenheim
7000 Stuttgart 70

Summary

Based on the joint $(1-\alpha)$-confidence region for linear contrasts among
t   treatment effects, a method is proposed which allows to search for
those pairwise treatment differences which can be set simultaneously
equal to zero, and in the same time compute conditional $(1-\alpha)$-confi-
dence intervals for the remaining differences, which then exclude the
zero point. By this way a set of   t   treatments can be partitioned
into a smaller set of homogeneous groups of treatments, which do not
overlap (i.e. do not contain common treatments), and concurrently
make inferences about the differences between the weighted means of
the homogeneous groups.
This prodecure may replace some of the wellknown procedures for multiple comparisons, which may lead to contradicting inferences, if one
or more of the treatments belong to more than one homogeneous groups
simultaneously.

Keywords : Multiple comparisons, conditional confidence regions,
           SCHEFFE test.

Multiple Mittelwertvergleiche und bedingte gemeinsame Konfidenz-

bereiche

Zusammenfassung

Ausgehend vom gemeinsamen $(1-\alpha)$-Konfidenzbereich für lineare Kontraste zwischen   t   Prüfglied-Effekten wird ein Verfahren beschrieben, welches dazu führt, zu entscheiden, welche der insgesamt möglichen paarweisen Prüfglied-Differenzen gleichzeitig gleich Null
gesetzt werden können. Auf diese Weise werden widerspruchsfreie Aussagen über die Prüfgliedunterschiede gemacht, indem die Prüfglieder
in sich nicht gegenseitig überschneidende homogene Gruppen aufgeteilt
werden können. Im gleichen Rechengang werden für die verbleibenden
Differenzen zwischen den gewogenen Mittelwerten der homogenen Gruppen
bedingte $(1-\alpha)$-Konfidenzintervalle ermittelt, welche dann den Wert
Null nicht einschliessen.
Das vorgeschlagene Verfahren kann an die Stelle herkömmlicher Methoden für multiple Mittelwertvergleiche treten, welche immer dann zu
widersprüchlichen Aussagen führen, wenn einzelne Prüfglieder mehr als
einer homogenen Gruppe angehören.

Schlüsselwörter : Multiple Mittelwertvergleiche, bedingte gemeinsame
Konfidenzbereiche, SCHEFFE-Test.

1. Introduction

A very common problem in the analysis of experiments with more than two treatments is the evaluation of treatment differences. If the global null hypothesis of no treatment differences is rejected, the question of which of the possible $\binom{t}{2}$ pairwise treatment differences are to be declared to be significantly different from zero, and which are not, remains to be answered. There exist a great number of procedures to solve this problem. MILLER (1981) has reviewed many of them.

Great importance is given the question of preserving size of these tests, and in the mean time much has been written about increasing the power of these test procedures (see e.g. SHAFFER, 1986, HOLLAND and COPENHAVEN, 1987, FUCHS and SAMPSON, 1987). A common property of all these multiple comparison procedures is that they make inferences over all possible pairs of treatment comparisons, and end up by forming socalled "homogeneous groups of treatments", for which the null hypothesis of no treatment differences is accepted for all pairs in the group. One experiment may contain more than one such group, and if these groups overlap, i.e. one or more treatments belong simultaneously to two or even more such homogeneous groups, the results cannot be interpreted without some contradiction, a property which is undesirable for the practitioner.

Recently, some authors habe proposed to use clustering methods in order to partition the treatments into non-overlapping homogeneous groups (CALINSKY and CORSTEN, 1985, SCOTT and KNOTT, 1974). However these methods cannot be used to make inferences about the size of the treatment differences and their (joint) confidence intervals.

The following proposition uses SCHEFFE's (1959) method for computing the joint confidence region of all possible treatment contrasts by evaluating those contrasts which can be set simultaneously equal to zero and computing the conditional confidence region for the remaining contrasts which then does not contain any zero point. By this way, one or more sets of non-overlapping homogeneous treatment groups are formed, and in the same time confidence intervals for the non-zero differences between these groups are obtained.

2. The joint confidence region for all treatment differences and conditional confidence regions for non-zero treatment differences.

We start by considering a simple completely randomized experiment containing t treatments, each having n_i (i = 1,2,...,t) replications. We assume the usual linear model

$$y_{ih} = \mu + \tau_i + e_{ih} \qquad \begin{array}{l} i = 1,\ldots,t \\ h = 1,\ldots,n_i \end{array} \tag{1}$$

τ_i being the treatment effects considered to be fixed, and the e_{ih} being independently and identically normally distributed random variables with expectation zero and variance σ^2. The usual maximum likelihood (least squares) estimate of the treatment differences are

$$\hat{\tau}_i - \hat{\tau}_{i'} = \bar{y}_i - \bar{y}_{i'}, \tag{2}$$

where $\bar{y}_i$ and $\bar{y}_{i'}$ are the means of the observations in the ith and i'th experimental group. Inference is sought about the treatment differences $\tau_i - \tau_{i'}$, and the test statistic

$$F = \frac{1}{t-1} \sum_{i=1}^{t} n_i (\bar{y}_i - \bar{y})^2 \Big/ \frac{1}{N-t} \sum_{i=1}^{t} \sum_{h=1}^{n_i} (y_{ih} - \bar{y}_i)^2 \tag{3}$$

is used to test the overall null hypothesis that all differences may be set simultaneously to zero. If this hypothesis is rejected at the level α, inference is sought about all pairwise differences, and three goals are aimed at:

(1) to partition the treatments into homogeneous groups.

(2) to give confidence intervals for the differences between the means of these homogeneous groups.

(3) if more than one partition exists, to order these partitions according to some suitable distance measure.

All these questions can be answered by looking at the joint confidence region for the treatment contrasts.

Among t treatments there are $\binom{t}{2}$ pairwise differences. t-1 of these differences are linearly independent, and the remaining $\binom{t-1}{2}$ can be formed as linear combinations thereof. Without loss of generality we can choose the t-1 basic contrasts to be the differences between the consecutive ordered treatment means, and all other differences can then be formed as sums of some of the basic differences. This leads to the following set-up:

The treatments are ordered by increasing treatment means

$$\bar{y}_{i_1} < \bar{y}_{i_2} < \ldots < \bar{y}_{i_j} < \ldots < \bar{y}_{i_{t-1}} < \bar{y}_{i_t} \tag{4}$$

The t-1 basic differences between adjacent treatment means are defined to be

$$d_j = \bar{y}_{i_{j+1}} - \bar{y}_{i_j} \quad , \quad j = 1,2,\ldots,t-1 \tag{5}$$

These are estimates of the corresponding true treatment differences

$$\delta_j = \tau_{i_{j+1}} - \tau_{i_j} \tag{6}$$

From this basis the differences between any other pair of treatments can be computed as a sum of s of these basic differences, for the estimates as

$$\bar{y}_{i_{j+s}} - \bar{y}_{i_j} = \sum_{l=j}^{j+s-1} d_l \tag{7}$$

and

$$\tau_{i_{j+s}} - \tau_{i_j} = \sum_{l=j}^{j+s-1} \delta_l \tag{8}$$

for the true treatment differences, respectively.

Homogeneous groups of treatments, for which all differences among treatments within these groups are simultaneously equal to zero, can be formed by setting the corresponding adjacent differences $\delta_j,\ldots, \delta_{j+s}$ simultaneously equal to zero. The remaining differences $\delta_j*(j^* \neq j,\ldots,j+s)$ will then form the "gaps" between these homogeneous groups. The estimates of their treatment means will be the weighted treatment means (weighted inversely proportional to their variances), and the differences d_j* will be the corresponding estimates.

For sake of simplicity, we shall replace in what follows the treatment index i by its order number j in the ordered sequence of means. We will write $\bar{y}_{(j)}$ for $\bar{y}_{i_j}$, and τ_j for τ_{i_j} for the observed mean and treatment effect of the treatment with the j-th smallest observed treatment mean, and n_j for the corresponding sample size, respectively.

The method to be described consists in checking, which of the δ_j's can be set simultaneously equal to zero while remaining inside of the joint $(1-\alpha)$-confidence region.

Defining $\quad \vec{y}' = (\bar{y}_{(1)}, \; \ldots \; , \bar{y}_{(t)}) \quad , \quad \vec{d}' = (d_1, \; \ldots \; , d_{t-1})$ and

$\vec{\delta}' = (\delta_1, \; \ldots \; , \delta_{t-1})$, the covariance matrix of the vector $\vec{y}$ according to the model assumed in (1) can be written to be

$$\sigma^2 V = \sigma^2 \text{ diag } (\frac{1}{n_1}, \ldots, \frac{1}{n_j}, \ldots, \frac{1}{n_t}) \tag{9}$$

and the covariance matrix of the vector of treatment differences $\vec{d} = D \, \vec{y}$ as

$$\sigma^2 S = \sigma^2 D V D' \tag{10}$$

where D is the $(t-1) \times t$ matrix

$$D = \begin{bmatrix} -1 & 1 & 0 & 0 & \ldots & 0 & 0 & 0 \\ 0 & -1 & 1 & 0 & \ldots & 0 & 0 & 0 \\ \cdot & \cdot & \cdot & \cdot & \ldots & \cdot & \cdot & \cdot \\ \cdot & \cdot & \cdot & \cdot & \ldots & \cdot & \cdot & \cdot \\ 0 & 0 & 0 & 0 & \ldots & 0 & -1 & 1 \end{bmatrix}$$

Then the joint $(1-\alpha)$-confidence region for the true treatment differences $\vec{\delta}$ and all possible linear contrasts $\vec{u}'\vec{\delta}$ is given by

$$(\vec{\delta} - \vec{d})' \, S^{-1} \, (\vec{\delta} - \vec{d}) - c \leq 0 \tag{11}$$

where $c = (t-1) \, F_{\alpha; t-1, N-t} \, s^2$ (SCHEFFE, 1959). s^2 is an estimate of σ^2 having $\nu = N-t$ degrees of freedom, and $F_{\alpha; \nu_1, \nu_2}$ is the $1-\alpha$ quantile of the F distribution with ν_1 and ν_2 degrees of freedom.

For every linear combination $\vec{u}'\vec{\delta}$ the $(1-\alpha)$-confidence interval can be written to be

$$\vec{u}'\vec{\delta} \in \vec{u}'\vec{d} \mp \sqrt{(\vec{u}'S\,\vec{u}) \, c} \tag{12}$$

Formally, $\vec{u}'\vec{d} - \sqrt{}$, $\vec{u}'\vec{d} + \sqrt{}$ form a pair of tangent planes to the ellipsoid defined in (11) by setting the equal sign. The intervals in (12) are the wellknown SCHEFFE-intervals for all treatment contrasts.

If the intervals for some of the δ_j given in (12) include zero, we can analyze the joint confidence region with respect to all of the δ_j and check which of the δ_j can be set simultaneously equal to zero inside of the ellipsoid. The intersection of the confidence ellipsoid defined in (11) with a hyperplane $\delta_j = 0$ for some $j=j_1, \ldots, j_s$

yields a lower dimensional confidence ellipsoid for the remaining differences , δ_j*, $j^*\neq j_1,\ldots,j_s$, and their linear combinations. This t-s-1-dimensional ellipsoid will be called a conditional (1-α)-confidence region for these differences. Of special interest are those intersections which do not contain zero (and are non-empty), because they are confidence regions for the differences between the homogeneous treatment groups.

3. Computation of the conditional confidence regions

Starting from equation (10), we write $S^{-1} = A$, $A\vec{d} = \vec{a}$ and $\vec{d}'A\vec{d} - c = b$. The ellisoidal confidence region defined in (11) can then be written in the condensed form

$$(\vec{\delta}', 1) \begin{bmatrix} A & \vdots & -\vec{a} \\ \cdots & \vdots & \cdots \\ -\vec{a}' & \vdots & b \end{bmatrix} \begin{bmatrix} \vec{\delta} \\ 1 \end{bmatrix} \leq 0 \tag{13}$$

Setting some of the δ_j in (13) equal to zero yields a t-s-1-dimensional confidence region for the $\vec{\delta}_j*$, $j^*\neq j_1,\ldots,j_s$.

If we write A^*, $\vec{a}^*$ for the corresponding matrix and vector resulting from deleting the rows and columns corresponding to $j_1,\ldots,j_s$ in (13), the remaining ellipsoidal confidence region is given by

$$(\vec{\delta}^* - \vec{d}^*)'A^* (\vec{\delta}^* - \vec{d}^*) - c^* \leq 0 \tag{14}$$

where $\vec{d}^* = A^{*-1}\vec{a}^*$ is the centre of the conditional region and equals the vector of differences between the weighted means of the homogeneous treatment groups (see Appendix A), and $c^* = \vec{d}^{*'}A^*\vec{d}^* - b$ is the new constant.

In order to yield a non-empty ellipsoid, c^* must be greater than zero. Joint conditional confidence intervals to the conditional differences δ_j^* are then found to be

$$\vec{u}'\vec{\delta}^* \in \vec{u}'\vec{d}^* \div \sqrt{(\vec{u}'A^{*-1}\vec{u})\ c^*} \tag{15}$$

If we write $\overset{\approx}{d}$ for a vector whose elements d_j for $j = j_1,\ldots,j_s$ are set equal to zero and to d_j^* for $j^*\neq j_1,\ldots,j_s$, then

$$\Delta^2 = (\vec{d} - \overset{\approx}{d})'\ A\ (\vec{d} - \overset{\approx}{d}) \tag{16}$$

is the weighted distance ("MAHALANOBIS-distance") of the centre of
the conditional from the centre of the unconditional confidence
region. Simple algebraic computation (see Appendix B) shows that
$\Delta^2 = c - c^*$.

If several sets of non-overlapping homogeneous groups exist, these
sets can be ordered with respect to their distance from the unconditional centre.

4. A first example

BLISS (1967) reports the results of a study originally published by
TUREKIAN and KULP (1956) on the strontium-calcium ratio in human
bones from four different origins (table 1). The F-test in the analysis of variance leads to rejecting the null hypothesis of equal
mean ratios for all geographical groups. Applying SCHEFFE's test on
the treatment contrasts reveals that NA and SA as well as SA and AS
can be regarded as homogeneous groups, respectively. Since SA belongs
to either of them, a contradiction-free separation is not possible on
the basis of this test.

With $n_1=56$, $n_2=61$, $n_3=100$, $n_4=53$, $s^2=7.28$, t=4 and $F_{0.05;3,266}=2.64$,
we get c = 57.6576 and

$$
S = \begin{bmatrix} (\frac{1}{56} + \frac{1}{61}) & -\frac{1}{61} & 0 \\ -\frac{1}{61} & (\frac{1}{61} + \frac{1}{100}) & -\frac{1}{100} \\ 0 & -\frac{1}{100} & (\frac{1}{100} + \frac{1}{53}) \end{bmatrix}
$$

Then

$$
S^{-1} = A = \begin{bmatrix} 44.3\overline{851} & 31.7\overline{333} & 10.9\overline{925} \\ 31.7\overline{333} & 66.3000 & 22.9\overline{666} \\ 10.9\overline{925} & 22.9\overline{666} & 42.5\overline{962} \end{bmatrix}, \quad \vec{a} = A\vec{d} = \begin{bmatrix} 122.1857 \\ 142.4310 \\ 65.6198 \end{bmatrix}
$$

and b = 355.901.
Setting $\delta_3 = 0$, i.e. deleting the third row and column from A and the
third element from $\vec{a}$, we get

$$
\vec{d}^* = \begin{bmatrix} 44.3851 & 31.7333 \\ 31.7333 & 66.3000 \end{bmatrix}^{-1} \begin{bmatrix} 122.1857 \\ 142.4310 \end{bmatrix} = \begin{bmatrix} 1.85 \\ 1.26281 \end{bmatrix}
$$

and $c^* = 50.0055$.

Table 1. Log Sr/Ca content of human bones originating from Western
Europe, North America, South America and Asia.
(TUREKIAN and KULP (1956); BLISS (1967) table 10.9,p.256)

j	1	2	3	4
Origin	WE	NA	SA	AS
Sample size $n_{(j)}$	56	61	100	53
Group means $\bar{y}_{(j)}$	-1.36	0.49	1.59	2.06
difference d_j		1.85	1.10	0.47

$s^2=7.28$; $F_{0.05;3,266}=2.64$; $c=3F_{0.05}s^2(\frac{1}{n_j} + \frac{1}{n_{j'}})=57.6576(\frac{1}{n_j} + \frac{1}{n_{j'}})$

0.95-confidence intervals for all pairwise group differences

j,j'	$\bar{y}_{j'} - \bar{y}_j$	$(\bar{y}_{j'} - \bar{y}_j) \mp \sqrt{c}$	
1,2	1.85	0.445	, 3.255
2,3	1.10	-0.134	, 2.334
3,4	0.47	-0.820	, 1.760
1,3	2.95	1.863	, 4.217
2,4	1.57	0.144	, 2.996
1,4	3.42	1.965	, 4.875

Partition 1: $\delta_3 = 0$		$\Delta^2 = 7.652$	
Weighted means	-1.36	0.49	1.75281 1.75281
differences $\tilde{d}_j$		1.85 1.26281 0	
	0.541 < δ_1 < 3.159		
conditional confidence intervals	0.192 < δ_2 < 2.334		
	2.008 < $\delta_1+\delta_2$ < 4.271		

Partition 2: $\delta_2 = 0$		$\Delta^2 = 45.845$	
Weighted means	-1.36	1.17323 1.17323	2.06
$\tilde{d}_j$		2.53323 0 0.88677	
conditional confidence intervals	2.001 < δ_1 < 3.063 0.342 < δ_3 < 1.431		
	2.761 < $\delta_1+\delta_3$ < 4.078		

The reader easily veryfies that $1.85 = 0.49 - (-1.36)$ and
$1.26281 = (\frac{100}{153}(1.59) + \frac{53}{153}(2.06)) - 0.49$ are the differences between
the group means of NA and WE, and the weighted mean of SA and AS and
the mean of NA, respectively. The conditional confidence intervals
for the true group differences are obtained by using (15). With
$\vec{u}' = (1,0)$ the interval turns out to be $0.541 < \tau_2 - \tau_1 \leq 3.159$,
$\vec{u}' = (0,1)$ yields the interval $0.192 < \tau_{3,4} - \tau_2 \leq 2.334$, and $\vec{u}' = (1,1)$
yields $2.008 \leq \tau_{3,4} - \tau_1 \leq 4.271$, where $\tau_{3,4}$ is written for the treatment
(group) effect of the amalgamated groups SA and AS.

Setting $\delta_2 = 0$, i.e. deleting the second row and column from equation
(13) yields

$$\vec{d}^* = \begin{bmatrix} 2.53323 \\ 0.88677 \end{bmatrix} \quad \text{and } c^* = 11.8125.$$

The conditional confidence intervals belonging to these differences
are $2.001 < \tau_{2,3} - \tau_1 \leq 3.063$, $\quad 0.342 < \tau_4 - \tau_{2,3} \leq 1.431$ and
$2.761 < \tau_4 - \tau_1 \leq 4.078$.

Setting $\vec{d}'_2 = (1.85, 1.10, 0.47)$ and $\vec{d}' = (1.85, 1.26281, 0)$ we
have $(\vec{d} - d)' = (0, -0.16281, 0.47)$ and $\Delta^2 = 7.652$ as the weighted
distance between the centres of the unconditional and the conditional confidence regions when setting $\delta_3 = 0$, and correspondingly
$\Delta^2 = 45.845$ when setting $\delta_2 = 0$.

Hence concluding that bones originating from SA and from AS may have
equal Sr/Ca-ratios is in closer agreement with the observed data than
concluding that this would be true for NA and SA. In any case, only
one of the two (overlapping) homogeneous groups (NA,SA) or (SA,AS)
suggested by SCHEFFE's test can be true, but not both simultaneously.
As a quick check, setting $\delta_2 = \delta_3 = 0$ yields $c^* = -19.54$ thus lying
outside of the joint 0.95-confidence region! (This result is of
course in accordance with the fact that (NA,SA,AS) is not recogni-
zed as a single homogeneous group by SCHEFFE's test!)

5. Balanced data and block designs

The results given in chapter 2 and 3 can easily be extended to results from experiments with balanced data and designs having one or
more restrictions in randomization (randomized complete blocks, latin

squares, balanced incomplete block designs). Since complete block designs can be treated as a special case of balanced incomplete block designs, it is sufficient to look at the latter case.

For a general BIBD the linear model can be written to be

$$y_{ih} = \mu + \beta_h + \tau_i + e_{ih} \tag{17}$$

β_h being the block effects, τ_i the treatment effects as before, and e_{ih} being iid normal random errors. Using b,t,k and r for number of blocks, number of treatments, size of blocks and number of replications, with bk = tr, and λ = r(k-1)/(t-1), the covariance matrix of the estimates of treatment effects is

$$\text{cov}(\hat{\tau}_i) = \sigma^2 V = \sigma^2 \frac{k}{\lambda t^2} (t\, I_t - J_t) \tag{18}$$

where I_t is the identity matrix, and J_t is a txt matrix of ones (JOHN, 1971, p. 223).

If we reorder the treatments such that $\hat{\tau}_{(j)} < \hat{\tau}_{(j+1)}$ and define again $d_j = \hat{\tau}_{(j+1)} - \hat{\tau}_{(j)}$ as in (4), then the covariance matrix of $\vec{d}' = (d_1, \ldots d_{t-1})$ is written as in (10) to be

$$\sigma^2 S = \sigma^2\, D\, V\, D' = \sigma^2 \frac{2k}{\lambda t} R \tag{19}$$

where R is a tridiagonal matrix having elements

$$r_{jj} = 1 \qquad \text{for } j = 1,2,\ldots,t-1$$
$$r_{j,j-1} = r_{j,j+1} = -\frac{1}{2} \tag{20}$$
$$r_{j,j'} = 0 \qquad \text{for } j' \neq j-1,\ j,\ j+1$$

and R^{-1} takes on the simple form $\frac{2}{t} A$, the elements of A being

$$a_{jj'} = j(t-j') \qquad \text{for } j \leq j'$$
$$a_{jj'} = (t-j)j' \qquad \text{for } j \geq j' \qquad j,j' = 1,\ldots,t-1 \tag{21}$$

(see example 2 in chapter 6 for illustration).

This simplifies computation. The common factor 2k/λt, which reduces to 2/r for complete block and latin square designs (for which k = t and λ = r), can be incorporated into the constant c to give

$$c = (t-1)F_{\alpha;(t-1),\nu_2}\, s^2\, \frac{2k}{\lambda t} \tag{22}$$

The second degree of freedom ν_2 for F has to be chosen according to design in question.

For further computational simplification, the factor 2/t in R^{-1} can also be factored out and incorporated into the constant, leaving the matrix A consisting of integers only (see second example in ch.6).

6. A second example

The second example is taken from STEEL and TORRIE (1980) who report the results of a study by ERDMAN (1946) on nitrogen fixation by red clover plants inoculated with different strains of nitrogen fixing bacteria. The experiment consisted of six treatments (five strains of Rhizobium and a mixture thereof), each tested on five plants. The results are summarized in table 2. SCHEFFE's multiple comparison procedure defines three homogeneous groups of treatments, namely (1,2,3,4), (3,4,5), and (5,6), respectively. We apply the procedure described in chapter 3 to decide, which of the non-significant treatment differences can be set to zero simultaneously.

Since the number of replications in each experimental group is equal, the covariance matrix of the treatment means simplifies to $\frac{\sigma^2}{n} I_t$, where I_t is the txt-identity matrix, and S becomes $S = \frac{2}{n} R$,

where $R = \begin{bmatrix} 1 & -\frac{1}{2} & 0 & 0 & 0 \\ -\frac{1}{2} & 1 & -\frac{1}{2} & 0 & 0 \\ 0 & -\frac{1}{2} & 1 & -\frac{1}{2} & 0 \\ 0 & 0 & -\frac{1}{2} & 1 & -\frac{1}{2} \\ 0 & 0 & 0 & -\frac{1}{2} & 1 \end{bmatrix}$ and $R^{-1} = \frac{2}{6} \begin{bmatrix} 5 & 4 & 3 & 2 & 1 \\ 4 & 8 & 6 & 4 & 2 \\ 3 & 6 & 9 & 6 & 3 \\ 2 & 4 & 6 & 8 & 4 \\ 1 & 2 & 3 & 4 & 5 \end{bmatrix}$ (see (21)).

The common factor $\frac{2}{n}$ is incoporated into the constant c to give

$c = (t-1)F_{\alpha;t-1,N-t} 2s^2/n = 61.769$ (t = 6, n = 5; s^2 = 11.788,

$F_{0.05;5,24} = 2.62$). (see (22)).

For further simplification, equation (11) may be multiplied by $\frac{6}{2} = 3$ so that (13) becomes

$$(\delta_1, \delta_2, \delta_3, \delta_4, \delta_5; 1) \begin{bmatrix} 5 & 4 & 3 & 2 & 1 & : & -39.76 \\ 4 & 8 & 6 & 4 & 2 & : & -71.24 \\ 3 & 6 & 9 & 6 & 3 & : & -78.36 \\ 2 & 4 & 6 & 8 & 4 & : & -78.16 \\ 1 & 2 & 3 & 4 & 5 & : & -53.60 \\ \cdots & & & & : & \cdots \\ & & -a' & & & : & 831.149 \end{bmatrix} \begin{bmatrix} \delta_1 \\ \delta_2 \\ \delta_3 \\ \delta_4 \\ \delta_5 \\ \cdots \\ 1 \end{bmatrix} \leq 0$$

Table 2. Nitrogen content of red clover plants inoculated with different strains of nitrogen fixing bacteria. Means of five plants per
experimental group.
(ERDMAN (1946), STEEL and TORRIE (1980), table 7.1, p.140).

(j)	1	2	3	4	5	6
Treatment identification	3DOk13	3DOk4	M	3DOk7	3DOk5	3DOk1
Mean	13.26	14.64	18.70	19.92	23.98	28.89
d_j		1.38	4.06	1.22	4.06	4.84

$s^2 = 11.788$; $F_{0.05;5,24} = 2.62$; $5F_{0.05}s^2(\frac{2}{5}) = 61.769$; $\sqrt{61.769} = 7.86$

All treatment differences smaller than 7.86 are declared "non-significant". Treatments underlined by a common line form a "homogeneous treatment group".

Because SCHEFFE's procedure signals two non-overlapping homogeneous
groups of treatments namely (1,2,3,4) and (5,6), we might be tempted
to assume that δ_1, δ_2, δ_3 and δ_5 can be set simultaneously equal to
zero. However the resulting quadratic equation

$$8 \delta_4^2 - 156.32 \delta_4 + 831.149 = 0$$

has no real roots, thus the corresponding hyperplane lies completely
outside the joint 0.95-confidence region for all treatment contrasts, and forming two homogeneous groups is not compatible with the
observed data (THÖNI, 1985).

A detailed analysis of these data reveals that there exist six (out
of ten possible) partitions of the six treatments into three homogeneous groups. Three of the five basic differences can be set simultaneously equal to zero. The conditional confidence region for the
remaining two differences will then not contain zero. In table 3
these partitions are listed in the order of increasing distance Δ^2.
The weighted group means, the group differences computed from (A2),
and the conditional confidence intervals computed according to (15)
are given for each partition. Five out of these six partitions contain one of the homogeneous treatment groups suggested by SCHEFFE's
procedure, one partition (nr.3) has one of its breaking points not at
the end of one of SCHEFFE's groups. The remaining four partitions:

Table 3. Partitions of the six treatments into three homogeneous groups. Weighted group means, differences, and conditional confidence intervals for group differences, together with the MAHALANOBIS distance between the centres of the unconditional 0.95-confidence region and the conditional confidence regions are given.

Treatment index (j)	1	2	3	4	5	6
Treatment identification	3DOk13	3DOk4	M	3DOk7	3DOk5	3DOk1
Treatment means	13.26	14.64	18.70	19.92	23.98	28.82

Partition 1: $\delta_1 = \delta_3 = \delta_5 = 0$ $\qquad$ $\Delta^2 = 80.445$

Weighted means	13.95	13.95	19.31	19.31	26.40	26.40
differences		0	5.36	0	7.09	0

conditional confidence intervals

$1.18 < \delta_2 < 9.45 \qquad 2.91 < \delta_4 < 11.27$

$8.27 < \delta_2 + \delta_4 < 16.63$

Partition 2: $\delta_1 = \delta_3 = \delta_4 = 0$ $\qquad$ $\Delta^2 = 97.414$

Weighted means	13.95	13.95	20.867	20.867	20.867	28.82
differences		0	6.917	0	0	7.953

conditional confidence intervals

$3.42 < \delta_2 < 10.41 \qquad\qquad 3.53 < \delta_5 < 12.37$

$10.18 < \delta_2 + \delta_5 < 19.55$

Partition 3: $\delta_1 = \delta_2 = \delta_4 = 0$ $\qquad$ $\Delta^2 = 145.414$

Weighted means	15.533	15.533	15.533	21.95	21.95	28.82
differences		0	0	6.417	0	6.87

conditional confidence intervals

$4.06 < \delta_3 < 8.77 \qquad 3.71 < \delta_5 < 10.03$

$10.31 < \delta_3 + \delta_5 < 16.26$

Partition 4: $\delta_2 = \delta_3 = \delta_5 = 0$ $\qquad$ $\Delta^2 = 161.978$

Weighted means	13.26	17.753	17.753	17.753	26.40	26.40
differences	4.493	0	0	8.647	0	

conditional confidence intervals

$2.22 < \delta_1 < 6.77 \qquad\qquad 4.30 < \delta_4 < 8.66$

$10.73 < \delta_1 + \delta_4 < 15.55$

Partition 5: $\delta_1 = \delta_2 = \delta_5 = 0$ $\qquad$ $\Delta^2 = 166.240$

Weighted means	15.533	15.533	15.533	19.92	26.40	26.40
differences		0	0	4.387	6.48	0

conditional confidence intervals

$2.33 < \delta_3 < 6.45$

$4.30 < \delta_4 < 8.66$

$9.24 < \delta_3 + \delta_4 < 12.49$

Partition 6: $\delta_1 = \delta_2 = \delta_3 = 0$ $\qquad$ $\Delta^2 = 182.556$

Weighted means	16.63	16.63	16.63	16.63	23.89	28.82
differences		0	0	0	7.35	4.84

conditional confidence intervals

$6.59 < \delta_4 < 8.11$

$3.88 < \delta_5 < 5.80$

$11.43 < \delta_4 + \delta_5 < 12.95$

(1)(2)(3,4,5,6), (1)(2,3)(4,5,6), (1)(2,3,4,5)(6) and (1,2)(3)(4,5,6)
have vectors of differences d which lie outside the joint 0.95-confi-
dence region for $\vec{d}$.

It may be mentioned at this point that the method proposed by SCOTT
and KNOTT (1974) would also end with partition (1,2)(3,4)(5,6) which
is the partition with the smallest distance Δ^2.

APPENDIX A: The centre of the conditional confidence region as the

vector of differences between the weighted means of the homogeneous

groups

Equation (14) was obtained from equation (13) by deleting those rows
and columns corresponding to $j_1, \ldots, j_s$. The equation for the conditional confidence region can then be written as

$$(\vec{\delta}^{*\prime}, 1) \begin{bmatrix} A^* & \vdots & -\vec{a}^* \\ \cdots \cdots & \vdots & \cdots \cdots \\ -\vec{a}^{*\prime} & \vdots & b \end{bmatrix} \begin{bmatrix} \vec{\delta}^* \\ \cdots \\ 1 \end{bmatrix} \leq 0 \tag{A1}$$

The centre $\vec{d}^*$ of this ellipsoid is the solution of the equation

$$A^* \vec{d}^* = \vec{a}^* \tag{A2}$$

A^* and $\vec{a}^*$ can be obtained from A and $\vec{a}$ by pre- and post-multiplica-
tion with a $(t-s-1) \times (t-1)$ matrix P which is obtained by deleting the
rows $j_1, \ldots, j_s$ from the $(t-1) \times (t-1)$ identity matrix.
Then we have $A^* = PAP'$ and $\vec{a}^* = P\vec{a}$. Setting $\vec{d} = D\vec{y}$ and $\vec{a} = A\vec{d}$
we obtain $\vec{a}^* = PAD\vec{y}$. Solving (A2) finally yields the centre of the
conditional ellipsoid as a function of the treatment means

$$\vec{d}^* = A^{*-1}\vec{a}^* = (PAP')^{-1}PAD \vec{y} = K \vec{y} \tag{A3}$$

Evaluating $K = (PAP')^{-1}(PAD)$ shows that the elements of $\vec{d}^*$ are
weighted means of the individual treatments, where the elements of K
are proportional to the elements of V in (9).

As an example, we look at t = 3, where we have

$$V = \text{diag}(\frac{1}{n_1}, \frac{1}{n_2}, \frac{1}{n_3})$$

$$S = \begin{bmatrix} \dfrac{1}{n_1} + \dfrac{1}{n_2} & -\dfrac{1}{n_2} \\ -\dfrac{1}{n_2} & \dfrac{1}{n_2} + \dfrac{1}{n_3} \end{bmatrix}$$

and

$$A = S^{-1} = \frac{1}{n_1+n_2+n_3} \begin{bmatrix} n_1(n_2+n_3) & n_1 n_3 \\ n_1 n_3 & n_3(n_1+n_2) \end{bmatrix}$$

For setting $\delta_2 = 0$, we delete the second row and column from A, which is obtained with help of $P = (1,0)$, and after some multiplication we get the matrix K to be

$$K = \begin{bmatrix} -1, & \dfrac{n_2}{n_2+n_3}, & \dfrac{n_3}{n_2+n_3} \end{bmatrix}$$

which gives the difference between the weighted average of the means of treatment 2 and 3 minus the mean of treatment 1, i.e.

$$d_1^* = \frac{1}{n_2+n_3} (n_2 \bar{y}_{(2)} + n_3 \bar{y}_{(3)}) - \bar{y}_{(1)}.$$

In the same way with $P = (0,1)$ we find for $\delta_1 = 0$

$$K = \begin{bmatrix} \dfrac{-n_1}{n_1+n_2}, & \dfrac{-n_2}{n_1+n_2}, & 1 \end{bmatrix}$$

and

$$d_2^* = \bar{y}_{(3)} - \frac{1}{n_1+n_2} (n_1 \bar{y}_{(1)} + n_2 \bar{y}_{(2)}).$$

For the two examples in chapters 4 and 6, the respective matrices K are computed below. Remember that in example 1, the sample sizes were 56, 61, 100, and 53, respectively, and in example 2, the sample sizes were equal.

For the first example used in chapter 4, for setting $\delta_3 = 0$ we delete the third row from the 3x3 identity matrix and obtain $P = \begin{bmatrix} 1 & 0 & 0 \\ 0 & 1 & 0 \end{bmatrix}$

and then

$$K = \begin{bmatrix} 44.3851 & 31.7333 \\ 31.7333 & 66.3000 \end{bmatrix}^{-1} \begin{bmatrix} 44.3851 & 31.7333 & 10.9925 \\ 31.7333 & 66.3000 & 22.9666 \end{bmatrix} \begin{bmatrix} -1 & 1 & 0 & 0 \\ 0 & -1 & 1 & 0 \\ 0 & 0 & -1 & 1 \end{bmatrix}$$

$$= \begin{bmatrix} -1 & 1 & 0 & 0 \\ 0 & -1 & \frac{100}{153} & \frac{53}{153} \end{bmatrix}$$

and for setting $\delta_2 = 0$ accordingly after deleting the second row from

the identity matrix we have $P = \begin{bmatrix} 1 & 0 & 0 \\ 0 & 0 & 1 \end{bmatrix}$ and obtain

$$K = \begin{bmatrix} -1 & \frac{61}{161} & \frac{100}{161} & 0 \\ 0 & \frac{-61}{161} & \frac{-100}{161} & 1 \end{bmatrix}$$

For the second example (ch.6) we have in turn for

$$\delta_1 = \delta_3 = \delta_5 = 0 : K = \begin{bmatrix} \frac{-1}{2} & \frac{-1}{2} & \frac{1}{2} & \frac{1}{2} & 0 & 0 \\ 0 & 0 & \frac{-1}{2} & \frac{-1}{2} & \frac{1}{2} & \frac{1}{2} \end{bmatrix}$$

$$\delta_1 = \delta_3 = \delta_4 = 0 : K = \begin{bmatrix} \frac{-1}{2} & \frac{-1}{2} & \frac{1}{3} & \frac{1}{3} & \frac{1}{3} & 0 \\ 0 & 0 & \frac{-1}{3} & \frac{-1}{3} & \frac{-1}{3} & 1 \end{bmatrix}$$

$$\delta_1 = \delta_2 = \delta_3 = 0 : K = \begin{bmatrix} \frac{-1}{4} & \frac{-1}{4} & \frac{-1}{4} & \frac{-1}{4} & 1 & 0 \\ 0 & 0 & 0 & 0 & -1 & 1 \end{bmatrix}$$

APPENDIX B. MAHALANOBIS distance between the centres of the uncondi-

tional and the conditional confidence region

Using the notation introduced in chapter 3 the weighted distance between the unconditional and the conditional confidence region is
defined as

$$\Delta^2 = (\vec{d} - \tilde{\vec{d}})' A (\vec{d} - \tilde{\vec{d}}) = \vec{d}'A\vec{d} - 2\tilde{\vec{d}}'A\vec{d} + \tilde{\vec{d}}'A\tilde{\vec{d}} \qquad (B1)$$

Using the matrix P introduced in Appendix A, we find that $\tilde{\vec{d}}$ can be

written as $\tilde{\vec{d}} = P'\vec{d}^*$. Then we can write $\tilde{\vec{d}}'A\tilde{\vec{d}} = \vec{d}^{*'}PAP'\vec{d}^* = \vec{d}^{*'}A^*\vec{d}^*$

and $\vec{d}'A\tilde{\vec{d}} = \vec{d}'AP'\vec{d}^* = \vec{a}'P'\vec{d}^* = \vec{a}^{*'}\vec{d}^* = \vec{d}^{*'}A^*\vec{d}^*$ also. So we can write

$$\Delta^2 = \vec{d}'A\vec{d} - \vec{d}^{*'}A^*\vec{d}^*. \qquad (B2)$$

From (13) and (14) it follows, that $\vec{d}'A\vec{d} = b+c$, and $\vec{d}^{*'}A^{*}\vec{d}^{*} = b+c^{*}$.

Inserting this into (B2) reveals, that the MAHALANOBIS distance between conditional and unconditional region can be computed from the differences between the two constants c and c^{*} to be

$$\Delta^2 = c - c^{*}. \tag{B3}$$

References

Bliss, C. I. (1967) : Statistics in Biology, vol. 1
McGraw-Hill Book Company, New York.

Calinsky, T., and L. C. A. Corsten (1985) : Clustering means in ANOVA by simultaneous testing. Biometrics 41, 39-48.

Erdman, L. W. (1946) : Studies to determine if antibiosis occurs among Rhizobia. J. Amer. Soc. Agron. 38, 251-258.

Fuchs, C., and A. R. Sampson (1987) : Simultaneous confidence intervals for the general linear model. Biometrics 43, 457-469.

Holland, B. S., and M. D. Copenhaven (1987) : An improved sequentially rejective Bonferroni test procedure. Biometrics 43, 417-423.

John, P. W. M. (1971) : Statistical Design and Analysis of Experiments. The Macmillan Company, New York.

Miller, R. G. (1981) : Simultaneous Statistical Inference. Springer, Berlin - New York, 2nd Edition.

Scheffé, H. (1959) : The Analysis of Variance. Wiley, New York.

Scott, A. J., and M. Knott (1974) : A cluster analysis method for grouping means in the analysis of variance. Biometrics 30, 507-512.

Shaffer, J. P. (1986) : Modified sequentially rejective multiple test procedures. J. Amer. Stat. Assoc. 81, 826-831.

Steel, R. G. D., and J. H. Torrie (1980) : Principles and Prodedures of Statistics. Internatl. Student Edition. McGraw-Hill, Inc., New York.

Thöni, H. (1985) : Zur Interpretation des multiplen Scheffé-Tests für paarweise Mittelwertvergleiche. EDV in Med. und Biol. 16, 121-127.

Turekian, K. K., and J. Kulp (1956) : Strontium content of human bones. Science 124, 405-407.

Sequential Multiple Testing for the Elimination of Inferior Populations

P. Bauer

Universität zu Köln

Institut für Medizinische Dokumentation und Statistik

Joseph-Stelzmann-Str. 9

5000 Köln 41

Summary

A general sequential elimination procedure using all pairwise tests has been introduced recently and is modified here by allowing for indifference zones-populations with parameter values differing by not more than Δ. It only requires sequential tests for the pairwise comparisons between two populations at different α-levels. A population which has been declared inferior by an individual pairwise comparison is eliminated from further sampling. After any elimination the individual α-levels for the sequential tests are enlarged. The procedure provides a $(1-\alpha)$-confidence set for the indices of all the Δ-best populations, irrespective of which and how many are best.

Sequentielle multiple Tests zur Elimination unterlegener Populationen

Zusammenfassung

Eine allgemeine sequentielle Prozedur zur Elimination unterlegener Populationen auf der Basis aller paarweisen Vergleiche wurde jüngst vorgeschlagen und hier modifiziert, indem Indifferenzbereiche - Populationen, deren Parameterwerte sich um höchstens Δ unterscheiden - zugelassen werden. Das Verfahren bedient sich sequentieller Tests zwischen jeweils zwei Populationen auf verschiedenen α-Niveaus. Eine Population, die in einem individuellen Vergleich als unterlegen ausgewiesen wurde, wird von der weiteren Stichprobenentnahme ausgeschlossen. Nach jeder Elimination wird das individuelle Signifikanzniveau der Tests angehoben. Das Verfahren liefert eine $(1-\alpha)$-Konfidenzmenge für die Indizes der Δ-besten Populationen, unabhängig davon, wie viele und welche der Populationen die besten sind.

Keywords :Multiple Testing, sequential test, elimination of population, subset selection, indifference zone.
Schlüsselwörter:Multiples Testen, Sequentielle Tests, Elimination von Populationen, Indifferenzbereich.

1. Introduction

A topic of sequential analysis, which has not been treated intensively so far is multiple testing. If the null hypotheses $H_{0i}, i=1,...,k, k\geq 2$, are to be tested, sometimes the sequential test of the single global hypothesis $H_0 := H_{01} \cap H_{02} \cap \cdots \cap H_{0k}$ has been suggested instead. As in the classical fixed sample situation the rejection of the global hypothesis leaves the problem of interpretation in terms of the individual hypothesis H_{0i}. Sequential multiple tests face special problems. For the situation of sampling only as long as no rejection of any of the individual null hypotheses has occured the author (BAUER, 1986) has treated two stage plans for simultaneously testing main and side effects in clinical trials with two treatments applied to independent samples. Sampling is stopped, if main or side effect cause a rejection of the null hypotheses of no treatment differences. Under normality assumptions tests keeping the global level α for the simultaneous tests on main and side effects are constructed, which in addition control the probabilities of correct rejections under certain differences in the mean values of main and side effects.

A different situation arises, when sampling is not stopped completely in case of a rejection of an individual hypothesis, because (reduced) sampling has to go on in order to decide also on the remaining null hypotheses. If the multiple tests refer to distributions of more than one random variable determined under each treatment then there might be no real benefit of an early rejection of a null hypothesis, since only the measurement of the corresponding random variable can be dropped in the further experiment. If, however, more than one treatment is applied simultaneously to one sample unit, and the null hypotheses to be tested refer to treatment differences, leaving out inferior treatments from further experimentation may be of considerable advantage. When treatments are compared sequentially in independent samples, clearly leaving out a treatment from the further experiment will reduce the sample size.

HSU and EDWARDS (1983) have given a procedure for the "sequential multiple comparison with the best" population using pairwise comparisons in case of location shift alternatives. Their method provides an assertion at some prespecified confidence level, that the treatments having been eliminated are not the (single) best treatment and those remaining at the end of the experiment are within certain distances of the known best treatment. A general procedure proposed by the author (BAUER, 1988) also used all pairwise comparisons to eliminate inferior populations. All one needs are sequential level-α-tests for the pairwise comparisons between populations. The procedure provides a $(1-\alpha)$-confidence set for the indices of all the best populations, irrespective of which and how many are the best. The procedure meets goal 2 of GUPTA and HUANG (1981): The number of populations to be selected (or the subset size) is not fixed in advance but is determined by the observations. The best populations thereby are understood to be those which have the same maximum value of a scalar parameter such as expected value, median or variance of a population. It has been argued that this restrictive definition of best populations should be relaxed by allowing for a certain indifference interval below the maximum parameter value. Populations with parameter values within this interval still should be considered to be "best". In the following it is shown how the general procedure can be adapted to this situation.

2. Formulation of the problem

Let us assume that there are m random variables $X_i, i=1,..,m, m \geq 3$, with respective marginal distribution functions $F_i(x;\theta_i;\tau)$ where $\theta_i \in \Theta$ $\mathbb{R}^1$ is a scalar parameter and $\tau \in \mathbb{R}^q$ some q-dimensional nuisance parameter. We say population i is inferior to population j, if $\theta_i < \theta_j - \Delta, \Delta > 0$.

Let us further assume, that there exist sequential tests for all of the $k=m(m-1)$ pairwise comparisons with null hypotheses

$$H_{0,\Delta}^{(ij)} : \quad \theta_i \leq \theta_j + \Delta$$

$$i,j=1,...,m, i<j, \tag{1}$$

$$H_{0,\Delta}^{(ji)} : \quad \theta_i \geq \theta_j - \Delta$$

for all type I error levels $0 < \tilde{\alpha} < \frac{1}{2}$.

Let $Y_n^{(ij)}$ and $Y_n^{(ji)}$ be the respective test statistics with critical events

$$A_n^{(ij)}(\tilde{\alpha}) = \{ Y_n^{(ij)} > c_n^{(ij)}(\tilde{\alpha})\}$$

$$i,j=1,...,m, i<j, n = 1,...,n_0, \tag{2}$$

$$A_n^{(ji)}(\tilde{\alpha}) = \{ Y_n^{(ji)} < c_n^{(ji)}(\tilde{\alpha})\}$$

where n_0 denotes the preassigned maximum inspection time. Sequential tests of that type are the Repeated Significance Test (ARMITAGE et al. 1969) and various modifications thereof. WALD's classical Sequential Probability Ratio Test does not fit into this context even in its truncated version, since it comprises early stopping either with the rejection or the acceptance of the null hypothesis. The latter decision, however, can not be handeled by the following procedure.

It is worth wile noting that the procedure can easily modified for other types of null hypotheses, e.g. for

$$H_{0,\Delta}^{(ij)} : \theta_i \leq \theta_j(1+\Delta) \text{ and } H_{0,\Delta}^{(ji)} : \theta_i \geq \theta_j(1+\Delta)^{-1}, i,j=1,...,m, i<j,$$

in case of the comparison of variances.

The goal of the procedure is the selection of a subset of populations containing the "best" ones by eliminating inferior populations on the basis of all pairwise comparisons.

3. The procedure

The procedure which is completely analogous to BAUER (1988) is defined in the following way: At the starting point fix a significance level $\frac{\alpha_1}{2}$ for the sequential test of each of the $k=m(m-1)$ individual one sided null hypotheses $H_{0,\Delta}^{(ij)}$ and $H_{0,\Delta}^{(ji)}$, i,j=1,...,m,i<j. Sequential sampling from all the m populations is performed according to a preassigned rule. As soon as a one sided null hypothesis $H_{0,\Delta}^{(pq)}$ can be rejected, because the critical event $A_n^{(pq)}(\frac{\alpha_1}{2})$ happened, eliminate population q from further sampling and testing. Change α_1 to α_2 and investigate, if further rejection can be done at the adjusted one sided level, i.e. if the test statistics of the other one sided hypotheses have raised one of the critical events $A_t^{(uv)}(\frac{\alpha_2}{2})$,t=1,...,n, u,v=1,...,m, u≠v, (u,v)≠(p,q), (u,v)≠(q,p). If the sample path has reached the critical region more than once, in order to provide a unique rule the rejection at the earliest inspection time has to be considered. In case no further hypotheses can be rejected, go on with reduced sampling. Whenever a hypothesis is rejected proceed analogously. Change the significance level used or further testing from α_s to α_{s+1}, i.e. after s populations have been eliminated use the one sided level $\frac{\alpha_{s+1}}{2}$. Stop sampling when either (m-1) populations have been eliminated, or the maximum preassigned inspection time n_0 has been reached.

Lemma:
A theorem from BAUER (1988) is modified for our purpose here: We assume that the level-α-tests for the null hypotheses $H_{0,\Delta}^{(ij)}$ and $H_{0,\Delta}^{(ji)}$, i,j=1,...,m,i<j, fulfill

$$prob_{\theta_i \le \theta_j + \Delta}\{ \bigcup_{n=1}^{n_0} A_n^{(ij)}(\tilde{\alpha}) \} \le \tilde{\alpha}$$

and (3)

$$prob_{\theta_i \ge \theta_j - \Delta}\{ \bigcup_{n=1}^{n_0} A_n^{(ji)}(\tilde{\alpha}) \} \le \tilde{\alpha}$$

for $0<\tilde{\alpha}<\frac{1}{2}$. We further assume the monotonicity of the α_s

$$\alpha_s \ge \alpha_{s-1}, \quad s = 2,...,m-1 \tag{4}$$

and in addition

$$c_n^{(ij)}(\frac{\alpha_s}{2}) \le c_n^{(ij)}(\frac{\alpha_{s-1}}{2})$$

i,j=1,...,m,i<j, (5)

$$c_n^{(ji)}(\frac{\alpha_s}{2}) \ge c_n^{(ji)}(\frac{\alpha_{s-1}}{2}).$$

Let θ_* be the maximum parameter value among the k populations. Then the probability of eliminating at least one of the populations with a parameter value contained in the indifference interval $[\theta_*-\Delta,\theta_*]$ is controlled by α, if

$$\alpha_s = \frac{2\alpha}{(m-s+1)(m-1)} \ ,s=1,...,m-1.$$

Proof: Let without loss of generality, the state of nature be given by $\theta \in \Theta \ \mathbb{R}^m$

$$\theta_1\leq\theta_2\leq\cdots\leq\theta_{r-1}<\theta_m-\Delta\leq\theta_r\leq\theta_{r+1}\leq\cdots\leq\theta_m \ .$$

Hence there are m-r+1 "best" populations with parameter differing from the largest θ_m by less than Δ. With $I_1 = \{1,...,r-1\}$ for r>1, $I_1 =\emptyset$ for r=1, and $I_2 = \{r,...,m\}$ the event

$$E := \bigcap_{\substack{i\in I_1 \\ j\in I_2}} \left\{ \bigcap_{n=1}^{n_0} A_n^{(ij)}(\tfrac{\alpha_r}{2}) \right\} \cap \bigcap_{\substack{i,j\in I_2 \\ i<j}} \left[\bigcap_{n=1}^{n_0} \{A_n^{(ij)}(\tfrac{\alpha_r}{2}) \cap A_n^{(ji)}(\tfrac{\alpha_r}{2})\} \right] \quad .$$

prevents an erroneous elimination of one of the "best" populations; even after r-1 correct eliminations have taken place the test statistics which could lead to an erroneous elimination at any inspection will fall into the complements of their critical regions. The monotonicity conditions (4) and (5) prevent erroneous rejections at earlier stages, hence it follows:

$$\text{prob}_\theta(E) = 1 - \text{prob}_\theta(\bar{E}) \geq 1-(r-1)(m-r+1)\tfrac{\alpha_r}{2}-(m-r+1)(m-r)\tfrac{\alpha_r}{2}$$

$$= 1 - (m-r+1)(m-1)\tfrac{\alpha_r}{2} \ .$$

Only the simple relation $(\overline{C\cap D}) = \bar{C}\cup\bar{D}$ and BONFERRONI's inequality have been used. Choosing $\alpha_s=2\alpha/\{(m-s+1)(m-1)\}$ for all s=1,...,m-1, proves the lemma.

4. Concluding remarks

The result of the lemma is a surprisingly straightforward generalization of the procedure proposed by the author recently, now allowing for an indifference interval. As compared to the multiple test procedure for the fixed sample case the α-levels are less conservative than those of the stagewise rejective procedure introduced by HOLM (1979). In the general case the levels of SHAFFER (1986) for testing undirected partition hypotheses are too large for guaranteeing the intended confidence probability. One of the appealing features of the general procedure is, that no assumptions on the joint distribution of the m(m-1) test statistics are required. It does not even require independent samples but can also be applied to block experiments. The essential point of the modification is the existence of sequential level-α-tests for pairwise comparisons with shifted parameter values (1). One would expect that such tests exist for the parameters of numerous distributions. The actual construction of such tests, however, which fully exhaust the given levels will be rather tedious.

It has to be mentioned also, that the way of proving the lemma does not use any particular rejection sequence. Hence in the case of more than one elimination at particular inspection time a rejection order leading to a maximum number of eliminations can be chosen; the probability of the event E still will not be smaller than 1-α. Another remark concerns the permutation invariance of the whole procedure. In order to achieve this further symmetry assumptions on the test statistics and critical regions have to be made.

One of the open problems is how to design the sampling rule in order to guarantee, that actually inferior populations will not be contained in the remaining set. To keep that sort of "type II error" small individual sequential tests with high power against certain alternatives have to be chosen. There are counterexamples, concededly not very realistic, which show that the α-values given by the lemma are the most general ones for Δ=0 (BAUER, 1988). In realistic test situations, however, the procedure of the lemma will be rather conservative: For parameters within the indifference interval the probability of rejecting one of the true hypotheses $H_{0, \Delta}^{(ij)}$ or $H_{0, \Delta'}^{(ji)}$, i<j, will in general be considerably smaller than the sum of the individual one sided levels for the two individual tests. This bound, however, is used in the proof of the lemma.

One way of improving the procedure for the indifference interval situation would be the use of a common upper bound for the rejection probabilities of the intersection hypotheses $H_{0, \Delta}^{(ij)} \cap H_{0, \Delta'}^{(ji)}$, $1 \leq i < j \leq k$, if in fact

$| \theta_i - \theta_j | \leq \Delta.$

Let this upper bound be defined as

$$\gamma = \sup_{\substack{\tilde{\alpha}_1 \leq \alpha \leq \tilde{\alpha}_{m-1} \\ |\theta_i-\theta_j| \leq \Delta \\ 1 \leq i < j \leq m}} \left(\frac{1}{\alpha} \text{prob} \left[\bigcup_{n=1}^{n_0} \{ A_n^{(ij)}(\frac{\alpha}{2}) \cup A_n^{(ji)}(\frac{\alpha}{2}) \} \right] \right). \tag{6}$$

Clearly $\gamma \leq 1$ and inserting the bound $\frac{(m-r+1)(m-r)}{2} \gamma \alpha_r$ for the probability of an erroneous elimination between the m-r+1 "best" populations into the proof of the lemma will lead to less conservative levels

$$\tilde{\alpha}_s = \frac{2\alpha}{(m-s+1)\{\gamma m+(1-\gamma)s-1\}} \quad ,s=1,...,m-1 \ . \tag{7}$$

For large Δ the gain as compared to the lemma can be considerable, the starting value being $\tilde{\alpha}_1 = 2\alpha/\{\gamma m(m-1)\}$, where γ then will only be slightly larger than 1/2. The levels $\tilde{\alpha}_s$ can be calculated recursively by first using $\tilde{\alpha}_1$ and $\tilde{\alpha}_{m-1}$ with γ=1 from (7), determining γ from (6), recalculating $\tilde{\alpha}_1$ and $\tilde{\alpha}_{m-1}$, and so on. As a simple alternative one could solve (6) by inserting $\tilde{\alpha}_1 = \alpha_1$ and $\tilde{\alpha}_{m-1} = 2\alpha/(m-1)$, the latter corresponding to γ = 1/2. A further conservative approximation consists of inserting the sum of the rejection probabilities for the two individual one sided tests respectively. If the rejection probabilities are convex over the indifference zone, the maximum will be assumed in the border points.

Prof. Victor suggested the investigation of the DUNNETT-test situation, when m-1 populations are compared with a single control or standard, without loss of generality population m say. It is doubtful, however, whether the elimination of populations inferior to a standard should be the only goal of a sequential elimination procedure. If, nevertheless, m-1 one sided tests $H_{0,\Delta}^{(mi)}$, i=1,...,m-1, are performed, a proof similar to that of the lemma shows, that the one sided level $\alpha_s/2$ should be used after the elimination of s-1 populations, where $\alpha_s = 2\alpha/(m-s)$, s=1,...,m-1, is the well known "HOLM-sequence". Using this procedure the set of populations not having been eliminated is a $(1-\alpha)$-confidence set for all populations with parameter values larger or equal to $\theta_m - \Delta$.

Acknowledgement: The author is indepted to Prof. D. Morgenstern and Dr. G. Giani for their constructive criticism.

5. Literature

[1] Armitage, P., McPherson, C.K. and Rowe, B.C. (1969): Repeated sigificance tests on accumulating data. J.R.Statist.Soc.A 132,235-244.
[2] Bauer, P. (1986): Two stage sampling for simultaneously testing main and side effects in clinical trials. Biom. J. 28 , 871 - 879.
[3] Bauer, P. (1988): A sequential elimination procedure for chosing the best population(s) based on multiple testing. J. Statist. Plann. Inf., to appear.
[4] Gupta, S.S. and Huang, D.-Y. (1981): Multiple Statistical Decision Theory: Recent Developments. Lecture Notes in Statistics, Springer New York-Heidelberg-Berlin.
[5] Holm, S. (1979): A simple sequentially rejective multiple test procedure. Scand. J. Statist. 6, 65-70.
[6] Hsu, J.C. and Edwards, D.G. (1983): Sequential multiple comparisons with the best. J. Amer. Statist. Ass. 78, 958-964.
[7] Shaffer, J. (1986): Modified sequentially rejective multiple test problems. J. Amer. Statist. Ass. 81, 826-832.

DISCUSSION

Gerhard Hommel

Institut für Medizinische Statistik und Dokumentation
Universität Mainz

Peter Bauer's elimination procedure is very important for many practical problems, in particular, because it is simple and generally applicable. I should like to propose a slight modification which might achieve some gain of power, based on the following idea:

If in the first step, with nominal significance level $\alpha_1/2$ for all $m(m-1)$ comparisons, a null hypothesis $H_{o,\Delta}^{(pq)}$ is rejected, it seems reasonable to exclude population q from all further considerations, and to test in the second step only the remaining $(m-1)(m-2)$ null hypotheses $H_{o,\Delta}^{(uv)}$, $u \neq q \neq v$. In the same way, if ℓ populations have been eliminated, one considers in the following step only those $(m-\ell)(m-\ell-1)$ null hypotheses $H_{o,\Delta}^{(uv)}$ for which populations u and v have not been excluded until now.

It may occur that by this procedure fewer populations are excluded than by Peter Bauer's procedure, since there may exist populations which already have been eliminated, but are the only ones which would eliminate another population in a further step. However, these situations seem to be rather pathological. On the other hand, if the above procedure is applied, one can use larger significance levels α_1, ..., α_{m-1}, as it is shown by the following

<u>Lemma:</u> Let $\alpha_s = 2\alpha/[m(m-s)]$, $s = 1, \ldots, m-1$. With these α_s, we make the same assumptions as Peter Bauer in his Lemma, and we assume, in addition, that the $A_n^{(ij)}(\tilde{\alpha})$ are based on continuous test statistics $Y_n^{(ij)}$

Then the probability of eliminating at least one of the populations with a parameter value contained in $[\theta_* - \Delta, \theta_*]$ is controlled by α.

<u>Proof:</u> We use the same notions as Peter Bauer in his proof.

Then even the event

$$E' := \bigcap_{\substack{i \in I_1 \\ j \in I_2}} \left\{ \bigcap_{n=1}^{n_o} \bar{A}_n^{(ij)}\left(\frac{\alpha_{r-1}}{2}\right) \right\} \cap \bigcap_{\substack{i,j \in I_2 \\ i<j}} \left[\bigcap_{n=1}^{n_o} \left\{ \bar{A}_n^{(ij)}\left(\frac{\alpha_r}{2}\right) \cap \bar{A}_n^{(ji)}\left(\frac{\alpha_r}{2}\right) \right\} \right]$$

prevents an erroneous elimination of one of the "best" populations. Namely, when $(r-1)$ correct eliminations of the populations $1, \ldots, r-1$ have taken place in the first $(r-1)$ steps, <u>all</u> inferior populations have been eliminated, and therefore no erroneous elimination by the

event $A_n^{(ij)}\left(\frac{\alpha_r}{2}\right)$ with $i \in I_1$, $j \in I_2$ is possible.

Therefore, we obtain in the same way as Peter Bauer:
$$prob_\theta(E') \geq 1-(r-1)(m-r+1)\alpha_{r-1}/2 - (m-r+1)(m-r)\alpha_r/2$$
$$= 1- \alpha \left[(r-1)/m + (m-r+1)/m\right] = 1 - \alpha. \qquad \cdot/.$$

<u>Remarks:</u> 1.) The difference of the denominators of Peter Bauer's α_s and the α_s given in the Lemma above is $(m-s+1)(m-1) - m\cdot(m-s) = s-1$. Hence, for $s=1$ the α_s coincide, and the improvement is the higher, the more populations have been eliminated.

2.) The assumption of the continuity of the $Y_n^{(ij)}$ ensures that the sequence of eliminations is well-defined with probability one. Also for non-continuous test statistics, it is possible to construct a corresponding procedure, but there might arise difficulties to obtain a procedure which is symmetric (i.e. invariant under permutations of the indices of the m populations).

SELEKTIONSPROZEDUREN MIT ERWEITERTEM ENTSCHEIDUNGSRAUM

Guido Giani

Institut für Medizinische Statistik und Dokumentation
Technische Hochschule Aachen

Pauwelstraße

D-5100 Aachen

Zusammenfassung

Die klassischen, auf dem Bechhoferschen Ansatz basierenden Selektionsprozeduren erweisen sich für viele praktische Belange, vor allen Dingen im medizinischen Bereich, in ihren Aussagemöglichkeiten häufig als zu restriktiv. Sie entscheiden sich immer für genau eine der zur Prüfung anstehenden Behandlungen als beste, auch wenn dies für gewisse Effektkonfigurationen häufig problembedingt nicht sinnvoll ist. Nach einem kurzen Exkurs über die Lösung des reinen Selektionsproblems mittels multipler Tests werden für den Normalverteilungsfall mit bekannter Varianz drei Prozeduren vorgestellt, deren Entscheidungsraum um jeweils eine zusätzliche Hypothese erweitert ist. Die Prozeduren kontrollieren richtige Entscheidungen über ausgezeichneten Parameterbereichen.

Schlüsselwörter: Simultanes Testen und Selektieren, Äquivalenzbereich, Präferenzbereich, Normalverteilung, multiples Testen.

Selection procedures with expanded decision space

Summary

In many practical applications, specially in medical research, the classical selection procedures considered under Bechhofer's indifference zone formulation are often too restrictiv in the inference they provide. Their only goal is to make a decision in favor of the treatment with the largest effect, even though, related to the underlying problem, this might not be meaningful for all effect configurations outside the preference zone. Therefore, after a short digression on how to solve the pure selection problem via multiple testing, in the normal case with known variance three procedures are reviewed, whose decision space is expanded by an additional hypothesis. All procedures are designed to guarantee correct decisions over selected subsets of the parameter space.

Key words and phrases: simultaneous selection and testing, equivalence zone, preference zone, normal distribution, multiple testing.

1 EINLEITUNG

Es ist eine häufig geübte Praxis, Mehrentscheidungsprobleme dadurch zu lösen, daß man sie in jeweils ein System von Paarvergleichen zerlegt und dann Methoden der multiplen Hypothesenprüfung zur statistischen Analyse heranzieht. Obwohl sich viele Fragestellungen mit diesem Prozedere befriedigend beantworten lassen, gibt es Situationen, in denen die Wahrscheinlichkeit für Fehlentscheidungen nicht sachgerecht über einen multiplen Test kontrolliert werden kann. Wie in Kap. 2 dargelegt wird, zählt dazu auch das in diesem Aufsatz behandelte Entscheidungsproblem des Vergleichs mehrerer "Behandlungen" mit dem Ziel, die beste zu ermitteln. Das Wort "Behandlungen" ist dabei auswechselbar; in der Medizin können es z.B. therapeutische Maßnahmen, in den Agrarwissenschaften verschiedene Getreidesorten sein, die miteinander verglichen werden sollen.

Die Ausgangssituation stellt sich im einfachsten Fall wie folgt dar: Zu jeder von $k \geq 2$ Behandlungen i $(1 \leq i \leq k)$ liege eine unabhängige Stichprobe X_i gleichen Umfangs n aus einer Verteilung mit nur einem unbekanntem reellen Parameter θ_i vor. Der Parametervektor $\theta = (\theta_1, \ldots, \theta_k)$ enthalte als Komponenten die interessierenden Behandlungseffekte, die umso größer ausfallen mögen, je effizienter die zugehörige Behandlungsmethode ist. In der Rangfolge $\theta_{(1)} \leq \theta_{(2)} \leq \cdots \leq \theta_{(k)}$ ist also $\theta_{(k)}$ der Effekt der besten Behandlung, die es zu identifizieren gilt, wobei üblicherweise im Fall der nicht eindeutigen Bestimmbarkeit genau eine der Behandlungen mit gleichem Effekt $\theta_{(k)}$ einfach als beste definiert und so die Eindeutigkeit des Selektionsproblems erzwungen wird.

Bei Kenntnis einer reellwertigen suffizienten Statistik $S_i \equiv S(X_i)$ für θ_i wird man eine Entscheidungsregel zur Selektion der besten Behandlung in Termen des Vektors $S = (S_1, \ldots, S_k)$ ausdrücken. Unter vorstehenden Annahmen besonders naheliegend ist die durch viele Optimalitätseigenschaften (vgl. Eaton (1967)) ausgezeichnete sogenannte "natürliche Prozedur", welche auf der Rangordnung $S_{[1]} \leq S_{[2]} \leq \cdots \leq S_{[k]}$ basiert und erstmals von Bechhofer (1954) wie folgt definiert wurde:

Natürliche Prozedur A: Zeichne Behandlung i als beste aus, falls $S_i = S_{[k]}$ ist, und randomisiere im Bindungsfall.

Dem klassischen Ansatz von Bechhofer folgend wird der Stichprobenumfang dabei so ausgelegt, daß die Selektionsprozedur zumindest dann Fehlentscheidungen zu einer vorgegebenen Irrtumswahrscheinlichkeit $1 - P_1^*$ kontrolliert, wenn der Vektor θ der Behandlungseffekte in einem gewissen Teilbereich des Parameterraumes aller zulässigen Effektkonfigurationen, dem sogenannten Präferenzbereich Ω_{Pr}, liegt. Bei einer Verteilungsklasse mit Shiftparameter wird der Präferenzbereich üblicherweise als Teilmenge des $\mathbb{R}^k$ zu vorgegebenem $\delta_1^* > 0$ durch

$$\Omega_{Pr} \equiv \{\theta \varepsilon \mathbb{R}^k: \ \theta_{(k)} - \theta_{(k-1)} \geq \delta_1^*\} \tag{1.1}$$

festgelegt. Der Name "Präferenzbereich" erfährt hier durch die besondere Interpretation, die der Größe δ_1^* zukommt, seine Berechtigung. In den Anwendungen wird δ_1^* nämlich als aus sachlichen Erwägungen heraus festgesetzter Mindestbetrag angesehen, um den sich die Behandlung mit dem größten Effekt von den übrigen unterscheiden sollte, um eindeutig als beste präferiert zu werden. Die Bechhofersche Wahrscheinlichkeitsforderung läßt sich auch komplementär formulieren. Bezeichnet P_θ das durch den Parametervektor θ festgelegte, die gemeinsame Verteilung aller Beobachtungen induzierende Wahrscheinlichkeitsmaß, so soll für die Selektionsprozedur gelten

$$P_\theta(\text{richtige Selektion}\,|A) \geq P_1^* \qquad \forall \ \theta \varepsilon \Omega_{Pr} \ .$$

Die natürliche Prozedur hat jedoch für viele Anwendungen, vor allem mit Blick auf den medizinischen Bereich, noch einen ganz entscheidenden Nachteil, der ihre breite Akzeptanz bisher verhindert hat: Die Wahrscheinlichkeit einer richtigen Selektion ist in dieser Formulierung die einzige, die interessiert. Auch im Falle nicht relevanter, unbedeutender Effektunterschiede wird genau eine Behandlung als beste ausgezeichnet, obwohl dies von der Sache her häufig nicht gerechtfertigt ist. Es fehlt hier ganz einfach das Analogon zur Testtheorie, die Nullhypothese H_0 – also eine weitere Entscheidungsmöglichkeit z.B. für Homogenität. In der Literatur gibt es bislang nur vereinzelte Ansätze, die diese Lücke zu schließen versuchen. Kap. 3 vermittelt einen Überblick über die bisherigen wichtigsten methodischen Entwicklungen vor dem Hintergrund des Normalverteilungsmodells mit bekannter Varianz. Ist die Varianz unbekannt, muß sie als Störparameter behandelt werden. Wie man zeigen kann, existieren in diesem Fall jedoch keine Ein-Schritt-Prozeduren mehr, mit denen sich die aufgestellten Wahrscheinlichkeitsforderungen erfüllen lassen. Einen Ausweg aus diesem Dilemma liefern z.B. Zwei-Schritt-Prozeduren nach dem Muster von Stein (1945), wie sie u.a. in Giani (1987) zu finden sind.

2 DAS SELEKTIONSPROBLEM ALS MULTIPLES TESTPROBLEM

Für den Sonderfall, daß der Parameterraum aus genau nur den k! Permutationen eines einzigen Effektvektors θ besteht, läßt sich das Selektionsproblem als ein multiples Testproblem begreifen. In dieser speziellen Modellsituation sind alle Effekte bis auf ihre Zuordnung zu den Behandlungen bekannt. Das Selektionsproblem reduziert sich folglich auf eine Identifizierung der besten Behandlung, deren Effekt $\theta_{(k)}$ festliegt. Ziel der folgenden Ausführungen ist es, die Wahrscheinlichkeit für eine auf der natürlichen Prozedur basierende richtige Selektion in Beziehung zu setzen zu Eigenschaften eines geeignet definierten multiplen Tests. Eine solche Beziehung ist insofern von besonderem theoretischen Interesse, als die natürliche Prozedur, wie eingangs bereits betont wurde, wertvolle Optimalitätseigenschaften besitzt. Setzt man $M=\{\theta_1,\ldots,\theta_k\}$, so läßt sich konkret das multiple Testproblem, in das das Selektionsproblem äquivalent überführt werden kann, wie folgt schreiben:

$$H_0^i : \theta_i = \theta_{(k)}$$
$$\qquad\qquad\qquad\qquad i=1,\ldots,k \ .$$
$$H_1^i : \theta_i \varepsilon M\setminus\{\theta_{(k)}\}$$

Den Ausgangspunkt für die weiteren Überlegungen bilde nun ein nichtrandomisierter Test $\phi_\alpha: \mathbb{R}^n \to \{0,1\}$ für das Hypothesenpaar H_0^1 gegen H_1^1 , welcher für jedes $\alpha\varepsilon[0,1]$ das Niveau voll ausschöpfe und punktweise monoton in α sei. Da unter jeder Behandlung eine gleiche Anzahl von Beobachtungen gewonnen wird, ist dieser Test auch ein Test für die übrigen Hypothesenpaare. Offensichtlich sind vorstehende Annahmen hinreichend, um anstelle des multiplen Tests als Entscheidungsgrundlage zur Lösung des Selektionsproblems äquivalent auch die p-Werte $p_i \equiv \inf\{\alpha: \phi_\alpha(X_i)=1\}$ benutzen zu können. Nun ist aber, grob gesprochen, unter der besten Behandlung ein weniger "signifikantes" Einzeltestergebnis als unter den übrigen zu erwarten. Es liegt deshalb nahe, eine auf obigem multiplen Testproblem basierende Selektionsprozedur A_ϕ über die p-Werte des zugehörigen multiplen Tests wie folgt zu definieren:

Selektionsprozedur A_ϕ: Zeichne Behandlung i als beste aus, falls $p_i = p_{[k]}$ ist,

und randomisiere im Bindungsfall.

Die angetrebte Beziehung zwischen Selektions- und Testproblem lieferte Miescke (1979). Er zeigt, daß unter der Voraussetzung stetiger Verteilungsfunktionen der (suffizienten) Statistiken $S(X_i)$ zu jeder natürlichen Prozedur A ein Test ϕ_α mit obigen Eigenschaften existiert, so daß gilt:

$$P_\theta(\text{richtige Selektion}|A) = P_\theta(\text{richtige Selektion}|A_\phi) = \int_0^1 \prod_{\substack{i=1\\i\neq(k)}}^k E\phi_\alpha(X_i)d\alpha \qquad (2.1)$$

Vorstehende Aussagen gelten natürlich in gleicher Weise auch für jede Permutation der Komponenten des Parametervektors θ und damit über dem ganzen Parameterraum M , da die Wahrscheinlichkeit einer richtigen Selektion sowohl für A wie A_ϕ offensichtlich unter solchen Permutationen invariant bleibt. Als theoretisch besonders interessantes Ergebnis ist jedoch die Folgerung anzusehen, daß das Einhalten eines multiplen Niveaus offensichtlich keine Rückschlüsse auf die Wahrscheinlichkeit einer richtigen Selektion zuläßt; in (2.1) wird nämlich über das Niveau der Gütefunktionen der Einzeltests hinwegintegriert.

3 ERWEITERUNG DES ENTSCHEIDUNGSRAUMES

Die natürliche Prozedur selektiert immer eine Behandlung als beste aus, unabhängig davon, von welcher Größenordnung die Effekte absolut und im Vergleich zueinander nun tatsächlich sind. Diese Eigenschaft ist für praktische Belange häufig zu restriktiv. Man denke z.B. an Phase III-Studien in der Arzneimittelforschung, wo es sicherlich nicht sinnvoll ist, bei äquivalenten Effekten trotzdem ein Präparat auszuwählen und zu behaupten, es sei das beste. Ein anderes Beispiel stellt der Vergleich mehrerer Behandlungen gegen eine Kontrolle dar. Hier ist man an einer Selektion nur dann interessiert, wenn nicht alle Behandlungen schlechter sind als die Kontrolle. Wünschenswert sind also Prozeduren mit einer zusätzlichen Entscheidungsmöglichkeit für eine problemadäquat gewählte Hypothese H_0 . In diesem Kapitel werden einige Verfahren vorgestellt.

Die Ausführungen beschränken sich auf den Fall eines normalverteilten Zielkriteriums mit bekannter Varianz σ^2 und unbekanntem Erwartungswert $\theta_i \varepsilon \mathbb{R}$ unter Behandlung i . Als suffiziente Statistik S_i für θ_i wird jetzt natürlich der Mittelwert der Stichprobe X_i gewählt. Alle in der Literatur vorgeschlagenen Prozeduren haben die gleiche Gestalt. Mit einer geeigneten meßbaren Teilmenge E des $\mathbb{R}^k$, die vom Stichprobenumfang n und einer Prozedurkonstanten a abhängt, treffen sie ihre Entscheidung nach folgender Regel:

Erweiterte Prozedur B

$S \varepsilon E$ $\Rightarrow$ Entscheidung für H_0

$S \notin E$ $\Rightarrow$ Wähle Behandlung i $(1 \leq i \leq k)$ aus, falls $S_i = S_{[k]}$ ist, und randomisiere im Bindungsfall.

Die Prozedurkonstante und der Stichprobenumfang werden so festgelegt, daß sich zu vorgegebenen Kontrollwahrscheinlichkeiten P_0^* und P_1^* die beiden Wahrscheinlichkeitsforderungen

$$P_\theta(\text{Entsch. für } H_0 | B) \geq P_0^* \qquad \forall \, \theta \varepsilon H_0$$

(3.1)

$$P_\theta(\text{richtige Selektion} | B) \geq P_1^* \qquad \forall \, \theta \varepsilon \widetilde{\Omega}_{Pr}$$

simultan erfüllen lassen, wobei $\widetilde{\Omega}_{Pr}$ eine interessierende Teilmenge der in (1.1) definierten Bechhoferschen Präferenzzone Ω_{Pr} darstellt. Dazu hat man im einzelnen grob folgende Lösungsschritte durchzuführen: Nach Festlegung von H_0, $\widetilde{\Omega}_{Pr}$ und dem Bildungsgesetz für E sind zunächst die ungünstigsten Parameterkonfigurationen zu ermitteln, d.h. es ist sowohl derjenige Parametervektor zu bestimmen, der über H_0 die Wahrscheinlichkeit für eine "Entscheidung für H_0" minimiert, als auch derjenige, in dem die Wahrscheinlichkeit für eine "richtige Selektion" über $\widetilde{\Omega}_{Pr}$ am kleinsten ist. Im nächsten Schritt sind dann die Wahrscheinlichkeiten für richtige Entscheidungen in den ungünstigsten Parameterkonfigurationen auszurechnen. Mit ihnen lassen sich die Forderungen (3.1) in ein System von zwei Integralgleichungen überführen. Die numerische Lösung dieses Integralgleichungssystems liefert schließlich im letzten Schritt den Mindeststichprobenumfang und die Prozedurkonstante (den kritischen Wert).

3.1 EINBEZUG EINER KONTROLLBEHANDLUNG

Der Erweiterung des Entscheidungsraumes um die Hypothese $H_0 \equiv \{\theta \varepsilon \mathbb{R}^k : \theta_i \leq \theta_1, \ i=2,\ldots,k\}$, daß alle Behandlungen nicht besser sind als eine vorbestimmte Kontrollbehandlung 1, wurde im Schrifttum die meiste Aufmerksamkeit geschenkt (vgl. Gupta & Panchapakesan (1979) und Dudewicz & Koo (1982)). Den wichtigen Fall einer unbekannten Kontrolle behandelte Dunnett (1984). Seine Prozedur, die hier in einer leicht abgewandelten Form vorgestellt wird, benutzt das Ereignis

$$E \equiv \{s \varepsilon \mathbb{R}^k : s_i - s_1 \leq a\sigma/\sqrt{n}, \ i=2,\ldots,k\}$$

und selektiert mit kontrollierter Wahrscheinlichkeit die beste Behandlung, wenn diese hinreichend effizienter ist als sowohl die Kontrolle wie auch alle übrigen k-2 zur Prüfung anstehenden Behandlungen. Was unter "hinreichend" konkret zu verstehen ist, wird durch zwei Zahlen $\delta_0^* > 0$ und $\delta_1^* > 0$ fixiert, die den Bereich $\widetilde{\Omega}_{Pr}$ der für eine korrekte Selektion präferierten Parametervektoren wie folgt festlegen:

$$\widetilde{\Omega}_{Pr} \equiv \{\theta \varepsilon \mathbb{R}^k : \max\{\theta_2,\ldots,\theta_k\} - \theta_1 \geq \delta_0^*\} \cap \Omega_{Pr}$$

Die ungünstigste Parameterkonfiguration für eine richtige Entscheidung ist

über H_0 :

$$\theta_1=\theta_2=\ldots=\theta_k$$

über $\widetilde{\Omega}_{Pr}$:

$$\theta_2=\ldots=\theta_{k-1}=\theta_k-\delta_1^* \quad , \quad \theta_k=\theta_1+\delta_0^* \quad .$$

Sieht man einmal davon ab, daß der Term $\delta_1^*\sqrt{n}/\sigma$ als Funktion von n nur diskrete Werte annehmen kann, und ersetzt ihn durch b , so ergibt sich aus (3.1) nach Ausrechnen der dortigen Wahrscheinlichkeitsausdrücke in vorstehenden Parameterkonfigurationen folgendes Gleichungssystem für (a,b) (Φ bezeichne die Verteilungsfunktion der Standardnormalverteilung)

$$\int \Phi^{k-1}(t+a)d\Phi(t) =P_0^* \tag{3.2a}$$

$$\int \Phi^{k-2}(t+b) \ \Phi(t+a+\delta_0^*b/\delta_1^*)d\Phi(t) = P_1^* \quad , \tag{3.2b}$$

welches für jedes $P_0^*\varepsilon(0,1)$ und $P_1^*\varepsilon(1/(k-1),1)$ eindeutig lösbar ist. Zunächst ermittelt man aus (3.2a) die vom Stichprobenumfang unabhängige Prozedurkonstante a . Umfangreiche Tabellenwerke von Bechhofer (1954), Gupta (1963) und Gupta, Nagel, Panchapakesan (1973) stehen dazu zur Verfügung. Mit diesem a löst man dann (3.2b) und erhält durch Resubstitution aus

$$n=-<-(b\sigma/\sqrt{\delta_1^*})^2> \tag{3.3}$$

den aufzuwendenden minimalen Stichprobenumfang. <x> bedeutet dabei die größte ganze Zahl, die kleiner oder gleich x ist.

3.2 DIE SELEKTIONSPROZEDUR VON CHEN

Chen (1985) erweiterte den Entscheidungsraum um die Hypothese $H_0\equiv\{\theta\varepsilon\mathbb{R}^k: \theta_{(k)}-\theta_{(k-1)}=0\}$ und setzte $\widetilde{\Omega}_{Pr}=\Omega_{Pr}$. Seine Prozedur basiert auf dem Ereignis

$$E \equiv \{s\varepsilon\mathbb{R}^k: s_{[k]}-s_{[k-1]}\leq a\sigma/\sqrt{n}\} \quad .$$

Ungünstigste Parameterkonfigurationen für eine richtige Entscheidung sind

über H_0 :

$$\theta_k=\theta_{k-1} \quad , \quad \max\{\theta_1,\ldots,\theta_{k-2}\} \rightarrow -\infty$$

über Ω_{Pr}: $\qquad\qquad\qquad\qquad \theta_1 = \theta_2 = \ldots = \theta_{k-1} = \theta_k - \delta_1^*$

Mit ihnen erhält man aus (3.1) nach Substitution von $\delta_1^* \sqrt{n}/\sigma$ durch b das Gleichungssystem

$$2\Phi(a/\sqrt{2}) - 1 = P_0^*$$

$$\int \Phi^{k-1}(t+b-a)d\Phi(t) = P_1^* \quad ,$$

dessen Lösung (a,b) für jedes $P_0^* \varepsilon(0,1)$ und $P_1^* \varepsilon(1/k,1)$ sofort angegeben werden kann. Mit u_β als β-Quantil der Standardnormalverteilung gilt zunächst $a = \sqrt{2}u_{(1+P_0^*)/2}$. Bezeichnet man die Lösung der Gleichung (3.2a) - sie wurde von den in Kap. 3.1 genannten Autoren ausführlich tabelliert - ersatzweise für den Augenblick einmal mit d , so erhält man außerdem $b = d + a$. Der Stichprobenumfang errechnet sich nach (3.3).

Obwohl Chen's Hypothese H_0 in einem testtheoretischen Sinne das natürliche Gegenstück zum Bechhoferschen Präferenzbereich (1.1) darstellt, muß sie jedoch hinsichtlich ihrer praktischen Relevanz eher kritisch beurteilt werden. Die Schwächen der Prozedur werden ersichtlich, wenn man sich die Konsequenzen inhaltlicher Art bei einer Entscheidung für H_0 vor Augen hält. Die Entscheidung zugunsten H_0 ist korrekt, wenn es mindestens zwei beste Behandlungen gibt, d.h. die Selektion einer eindeutig besten nicht möglich ist. In dieser Situation wäre jetzt eigentlich eine Auswahl mehrerer Behandlungen angebracht, was aber seitens der Prozedur nicht vorgesehen ist. Für Anwendungsprobleme ist diese Vorgehensweise unbefriedigend. Man ist an konkreten Ergebnissen interessiert und deshalb bei Verwenden des hier vorgestellten Verfahrens gezwungen, bei Annahme von H_0 eine auf zusätzlichen Beobachtungen basierende Screeningprozedur nachzuschieben. Subset-Prozeduren nach dem Strickmuster von Gupta (1956), die speziell zur Lösung von Screeningproblemen ausgelegt sind, sind hier wohl geeigneter.

3.3 EINE SELEKTIONSPROZEDUR MIT ÄQUIVALENZENTSCHEIDUNG

Die Implementation einer Homogenitätshypothese bei Selektionsverfahren wurde erstmals von Bishop & Pirie (1979) vorgenommen und später von Chen (1981) um ein simultan gültiges Konfidenzintervall zum Parameter $\theta_{(k)}$ der besten Behandlung ergänzt. Für Anwendungssituationen ist jedoch die Homogenitätshypothese ein unrealistisches Modell der Wirklichkeit, da konzeptionell in ihrem Wirkmechanismus unterschiedliche Behandlungsmethoden z.B. einer Krankheit a priori auch unterschiedlich wirken müssen (vgl. z.B. Anderson & Hauck (1983)). Giani (1987) ersetzte deshalb die Homogenitätshypothese durch einen "Äquivalenzbereich"

$$H_0 \equiv \{\theta \varepsilon \, \mathbb{R}^k \colon \; \theta_{(k)} - \theta_{(1)} \leq \delta_0^* \} \quad ,$$

in dem $\delta_0^* \geq 0$ eine nach sachlichen Gesichtspunkten vorgegebene Mindestschranke darstellt, um die sich alle Behandlungen voneinander unterscheiden dürfen, um gerade noch als gleichwertig oder äquivalent angesehen werden zu können. Die Prozedur basiert auf dem Ereignis

$$E \equiv \{s \varepsilon \, \mathbb{R}^k \colon \; s_{[k]} - s_{[1]} \leq \delta_0^* + a\sigma/\sqrt{n}\}$$

und kontrolliert die richtige Selektion über der Bechhoferschen Präferenzzone, d.h. über $\widetilde{\Omega}_{Pr} = \Omega_{Pr}$. Führt man Vektoren

$$\gamma_i \equiv (\underbrace{0, \ldots, 0}_{\text{i-mal}}, \underbrace{\delta_0^*, \ldots, \delta_0^*}_{\text{(k-i)-mal}}) \qquad i = 1, \ldots, k$$

ein, so zeigt Giani (1987), daß die ungünstigste Parameterkonfiguration θ_0^* für die Wahrscheinlichkeit einer Äquivalenzentscheidung über H_0 in einem der Punkte

$$\gamma_1, \ldots, \gamma_{\langle k/2 \rangle}$$

angenommen wird. Die Herleitung dieses Resultats basiert auf speziellen Wahrscheinkeitsungleichungen über konvexen Mengen (Anderson (1955)), nutzt Abschätzungen mittels des Konzepts der Majorisierung (Mudholkar (1966,1969)) und macht von einem Charakterisierungstheorem log-konkaver Wahrscheinlichkeitsmaße Gebrauch, welches von Prekopa (1973) und später mit einer anderen Technik von Rinott (1976) bewiesen wurde. Explizit für k=2(1)6 ausgeschrieben sind folgende Parameterkonfigurationen potentielle Kandidaten für θ_0^*:

$$k=2: \quad (0, \delta_0^*) \qquad\qquad\qquad k=3: \quad (0, \delta_0^*, \delta_0^*)$$

$$k=4: \quad (0, \delta_0^*, \delta_0^*, \delta_0^*) \qquad\qquad k=5: \quad (0, \delta_0^*, \delta_0^*, \delta_0^*, \delta_0^*)$$
$$\underline{(0, 0, \delta_0^*, \delta_0^*)} \qquad\qquad\qquad\quad \underline{(0, 0, \delta_0^*, \delta_0^*, \delta_0^*)}$$

$$k=6:$$
$$(0, \delta_0^*, \delta_0^*, \delta_0^*, \delta_0^*, \delta_0^*)$$
$$(0, 0, \delta_0^*, \delta_0^*, \delta_0^*, \delta_0^*)$$
$$\underline{(0, 0, 0, \delta_0^*, \delta_0^*, \delta_0^*)}$$

Für k=2,3 hat man offensichtlich ein eindeutiges Ergebnis. In den übrigen Fällen läßt sich durch analytischen Vergleich der Verteilungsfunktionen von $S_{[k]}-S_{[1]}$ in den fraglichen Parameterkonfigurationen beweisen (eine Publikation dazu ist in Vorbereitung), daß unter

$$\theta_0^* = (\underbrace{0,\dots,0,}_{\langle\frac{k}{2}\rangle\text{-mal}}\underbrace{\delta_0^*,\dots,\delta_0^*}_{\langle\frac{k+1}{2}\rangle\text{-mal}})$$

(3.4)

die Spannweite der Mittelwerte stochastisch am größten ist. Dieses Resultat impliziert unmittelbar die gewünschte Aussage, daß über H_0 die Wahrscheinlichkeit einer Äquivalenzentscheidung ihren kleinsten Wert unter dem Parametervektor (3.4) annimmt. In obiger Auflistung sind die Vektoren, unter denen das Infimum erreicht wird, unterstrichen.

Über dem Präferenzbereich erweist sich die Slippage-Konfiguration

$$\theta_1^* = (0,\dots,0,\delta_1^*)$$

(3.5)

als ungünstigste Parameterkonfigurartion für die Wahrscheinlichkeit einer richtigen Selektion.

In den vorstehenden Konstellationen (3.4) und (3.5) ausgerechnet ergeben sich als Wahrscheinlichkeiten für richtige Entscheidungen folgende Ausdrücke

$$P_{\theta_0^*}(\text{Entsch. für Äquivalenz}|B) = A(a,\delta_1^*\sqrt{n}/\sigma)$$

$$P_{\theta_1^*}(\text{richtige Selektion}|B) = B(a,\delta_1^*\sqrt{n}/\sigma) \quad,$$

wobei mit $\delta^*\equiv\delta_0^*/\delta_1^*$ gesetzt ist

$$A(a,b) \equiv \langle\tfrac{k}{2}\rangle \int [\Phi(t+a+b\delta^*)-\Phi(t)]^{\langle\frac{k}{2}\rangle-1}[\Phi(t+a)-\Phi(t-b\delta^*)]^{\langle\frac{k+1}{2}\rangle} d\Phi(t)$$

$$+ \langle\tfrac{k+1}{2}\rangle \int [\Phi(t+a+b\delta^*)-\Phi(t)]^{\langle\frac{k+1}{2}\rangle-1}[\Phi(t+a+2b\delta^*)-\Phi(t+b\delta^*)]^{\langle\frac{k}{2}\rangle} d\Phi(t)$$

$$B(a,b) \equiv \sum_{i=0}^{k-2}(-1)^i \binom{k-1}{i+1}\int \Phi^{k-2-i}(t+b)\ \Phi^{i+1}(t+b(1-\delta^*)-a)\ d\Phi(t) \quad.$$

Mit diesen Ergebnissen läßt sich das aus den Wahrscheinlichkeitsforderungen (3.1) resultierende Integralgleichungssystem lösen und die Prozedur festlegen. Es gelten folgende Aussagen:

A) Für jede Wahl von $P_0^*\varepsilon(0,1)$ und $P_1^*\varepsilon(1/k,1)$, sowie jede Festlegung von $\delta_0^k\geq 0$ und $\delta_1^*>\delta_0^*$ gibt es genau eine Lösung des Integralgleichungssystems

$$A(a,b) = P_0^*$$

$$B(a,b) = P_1^*$$

B) Nach (3.3) berechnet sich der kleinste Stichprobenumfang, zu dem die Wahrscheinlichkeitsforderungen (3.1) erfüllt werden können. Eine Erhöhung des Stichpro-
benumfanges bewirkt eine Vergrößerung der Wahrscheinlichkeit für richtige Entscheidungen.

Die mathematischen Details entnehme man der Arbeit von Giani (1987), in der auch
ausführliche Lösungstabellen bereitgestellt werden.

4 SCHLUSSBEMERKUNGEN

Es erhebt sich die naheliegende Frage, wie eine Selektion durch die vorgestellten Prozeduren zu interpretieren ist, wenn der "wahre" Parametervektor nicht in
dem Teilbereich $\widetilde{\mathfrak{Q}}_{Pr}$ des Parameterraumes liegt, über dem eine richtige Selektion kontrolliert wird, also sich entweder in der "Indifferenzzone" $\mathbb{R}^k\backslash(H_0\cup\widetilde{\mathfrak{Q}}_{Pr})$ zwischen
H_0 und $\widetilde{\mathfrak{Q}}_{Pr}$ oder sogar in H_0 befindet. In diesem Fall gibt es außer der besten
noch mindestens eine weitere Behandlungsmethode, deren Effekt in nicht relevanter
Größenordnung (d.h. um weniger als δ_1^*) von $\theta_{(k)}$ abweicht und deshalb als mit der
besten Behandlung gleichwertig oder als "gut" bezeichnet werden muß. In Analogie zu
dem Resultat von Fabian (1962) läßt sich für alle drei Verfahren leicht folgern, daß
sich mit Konfidenzwahrscheinlichkeit P_1^* die ausgewählte Behandlung hinsichtlich
ihres Effektes um weniger als

$$D \equiv \max \{0 , \delta_1^*-S_{[k]}+S_{[k-1]}\} \tag{4.1}$$

von dem Effekt $\theta_{(k)}$ der unbekannten besten Therapie unterscheidet. Somit ist wegen
$D\leq\delta_1^*$ mit Wahrscheinlichkeit P_1^* sichergestellt, daß zumindest eine "gute" Behandlung ausgewählt wird. Abschließend sei noch darauf hingewiesen, daß die Konfidenzaussage (4.1) nicht die einzige darstellt, die sich aus den Forderungen (3.1) ableiten läßt. Ähnlich wie bei Hsu (1981) und Lam (1986) induzieren die Unglei-
chungen (3.1) Systeme von simultan gültigen Konfidenzaussagen, mit denen sich die
Güte aller Behandlungen quantitativ abschätzen läßt.

Literaturverzeichnis

Anderson,T.W. (1955): The integral of a symmetric unimodal function over a symmetric convex set and some probability inequalities. Proc. Amer. Math. Soc. 6, 170–176.

Anderson,S. / Hauck,W.W. (1983): A new procedure for testing equivalence in comparative bioavailability and other clinical studies. Commun. Statist. Meth. 12, 2663–2692.

Bechhofer,R.E. (1954): A single sample multiple decision procedure for ranking means of normal populations with known variances. Ann. Math. Statist. 25, 16–39.

Bishop,T.A. / Pirie,W.R. (1979): A class of selection rules with options to not select. Tech. Report No. 196, Department of Statistics, The Ohio State University.

Chen,H.J. (1981): Procedures for simultaneous estimation and selection of the best population with a preliminary test. Tech. Report No. 243, Department of Statistics, The Ohio State University.

Chen,H.J. (1985): A new selection procedure for selecting the best population with a preliminary test. In: Dudewicz,E.J. (Hrsg.): The Frontiers of Modern Statistical Inference Procedures, Columbus: American Sciences Press, 99–117.

Dudewicz,E.J. & Koo,J.O. (1982): The complete categorized guide to statistical selection & ranking procedures. American Series in Mathematical and Management Sciences, Columbus: American Sciences Press.

Dunnett,Ch.W. (1984): Selection of the best treatment in comparison to a control with an application to a medical trial. In: Santner,Th.J. und Tamhane,A.C. (Hrsg.): Design of experiments – ranking and selection, New York: Marcel Dekker, 47–66.

Eaton,M.L. (1967): Some optimum properties of ranking procedures. Ann. Math. Statist. 38, 124–137.

Fabian,V. (1962): On multiple decision methods for ranking population means. Ann. Math. Statist. 33, 248–254.

Giani,G. (1987): Selektionsprozeduren mit Äquivalenzentscheidungen und ihr Einsatz bei der Planung und Auswertung mehrarmiger klinischer Studien. Habilitationsschrift, RWTH Aachen.

Gupta,S.S. (1956): On a decision rule for a problem in ranking means. PH.D.Thesis (Mimeo.Ser.No.150), Inst. of Statist., University of North Carolina, Chapel Hill.

Gupta,S.S. (1963): Probability integrals of the multivariate normal and multivariate t. Ann. Math. Statist. 34, 829–838.

Gupta,S.S. / Nagel,K. / Panchapakesan,S. (1973): On the order statistics of equally correlated normal random variables. Biometrika 60, 403–413.

Gupta,S.S &Panchapakesan,S. (1979): Multiple decision procedures: Theory and methodology of selecting and ranking populations. New York: Wiley.

Hsu,J.C. (1981): Simultaneous confidence intervals for all distances from the "best". Ann. Statist. 9, 1026–1034.

Lam,K. (1986): A new procedure for selecting good populations. Biometrika 73, 201–206.

Miescke (1979): Identifikation and selection procedures based on tests. Ann. Statist. 7, 207–219.

Mudholkar,G.S. (1969): A generalized monotone character of d.f.'s and moments of statistics from some well-known populations. Ann. Inst. Statist. Math. 21, 277–285.

Mudholkar,G.S. (1966): The integral of an invariant unimodal function over an invariant convex set – an inequality and applications. Proc. Amer. Math. Soc. 17, 1327–1333.

Prekopa,A. (1973): On logarithmic concave measures and functions. Acta Sci. Math. 34, 335–343.

Rinott,Y. (1976): On convexity of measures. Ann. Prob. 4, 1020–1026.

Stein (1945): A two-sample test for a linear hypothesis whose power is independent of the variance. Ann. Math. Statist. 16, 243–258.

Bonferroni-Konfidenzverfahren für
die Reihenfolge und für das Maximum
von s Stichprobenertwartungswerten.

Dietrich Morgenstern
Institut für Mathematische Stochastik der Universität Hannover

Zusammenfassung: Ein auch im Fall von zwei Stichproben wenig bekanntes Verfahren, welches mit vorgeschriebener Wahrscheinlichkeit (Kon-
fidenzwahrsch.) die richtige Antwort gibt, wird durch ein Bonferroni-
Verfahren approximiert.

Schlüsselwörter: Stichprobenvergleich, Reihenfolge, Bonferroni-Methode.

Summary: Exact procedures for finding the maximum resp. the order of
s sample means - hardly well known in the case s=2 - are approximated
by a Bonferroni-method.

Key words: sample-comparision, order, Bonferroni-method.

Vorbemerkung: Oft - vor allem in der älteren Literatur - wird die Frage
nach der Reihenfolge oder die nach dem maximalen Stichprobenerwartungs-
wert durch logisch ableitbare Antworten aus den Verfahren für die Lage
aller Einzelwerte oder jedenfalls aus Verfahren für die Werte aller
Differenzen (Tukey bzw. Scheffé) beantwortet. Schon im Fall zweier
Stichproben, wo beide Fragen zur Frage nach dem Vorzeichen der Differenz zusammenfallen, ist ein Verfahren, welches direkt auf dies Vorzeichen abzielt, besser als eine Folgerung aus einer Konfidenzinter-
vallschätzung dieser Differenz. Zunächst wird dies Verfahren beschrieben, dann auf den Fall von mehr als zwei Stichproben ausgedehnt, wobei
der Fall s=3 besonders übersichtlich an Hand eines "Drei-Strahl-Dia-
gramms" anschaulich gemacht werden kann, und dann durch ein Bonferroni-
Verfahren, das jeweils Paare von Stichproben nach der Methode des Spe-
zialfalls behandelt, bequemer aber nur wenig schlechter ersetzt, das
natürlich auch direkt begründet werden kann.

Allgemeine Fragestellung: Es seien s unabhängige normalverteilte Zufallsvariable X_i (i=1,...,s) mit jeweiligen Erwartungswerten a_i (unbekannte Konstanten) und bekannten, der Einfachheit als 1 angenommenen,
Varianzen zu beobachten (der Fall verschiedener Varianzen läßt sich

ganz analog behandeln). Gefragt wird nach der Reihenfolge der a_i oder nach dem größten der a_i. Gewünscht wird ein Verfahren, das nach Beobachtung der X_i, die im allgemeinen die Mittelwerte von entsprechenden Stichproben sind, mit vorgeschriebener Konfidenzwahrscheinlichkeit (im Zahlenbeispiel immer 0,95) die richtige Antwort gibt, wobei natürlich auch die Antwort "ich weiß nicht" zugelassen werden muß.

Der Fall s=2. Hier genügt es offenbar, die Differenz $X_1-X_2=Y$ mit Erwartungswert $a_1-a_2=b$ (unbekannt) und Varianz 2 zu betrachten.

Das klassische Konfidenzintervall ergibt sich aus

$$P(-h \leq \frac{Y-b}{\sqrt{2}} < h) = \phi(h) - \phi(-h) = 1 - 2\phi(-h) = \alpha = 0,95 \text{ mit } h = 1,96$$

Das ist nämlich äquivalent der Konfidenzaussage

$$Y - h\sqrt{2} < b < Y + h\sqrt{2} ,$$

die mit der angegebenen Konfidenz (= Garantie-)Wahrscheinlichkeit $\alpha=0,95$ gemacht werden kann. Als logische Folge daraus ergibt sich im Fall, wo dieses Intervall ganz links oder ganz rechts vom Nullpunkt liegt, eine Aussage über das Vorzeichen von b:

Altes Verfahren: Liegt $Y > h\sqrt{2}$, dann ist b>0

                      Liegt $Y < h\sqrt{2}$, dann ist b<0

                      Liegt Y dazwischen, dann keine Aussage.

Zielt man gleich auf Beantwortung der Frage nach dem Vorzeichen von b ab, so kann man ein - seit langem bekanntes - besseres Verfahren angeben, welches hier analog dem alten Verfahren begründet werden soll:

Als Wahrscheinlichkeitsaussagen verwenden wir

Für b > 0 gilt $P(\frac{Y-b}{\sqrt{2}}) > -k) = \alpha = 0,95$

Für b < 0 gilt $P(\frac{Y-b}{\sqrt{2}}) < k) = \alpha = 0,95$

mit k = 1,645 bei α = 0,95   (das gilt unabhängig von b)

Dann ist das äquivalent einer Konfidenzaussage, die etwas umständlich zu formulieren ist, aber als logische Folgerung ergibt:

Neues Verfahren: Liegt $Y > k\sqrt{2}$, dann ist b>0

                      Liegt $Y < -K\sqrt{2}$, dann ist b<0

                      Liegt Y dazwischen, dann keine Aussage.

Dies Verfahren gibt eine richtige Antwort mit derselben Konfidenzwahrscheinlichkeit, ist aber besser als das alte Verfahren, weil der Bereich, in dem keine Antwort gegeben wird, echt kleiner ist.

Der Fall s▸3. Dem alten Verfahren für die Differenz bei s=2 entspricht
hier das Scheffé-Verfahren, welches neben dem Tukey-Verfahren seit
Jahren empfohlen wird. Liegt die damit gewonnene Konfidenzellipse (bzw.
Ellipsoid) völlig außerhalb aller Nullinien (bzw. Nullebenen) $a_i = a_j$,
kann auf die Reihenfolge der a_i und auf das größte der a_i geschlossen
werden. Man kann auch dies Verfahren entsprechend dem Übergang vom
"alten" zum "neuen" Verfahren bei s=2 verschärfen, indem man andere,
geeignetere Wahrscheinlichkeitsaussagen benutzt:

Für den Fall der Frage nach dem maximalen a_i benutzt man dazu folgende
Wahrscheinlichkeitsaussagen:

Fall 1: Wenn a_i das größte aller a_i ist:

$$P\binom{X_1 - X_2 - (a_1 - a_2) > -h^*}{X_1 - X_3 - (a_1 - a_3) > -h^*} = \alpha = 0,95$$

Fall 2, wenn a_2 das größte aller a_i ist, analog, usw. bis zum Fall s,
wenn a_s das größte ist.

Dabei ist h* aus (s-1)-dimensionalen Normalverteilungen zum vorge-
schriebenen α zu bestimmen.

Dann ergibt sich als logische Folge der als Konfidenzbereichsverfahren
abzulesenden Ereignisse folgendes
Exaktes Verfahren: Wenn $X_1 - X_2 > h^*$ und $X_1 - X_3 > h^*$ und,...,
дann ist a_1 das größte aller a_i.
Wenn $X_2 - X_1 > h^*$ und $X_2 - X_5 > h^*$ und,...,
dann ist a_2 das größte aller a_i.
usw.
Wenn sonst, dann keine Aussage.

Im Fall s=3 lassen sich alle Konfidenzbereiche etc. bequem und anschaulich im "Drei-Strahl-Diagramm" auftragen und ablesen, bei dem man
die Werte von X_1, X_2 und X_3 bzw. a_1, a_2 und a_3 auf den unter 120° geneig-
ten Strahlen abträgt und vektoriell addiert; der Scheffé-Bereich ist
dann (bei gleichen Varianzen) ein Kreis, die drei Antwortbereiche sind
dann Winkelbereiche, deren Seiten parallel zu den Strahlen in einem
gewissen Abstand liegen.

Bemerkungen: Das Verfahren funktioniert ganz entsprechend bei verschiedenen Varianzen der X_i und auch dann, wenn diese unbekannten Varianzen
durch Stichprobenvarianzen geschätzt werden.

Modifikation durch Bonferroni-Ungleichung:

Zu einem "weniger exakten" Verfahren, welches mathematisch ganz korrekt und genau ist, aber etwas "verschenkt", kommt man, wenn man die Wahrscheinlichkeitsaussagen oben durch s-1 Einzelaussagen ersetzt, die je mit Wahrscheinlichkeit

$$1 - \frac{1-\alpha}{s-1} \equiv \beta$$

gelten, weil dann diese Ereignisse zusammengefaßt mindestens die gewünschte Konfidenzwahrscheinlichkeit haben. Einzelwahrscheinlichkeitsaussagen:

$$P(X_1-X_2-(a_1-a_2)>-h^{**}) = \beta \text{ etc. mit } \phi(\frac{h^{**}}{\sqrt{2}}) = \underline{\beta} .$$

Als gewünschtes Konfidenzverfahren ergibt sich dann die obige Regel, bei der h* durch h** ersetzt ist.

Das Problem der Reihenfolgen: Hier benutzt man folgende Wahrscheinlichkeitsaussagen

$$\text{Fall: } a_1>a_2>a_3>\ldots \quad P\binom{X_1-X_2-(a_1-a_2)>k}{X_1-X_3-(a_1-a_3)>k} = \alpha = 0,95$$

Fall ..,..,..

bis (s!) ...

und gewinnt hieraus das "exakte" Konfidenzverfahren:

Wenn $X_1-X_2>k$ und $X_1-X_3>k$ und ,... dann $a_1>a_2>a_3>\ldots$

Wenn..,..,..

Wenn keiner dieser Fälle eintritt, dann keine Antwort.

welches mit P=α die richtige Aussage ergibt.

Auch hier gibt es die entsprechende Bonferroni-Abschwächung, die in diesem Fall weniger gut ist.

Die Bonferroni-Methoden haben den wichtigen Vorteil, daß sie keine neuen Tabellen benötigen und - mindestens im Fall des gesuchten maximalen a_i - kaum schlechter sind als "exakte Verfahren"; gegenüber früher verbreiteten Ansichten ist hervorzuheben, daß man nicht alle s(s-1)/2 Vergleiche benötigt, sondern nur s-1. Sie lassen sich natürlich auch direkt begründen.

Literatur:

Gibbons, J.D., Olkin, I. & Sobel, M. (1977): Selecting and Ordering Populations; a New Statistical Methodology. John Wiley & Sons, N.Y.

Prof. Dr. D. Morgenstern

Im Dorffeld 58

3005 Hemmingen

Teilnehmer

Participants

Klaus ABT, Frankfurt

Raimund ALT, Wien

Peter BAUER, Köln

Helmut BLOEDORN, Köln

Matthias BUDDE, Basel

Ernst EBERLE, Neuherberg

Uwe FERNER, Basel

Helmut FINNER, Mainz

Guido GIANI, Aachen

Erhard GODEHARDT, Düsseldorf

Peter HACKL, Wien

Ralf-Dieter HILGERS, Köln

Gerhard HOMMEL, Mainz

Herbert IMMICH, St. Peter-Ording

Hanns KLINGER, Düsseldorf

Joachim KUNERT, Trier

Walter LEHMACHER, Neuherberg

Willi MAURER, Basel

Bernhard MELLEIN, Basel

Dietrich MORGENSTERN, Hannover

Erwin REHSE, Köln

Joachim RÖHMEL, Berlin

Karla SCHILLER, Ditzingen

Kira SCHULZ, Neuherberg

Helmut SCHUMACHER, Ingelheim

Eckart SONNEMANN, Trier

Bernd STREITBERG, Hamburg

Hartmut STÜTZER, Köln

Hanspeter THÖNI, Stuttgart

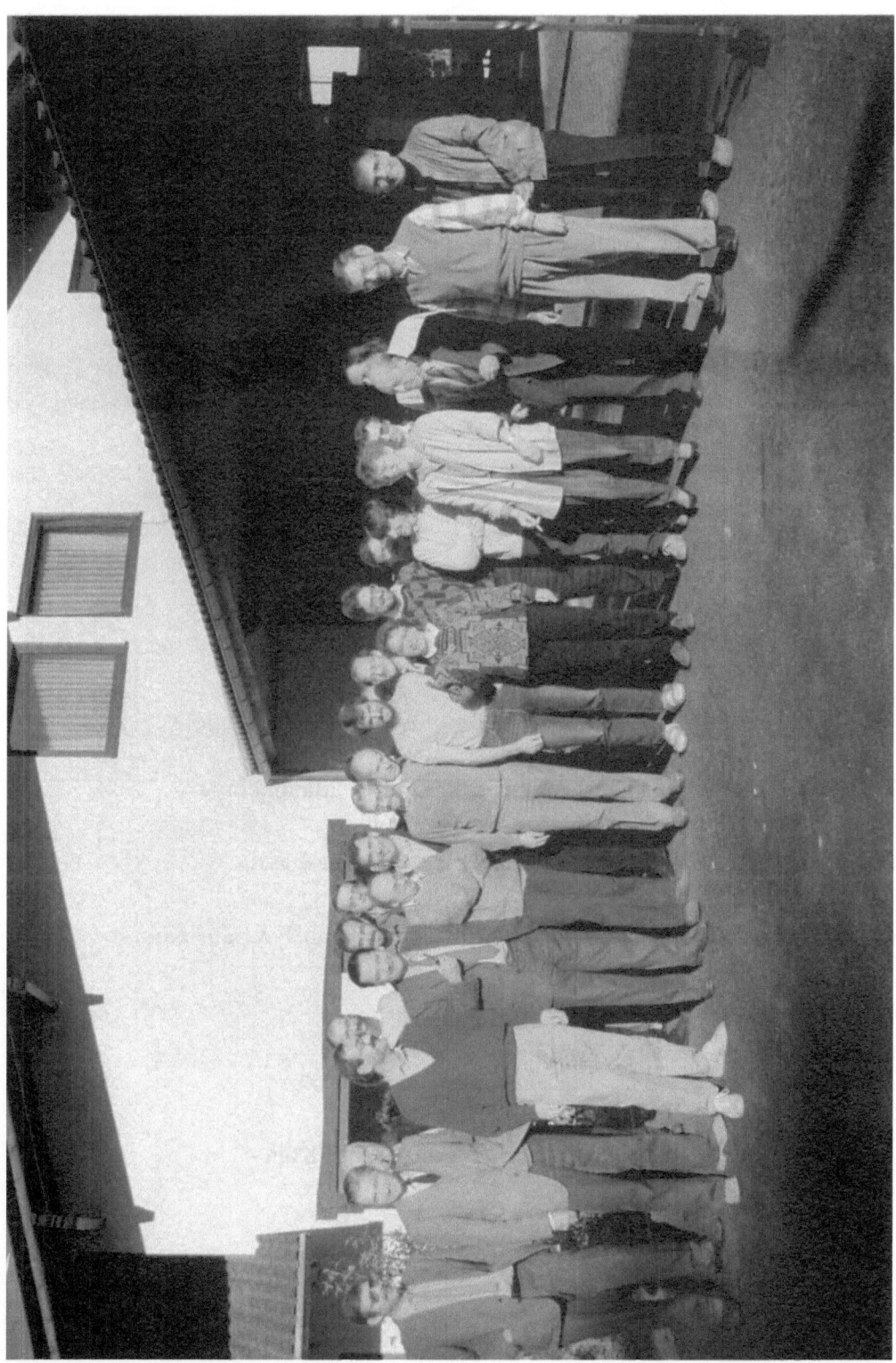

Dieses Symposion wurde unterstützt von

This symposium was sponsored by

Arzneimittelforschung GmbH Berlin

Bayer AG Leverkusen

C.H. Boehringer Sohn Ingelheim

Boehringer Mannheim GmbH Mannheim

Hoffmann-La Roche & Co. Ltd Basel

Maria Clementine Martin Klosterfrau GmbH & Co. Köln

Knoll AG Ludwigshafen

Dr. Madaus GmbH & Co. Köln

A. Nattermann & Cie. GmbH Köln

Sandoz AG. Basel

Medizinische Informatik und Statistik